【WEB動画サービスに関するご案内】

本書に関連する内容の一部については，南江堂ホームページにおいて動画として閲覧いただけます．

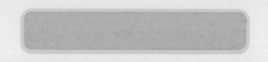

https://www.nankodo.co.jp/secure/9784524252992_index.aspx

ご使用のインターネットブラウザに上記URLを入力いただくか，上記QRコードを読み込むことによりメニュー画面が表示されますので，パスワードを入力してください．ご希望の動画を選択することにより，動画が再生されます．なお，本WEB動画サービスについては，以下の事項をご了承のうえ，ご利用下さい．

- 本動画の配信期間は，本書第1刷発行日より5年間をめどとします．ただし，予期しない事情によりその期間内でも配信を停止する可能性があります．
- パソコンや端末のOSのバージョン，再生環境，通信回線の状況によっては，動画が再生されないことがあります．
- パソコンや端末のOS，アプリの操作に関しては南江堂では一切サポートいたしません．
- 本動画の閲覧に伴う通信費などはご自身でご負担ください．
- 本動画に関する著作権はすべて日本足の外科学会にあります．動画の一部または全部を，無断で複製，改変，頒布（無料での配布及び有料での販売）することを禁止します．

足の外科テキスト

監修 日本足の外科学会
編集 大関 覚・熊井 司・高尾昌人

SURGERY OF THE FOOT

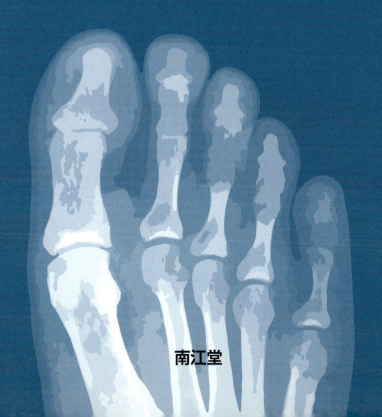

南江堂

監修者
　　日本足の外科学会

編集者
　　大関　　覚　　獨協医科大学埼玉医療センター第一整形外科　　主任教授
　　熊井　　司　　早稲田大学スポーツ科学学術院　　教授
　　高尾　昌人　　重城病院CARIFAS足の外科センター　　所長

執筆者（執筆順）
　　奥田　龍三　　清仁会シミズ病院整形外科　　副院長・部長
　　高尾　昌人　　重城病院CARIFAS足の外科センター　　所長
　　井上　敏生　　福岡歯科大学総合医学講座整形外科学分野　　教授
　　生駒　和也　　京都府立医科大学大学院運動器機能再生外科学（整形外科）　　准教授
　　橘川　　薫　　聖マリアンナ医科大学放射線科　　講師
　　松井　智裕　　済生会奈良病院整形外科　　副部長
　　熊井　　司　　早稲田大学スポーツ科学学術院　　教授
　　吉村　一朗　　福岡大学医学部整形外科　　講師
　　須田　康文　　国際医療福祉大学塩谷病院　　病院長
　　内田　俊彦　　NPOオーソティックスソサエティー　　理事長
　　原口　直樹　　聖マリアンナ医科大学横浜市西部病院整形外科　　病院教授
　　野坂　光司　　秋田大学医学部整形外科　　講師
　　橋本　健史　　慶應義塾大学スポーツ医学研究センター　　副所長
　　髙木　基行　　福島県立医科大学外傷学講座
　　寺本　　司　　福島県立医科大学外傷学講座　　教授
　　笹島　功一　　いわき市立総合磐城共立病院整形外科　　主任部長
　　平野　貴章　　聖マリアンナ医科大学整形外科　　准教授
　　磯本　慎二　　奈良県総合医療センター整形外科　　部長
　　杉本　和也　　奈良県総合医療センター整形外科　　副院長
　　大関　　覚　　獨協医科大学埼玉医療センター第一整形外科　　主任教授
　　安田　稔人　　大阪医科大学整形外科　　准教授
　　荻内　隆司　　川口工業総合病院整形外科　　副院長
　　矢島　弘嗣　　市立奈良病院　　院長
　　野澤　大輔　　筑波大学医学医療系整形外科　　講師
　　栃木　祐樹　　獨協医科大学埼玉医療センター第一整形外科　　准教授
　　渡邉　耕太　　札幌医科大学保健医療学部理学療法学第二講座　　教授
　　谷口　　晃　　奈良県立医科大学整形外科　　准教授
　　仁木　久照　　聖マリアンナ医科大学整形外科　　教授
　　原　　良太　　奈良県立医科大学整形外科
　　田中　康仁　　奈良県立医科大学整形外科　　教授
　　早稲田明生　　荻窪病院整形外科　　リハビリテーション科部長
　　門司　順一　　松田整形外科記念病院　　名誉院長
　　前田　真吾　　聖マリアンナ医科大学整形外科
　　池澤　裕子　　永寿総合病院整形外科　　部長
　　宇佐見則夫　　うさみ整形外科　　院長
　　田中　博史　　百武整形外科・スポーツクリニック　　副院長
　　亀山　　泰　　井戸田整形外科名駅スポーツクリニック　　院長
　　小田切陽樹　　保田窪整形外科病院整形外科
　　野口　幸志　　久留米大学医療センター整形外科・関節外科センター
　　佐本　憲宏　　市立東大阪医療センター整形外科　　副院長

野口　英雄	葦の会 石井クリニック　院長	
神崎　至幸	神戸大学医学部整形外科	
北　　　純	仙台赤十字病院　院長	
薩摩　眞一	兵庫県立こども病院　診療部長　兼　整形外科部長	
垣花　昌隆	新久喜総合病院整形外科　部長	
小川　真人	獨協医科大学埼玉医療センター第一整形外科　講師	
羽鳥　正仁	東北公済病院整形外科　副院長	
福士　純一	九州大学大学院人工関節・生体材料学　准教授	

巻頭言

　足部と足関節は，体重からの大きな負荷に耐え，地面からの衝撃を吸収し，下肢の力を推進力に変換する優れた機能と構造を持っている．3次元的な動きを生み出す距腿関節と距骨下関節との複合関節や，足根骨の生み出す美しいアーチ構造とこれらを結合する強靱な靱帯群の機能は極めて興味深い．足部と足関節は，日常の必須の機能を果たしているがゆえに外傷，障害の機会は多く，構造の複雑さゆえに変形は多岐にわたり，疾患は多彩である．しかし，整形外科学のテキストの限られたページ数のなかで「足の外科」に割かれる量は，十分とは到底いえない．また，診断技術や治療法の進歩が著しい整形外科において，英語で出版されたテキストの翻訳に頼ることは，決して効率的とはいえない．さらに欧米との文化的背景の違いや社会保険制度の違いは，治療法の選択において微妙な差異を生み出している．

　学会は，外傷や疾患を科学的に研究し，よりよい治療法を開拓していく場であるが，有意義な議論を形成していくためには，参加者の共通言語，共通の知識，評価法の共有は必須の基礎である．日本足の外科学会の教育研修委員会は，2008年から教育研修会を開始し「足の外科」の知識の普及に努力し10年が経過した．さらに，最先端を開拓している研究者にその成果を披瀝していただくことで，若手研究者を一気に最先端まで引き上げる努力を続けてきた．これらの努力は，会員数の急激な増加という形で報われている．

　本書は，これまで行われてきた10回の教育研修会の講師を中心に「足の外科」の議論に加わるための基礎的知識と，最も熱い議論が交わされているトピックスについて「日本足の外科学会」の誇る論客達が，それぞれ最も得意とする分野の最新の知識と技術を惜しみなく記述してくれている．特に，エキスパートオピニオンのコラムは極めて興味深く，治療の成功に大きなヒントを与えてくれるだけでなく，今後の研究の焦点になる指摘が多い．

　本書を座右に置くことは，「足の外科」研修の助けとなるだけでなく，確固とした知識の足場を獲得し，足の外科研究の入口に立つことになるだろう．若き整形外科医よ，そして若き魂を持ち続ける整形外科医よ，ともに足の外科の宇宙に旅立とう！

2018年9月

日本足の外科学会理事長
獨協医科大学埼玉医療センター第一整形外科主任教授
大関　覚

目 次

I. ベーシックトピックス

1. 解剖・診断 ……2

1) 解剖と手術進入路 …………………………………………… 奥田龍三 ……2
2) 運動を表す正しい用語と機能解剖 …………………………… 高尾昌人 ……8
3) 診察法 ………………………………………………………… 井上敏生 ……12
4) X線・CT画像診断 …………………………………………… 生駒和也 ……17
5) MRI診断 ……………………………………………………… 橘川 薫 ……25
6) 超音波診断 ▶ ……………………………………… 松井智裕，熊井 司 ……31
7) 足関節鏡 ▶ …………………………………………………… 吉村一朗 ……37

2. 保存療法 ……43

1) 保存療法 ……………………………………………………… 須田康文 ……44
2) 足底挿板・装具療法 ………………………………………… 内田俊彦 ……49

II. アドバンストピックス

1. 外傷性疾患 ……53

1) 足関節果部骨折 ▶ …………………………………………… 原口直樹 ……54
2) ピロン骨折 ▶ ………………………………………………… 野坂光司 ……60
3) 距骨・踵骨骨折と距骨下関節脱臼 ▶ ………………………… 橋本健史 ……65
4) 中・前足部の骨折と脱臼 …………………………… 髙木基行，寺本 司 ……72
5) 踵骨骨折遺残障害 …………………………………………… 笹島功一 ……77
6) 外傷後遺残変形 ▶ …………………………………………… 寺本 司 ……81
7) Lisfranc関節損傷 …………………………………………… 平野貴章 ……86
8) 足関節の靱帯損傷 …………………………………………………………91
　1. 総論 ……………………………………………… 磯本慎二，杉本和也 ……91
　2. 術式：解剖学的外側靱帯再建術 ▶ ………………………… 大関 覚 ……98
　3. 術式：鏡視下外側靱帯再建術 ▶ …………………………… 高尾昌人 ……104
9) アキレス腱断裂（陳旧例を含む）▶ ………………………… 安田稔人 ……108
10) 腓骨筋腱脱臼 ▶ ……………………………………………… 荻内隆司 ……112
11) テニスレッグ（腓腹筋肉離れ）▶ …………………………… 荻内隆司 ……118
12) 足部・足関節周辺への皮弁 ………………………………… 矢島弘嗣 ……121
13) リング型創外固定法 ………………………………………… 野澤大輔 ……126

2. 慢性疾患 ……137

1) 距骨骨軟骨損傷 ▶ …………………………………………… 高尾昌人 ……138
2) 変形性足関節症 ……………………………………………… 栃木祐樹 ……143

3）外反母趾と前足部変形 ……………………………………………………………………………150
　　1．総論 …………………………………………………………………………渡邉耕太 ……150
　　2．術式：遠位 ▶ ………………………………………………………………須田康文 ……156
　　3．術式：近位 ▶ ………………………………………………………………奥田龍三 ……162
　　4．術式：骨幹部 ▶ ……………………………………………………………谷口　晃 ……166
4）後脛骨筋機能不全と成人期扁平足 ……………………………………………仁木久照 ……171
5）リウマチ足・足関節 ……………………………………………………原　良太，田中康仁 ……175
6）骨壊死 ……………………………………………………………………………谷口　晃 ……180
7）Charcot 足 ……………………………………………………………………早稲田明生 ……184
8）麻痺性足部障害 …………………………………………………………………門司順一 ……190
9）絞扼性神経障害 ………………………………………………………前田真吾，平野貴章 ……197
10）強剛母趾，中～前足部変形性関節症 ▶ ……………………池澤裕子，宇佐見則夫 ……201

3．スポーツ障害 ………………………………………………………………………………205

1）総論 ………………………………………………………………………………田中博史 ……206
2）シンスプリント，脛骨疲労骨折 ………………………………………亀山　泰，杉本和也 ……212
3）慢性労作性下腿コンパートメント症候群 ……………………………小田切陽樹，高尾昌人 ……216
4）足部疲労骨折 ……………………………………………………………………野門幸志 ……220
5）副骨・種子骨の障害 ……………………………………………………………佐本憲宏 ……225
6）インピンジメント症候群 ………………………………………………………野口英雄 ……232
7）各種腱付着部症 …………………………………………………………………………237
　　1．総論 …………………………………………………………………………熊井　司 ……237
　　2．アキレス腱の障害 …………………………………………………………神崎至幸 ……241
　　3．足底腱膜症 …………………………………………………………………熊井　司 ……245

4．小児疾患 ……………………………………………………………………………………251

1）先天性足部変形 ……………………………………………………………………………252
　　1．保存療法 ▶ …………………………………………………………………北　純 ……252
　　2．手術療法（先天性内反足に対する距骨下関節全周解離術）▶ ………大関　覚 ……259
2）小児の麻痺性足部障害（CP, spina bifida, CMT）▶ ………………………薩摩眞一 ……265
3）下肢形成不全と義肢・装具療法 ………………………………………………門司順一 ……273
4）足根骨癒合症 ……………………………………………………………………熊井　司 ……278
5）骨端症 ▶ …………………………………………………………………………垣花昌隆 ……285
6）Freiberg 病 ▶ ……………………………………………………………………小川真人 ……289

5．腫瘍 …………………………………………………………………………………………293

1）良性腫瘍 …………………………………………………………………………羽鳥正仁 ……294
2）悪性腫瘍 …………………………………………………………………………福士純一 ……300

索引 ………………………………………………………………………………………………305

本書に掲載されている内容の一部は，南江堂ホームページにおいて下記の関連動画を閲覧いただけます．本書冒頭見返しページに印刷された「WEB動画サービスに関するご案内」をお読みのうえ，ご利用をお願いいたします．なお，動画のある項目については，目次および本文に「動画マーク」（▶）がついています．

WEB動画タイトル一覧

Ⅰ．ベーシックトピックス
  1．解剖・診断
    6）超音波診断
      ▶ 動画①：アキレス腱 Kager's fat pad の動き
      ▶ 動画②：アキレス腱炎のパワードプラ画像
      ▶ 動画③A：腓骨筋腱脱臼（超音波）
      ▶ 動画③B：腓骨筋腱脱臼（手技）
      ▶ 動画④A：前距腓靱帯のストレス検査（手技）
      ▶ 動画④B：前距腓靱帯のストレス検査（超音波）
      ▶ 動画⑤：足関節前方インピンジメント症候群
      ▶ 動画⑥A：足関節内注射（平行法）
      ▶ 動画⑥B：足関節内注射（交差法）
    7）足関節鏡
      ▶ 動画⑦：足関節前方鏡視・足関節後方鏡視

Ⅱ．アドバンストピックス
  1．外傷性疾患
    1）足関節果部骨折
      ▶ 動画⑧：足関節果部骨折
    2）ピロン骨折
      ▶ 動画⑨：リング型創外固定によるMATILDA法
    3）距骨・踵骨骨折と距骨下関節脱臼
      ▶ 動画⑩：踵骨骨折手術
      ▶ 動画⑪：踵骨骨折手術―新鮮例整復場面
    6）外傷後遺残変形
      ▶ 動画⑫：外傷後遺残変形
    8）足関節の靱帯損傷―2．術式：解剖学的外側靱帯再建術
      ▶ 動画⑬：外側靱帯再建術
    8）足関節の靱帯損傷―3．術式：鏡視下外側靱帯再建術
      ▶ 動画⑭：Arthroscopic Broström 法
    9）アキレス腱断裂（陳旧例を含む）
      ▶ 動画⑮：アキレス腱断裂
    10）腓骨筋腱脱臼
      ▶ 動画⑯：腓骨筋腱脱臼
    11）テニスレッグ（腓腹筋肉離れ）
      ▶ 動画⑰：テニスレッグ―立位でのストレッチ
      ▶ 動画⑱：テニスレッグ―テーピング

2．慢性疾患
　　1）距骨骨軟骨損傷
　　　　　▶ 動画⑲：microfracture technique
　　3）外反母趾と前足部変形—2．術式：遠位
　　　　　▶ 動画⑳：DLMO 法
　　3）外反母趾と前足部変形—3．術式：近位
　　　　　▶ 動画㉑：母趾 MTP 関節内側の処置
　　　　　▶ 動画㉒：母趾 MTP 関節外側の処置
　　　　　▶ 動画㉓：三日月状骨切り
　　　　　▶ 動画㉔A：骨切り部での矯正と仮固定
　　　　　▶ 動画㉔B：ロッキングプレートによる内固定
　　　　　▶ 動画㉕：内側関節包の縫縮
　　3）外反母趾と前足部変形—4．術式：骨幹部
　　　　　▶ 動画㉖：水平骨切り術
　　10）強剛母趾，中〜前足部変形性関節症
　　　　　▶ 動画㉗：強剛母趾骨切り術
4．小児疾患
　　1）先天性足部変形—1．保存療法
　　　　　▶ 動画㉘：先天性足部変形の保存療法
　　1）先天性足部変形—2．手術療法（先天性内反足に対する距骨下関節全周解離術）
　　　　　▶ 動画㉙：先天性足部変形の手術療法
　　2）小児の麻痺性足部障害
　　　　　▶ 動画㉚：脳性麻痺児の尖足歩行
　　　　　▶ 動画㉛：二分脊椎児（Sharrard Ⅳ群）の歩行
　　　　　▶ 動画㉜：二分脊椎児（Sharrard Ⅴ群）の歩行
　　　　　▶ 動画㉝：図 7 で提示した症例の最終調査時の歩行
　　　　　▶ 動画㉞：CMT 患児の鶏歩
　　5）骨端症
　　　　　▶ 動画㉟：有痛性外脛骨の手術療法
　　6）Freiberg 病
　　　　　▶ 動画㊱：Freiberg 病

I．ベーシックトピックス

1．解剖・診断

Ⅰ．ベーシックトピックス ── 1．解剖・診断

解剖と手術進入路

【キーワード】
足関節，足，解剖，手術，進入路

A 足関節と後足部の進入路

1）前面

a．解剖

皮下脂肪組織内には内側から外側の順に伏在神経，内側足背皮神経，中間足背皮神経が走行している（図1）．皮下脂肪組織下には上・下伸筋支帯があり，これを縦切開すると内側から外側へと前脛骨筋腱，長母趾伸筋腱，神経血管束（深腓骨神経と足背動・静脈），長趾伸筋腱，そして第3腓骨筋腱の順に足関節全面を縦走している．これらの下層に関節包を認め，内側では三角靱帯の脛舟部上縁に，外側では脛腓靱帯結合の前脛腓靱帯と前距腓靱帯に連続している．

b．前方進入路

関節前面中央の縦または弓状皮切（図2aの※）を用いた進入では，皮下脂肪組織内にある内側足背皮神経を確認し，内側または外側によけて，その下層にある上伸筋支帯を展開する．これを切開して長母趾伸筋腱と長趾伸筋腱間のやや深層に神経血管束（深腓骨神経と足背動・静脈）を確認する．長母趾伸筋腱と前脛骨筋腱ととも神経血管束を内側へ，長趾伸筋腱と第3腓骨筋腱は外側へ寄せると足関節前面の関節包に達する．関節包の切開により内側では内果前縁，外側では外果前縁まで展開できる（図3a，図4）．

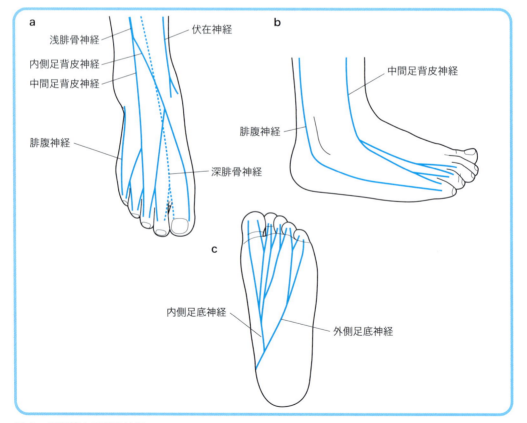

図1　足関節と足部の神経
　　a：足関節前面と足背の神経
　　b：関節外側と足外側の神経
　　c：足底の神経

第5趾へ向かう足底腱膜がある．その直下には内側足底神経と外側足底神経およびこれらの分枝が足底の筋と腱の間隙を走行している（図1c）．

b. 進入路

手術部位を中心に縦あるいはジグザグ皮切を用いるが，できれば荷重部を避けるようにする（図2e）．皮下脂肪組織を分け入り，足底腱膜に達し，これを縦切開する．その際，足底腱膜直下を走行している神経を損傷しないように注意する．さらに浅層の筋群の間を分け入ると深層の筋群，神経，血管が展開できる（図7）．

エキスパートオピニオン

足底の皮膚の特徴は，①表皮が厚い，②皮膚支帯（真皮層の深部から皮下脂肪組織を貫いて筋膜や骨膜などの深部組織に結合し，皮膚を固定している）が発達している，③皮下脂肪が多い，ことである．さらに皮下脂肪組織下には強靱な足底腱膜が縦走している．そのため横皮切や不十分な縦皮切では深層の組織を十分に展開することが困難である．

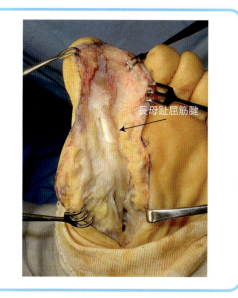

図7 足底の展開（長母趾屈筋腱腱鞘炎を合併した母趾ガングリオン例）
足底腱膜下の脂肪組織内にある神経血管束をそれぞれ内・外側に引き寄せて長母趾屈筋腱を露呈．

文献

1) Jotoku T: Anatomy of ligamentous structures in the tarsal sinus and canal. Foot Ankle Int **27**: 533-538, 2006
2) Adkison DP et al: Anatomical variation in the course of the superficial peroneal nerve. J Bone Joint Surg Am **73**: 112-114, 1991
3) 奥田龍三：浅腓骨神経障害．最新整形外科学大系18巻―下腿・足関節・足部，越智隆弘（総編集），越智光夫，高倉義典（専門編集），中山書店，p.205-209, 2007
4) Kosinski C: The course, mutual relations and distribution of the cutaneous nerves of the metazonal region of the leg and foot. J Anat **60**: 274-297, 1926
5) Solomon LB et al: Surgical anatomy of the sural and superficial fibular nerves with an emphasis on the approach to the lateral malleolus. J Anat **199**: 717-723, 2001
6) 奥田龍三：腓腹神経障害．最新整形外科学大系18巻―下腿・足関節・足部，越智隆弘（総編集），越智光夫，高倉義典（専門編集），中山書店，p.210-213, 2007

I．ベーシックトピックス —— 1．解剖・診断

運動を表す正しい用語と機能解剖

【キーワード】
用語，運動方向，姿位，機能解剖

A 足関節・足部の運動を表す用語

　足関節・足部の運動方向を表す用語は国際的にも統一されておらず，特に，"内返し inversion/外返し eversion"と，"回外 supination/回内 pronation"がどのような動きに対して用いられるかについては見解が大きく2つに分かれる．ひとつの定義は American Orthopaedic Foot & Ankle Society（AOFAS）や International Society of Biomechanics（ISB）により提唱されている"内返し inversion/外返し eversion"を前頭（冠状）面での運動 frontal（coronal）plane motion とし"回外 supination/回内 pronation"を前頭（冠状）面・矢状面・横断（水平）面の3平面での運動 triplane motion とするものであり，他方は Kapandji や日本整形外科学会・日本リハビリテーション医学会制定の関節可動域表示による"内返し inversion/外返し eversion"を3平面での運動とし"回外 supination/回内 pronation"を前頭（冠状）面での運動とする定義である．英語圏では前者の定義が用いられることがほとんどであり，後者の定義を採用している日本では文献の翻訳や引用をする際に，用語の混乱を生じる原因となっている．
　この状況を解決すべく，日本整形外科学会学術用語委員会からの要請により，日本足の外科学会第3次用語委員会では過去の文献の調査と用語案の作成を行った．語源的には supination はラテン語の supino（仰向け，to bend or to lay backwards）に由来し，pronation もラテン語の prono（うつ伏せ，to bend forward）に由来する．前腕では neutral zero starting position から前腕軸が外方に回旋し，手部が仰向けになる動きは回外 supination と命名され，neutral zero position から前腕軸が内方に回旋し，手部がうつ伏せになる動きは回内 pronation と命名されている．一方，足関節・足部は前腕に比較して，neutral zero position の状態ですでに下腿軸の内方への回旋と足関節の背屈をしている状態といえるが，このような状態から足関節・足部が"仰向け"になる運動は，通常下腿軸が外方に回旋し，足関節・足部が底屈と内旋（内転）を伴う複合運動でなければ起こり得ない．したがって，日本足の外科学会用語委員会では，底屈・内旋（内転）・内返しからなる3平面の複合運動を回外 supination と定義し，"うつ伏せ"になる反対方向の背屈・外旋（外転）・外返しからなる複合運動を回内 pronation と定義した．これに従い，3平面での動きである足関節捻挫の肢位を表す用語は，"回外 supination/回内 pronation"と統一することを提案した[1]．
　日本足の外科学会用語委員会では，足関節・足部・趾の運動に関する国内外の論文を検索し，それらの用語を統一する目的で，「足関節・足部・趾の運動に関する用語案」を作成した．基本的には，横断（水平）面 transverse（horizontal）plane，矢状面 sagittal plane，前頭（冠状）面 frontal（coronal）plane の3つの運動基本面を設定し，足関節・足部・趾の運動をその基本面上における動きとして表記している．本案は，これまで日本足の外科学会の理事により校正が重ねられ，その最新バージョンが日本足の外科学会ホームページ上（https://www.jssf.jp/）および足の外科学用語集第3版に公表されている[2]．

B 足関節・足部の機能解剖

　下腿・足部・趾部は，28個の骨が関節により結合し運動を行っている．各関節の運動軸や運動方向は異なり，これらが組み合わさり複雑な動きが形成されるため，足関節・足部の機能を理解するのは容易ではない．2011年に発刊された Sarrafian's Anatomy of the Foot and Ankle, 3rd Edition[3] は，上記の複雑な動きを詳細に解説しており，足の外科医にとって足関節足部の機能解剖を理解するうえで必読の書といえる．

1）足関節・足部の可動域

　日本整形外科学会および日本リハビリテーション学会による足関節の底背屈可動域の定義は，「腓骨への垂直線と第5中足骨のなす角度」とされ，正常値は「底屈45°，背屈20°」とある．一方，正坐位では腓骨への垂直線と第5中足骨のなす角度は約90°であり，矛盾がある．距腿関節，Chopart 関節，舟状楔状関節，Lisfranc 関節は協調して稼動しており，正座時の各関節の底屈角度は，距腿関節が45°，Chopart 関節が10°，舟状楔状関節が5°，Lisfranc 関節が30°である．正常な可動域について統一された見解はないが，現時点で一般的に支持されているであろうものを，表1に足関節と距骨下関節，表2に中足部の各関節，表3

表1　足関節と距骨下関節の可動域

足関節	背屈20°	底屈50°
距骨下関節	内返し30°	外返し20°

表2　中足部の各関節の可動域

Chopart関節		
距舟関節	0.1〜14.9°	（平均7°）
踵立方関節	0.1〜8.8°	（平均2.3°）
舟状楔状骨関節		
舟状内側楔状骨関節	0.7〜8.7°	（平均5°）
舟状中間楔状骨関節	1.1〜7.2°	（平均5.2°）
舟状外側楔状骨関節	0.9〜5.2°	（平均2.6°）
Lisfranc関節		
内側楔状骨−第1中足骨関節	1.9〜5.3°	（平均3.5°）
中間楔状骨−第2中足骨関節	0.1〜1°	（平均0.6°）
外側楔状骨−第3中足骨関節	0.1〜6.3°	（平均1.6°）
立方骨−第4中足骨関節	4.8〜19.4°	（平均9.6°）
立方骨−第5中足骨関節	1.1〜29.4°	（平均10.2°）

表3　趾の各関節の可動域

		母趾	第2趾	第3趾	第4趾	第5趾
MTP関節	屈曲	23°	25°	25°	30°	35°
	伸展	51°	80°	75°	70°	60°
PIP関節	屈曲	46°	70°	60°	50°	45°
	伸展	12°	0°	0°	0°	0°
DIP関節	屈曲		25°	25°	25°	25°
	伸展		0°	0°	0°	0°

に趾の各関節の可動域を示す．

2）足関節の機能解剖

　足関節は，脛骨と腓骨の遠位関節面で形成される距腿関節窩に距骨滑車がはまり込む，「ほぞ穴とほぞ」構造を呈している．通常の歩行や走行時の足関節の安定性は主に関節面の適合性による骨性制動が担い，生理的な関節位置関係の保持やスポーツ時の特殊な動きに対する二次的な制動は靱帯や腱が担っている．

　足関節は，脛骨，腓骨，距骨の3つの骨からなり，腓骨距骨間（外側）は外側靱帯が，脛腓間は遠位脛腓靱帯複合体が，脛骨距骨間（内側）は三角靱帯が静的に制動している．

　外側靱帯は，前方から後方に向かい，前距腓靱帯（anterior talofibular ligament：ATFL），踵腓靱帯（calcaneofibular ligament：CFL），後距腓靱帯（posterior talofibular ligament：PTFL）からなる．ATFL・PTFLは腓骨距骨間を直接連結するのに対し，CFLは距骨を介して腓骨踵骨間を連結する2関節靱帯である．ATFLは，腓骨遠位前面にある fibular obscure tubercle（FOT）から前方に付着し[4]，足関節底屈位で緊張する[5]．本靱帯は，距骨が前方に亜脱臼するのを防ぐとともに，過内旋するのを抑制している．CFLはFOTから後方に付着し[4]，足関節背屈位および底屈外転位で緊張する[5]．距骨下関節の制動とともに，足部が過剰に内返し位または底屈外転位となるのを抑制している．PTFLは外側側副靱帯のなかで最も強靱な靱帯であり，腓骨遠位後面から距骨後外側結節に付着す

る．足関節背屈位で緊張し，距骨が過剰に外旋するのを抑制している．

　遠位脛腓靱帯複合体は，前下脛腓靱帯（anterior inferior tibiofibular ligament：AITFL），後下脛腓靱帯（posterior inferior tibiofibular ligament：PITFL），横脛腓靱帯（transvers tibiofibular ligament：TTFL），骨間脛腓靱帯（interosseous tibiofibular ligament：ITFL）の4つの靱帯から構成され，遠位脛腓関節の安定性に寄与し，距骨が過度に外旋または外方に偏位することを抑制する．腓骨は，距骨の荷重面とは接してないが遠位脛腓靱帯により脛腓間が強靱に結合しているため，荷重の約16％を負担する．遠位脛腓靱帯複合体が単独で損傷するのは足関節捻挫全体の約1％に過ぎず，足関節果部骨折などの他の外傷に合併することが多い．

　三角靱帯は浅層と深層から構成される．三角靱帯浅層を構成する靱帯は個人差が大きく報告者により異なるが，常にみられる靱帯は，前方から，脛舟靱帯（tibio-navicular ligament と tibiospring ligament）（適切な和語はないが，内果に起始し足底踵舟靱帯に合流する靱帯）である[6]．三角靱帯深層［深後脛距靱帯（deep posterior tibiotalar ligament）］は脛骨遠位後面から距骨内側面に付着する．三角靱帯の働きは明らかにされていないが，一般に，距骨の過剰な外反や内外旋するのを抑制するとされる．踵骨と舟状骨結節を連結する底側踵舟靱帯は，ばね靱帯（spring ligament）と呼ばれ，足部の縦アーチを維持する役割を担っている

3）距骨下関節の機能解剖

　距骨下関節（距踵関節）は，前関節，中関節（載距突起関節），後関節3つの関節からなる．距骨下関節は3つの機能軸を有し，底屈・背屈，内返し・外返し，回外・回内方向に三次元的に運動する．足部の回外・回内方向の動きは，その大部分がこの距骨下関節に依存しており，30°〜50°の可動域（回外25°〜30°，回内5°〜20°）を有すとされる．したがって，距骨下関節癒合症や重度の足関節後方インピンジメント症候群では，距骨下関節の運動が制限されるため，患者は胡坐位の際に足底を上方に向けること（回外位）が困難となる．

　距骨下関節は距踵骨間靱帯と頚靱帯により連結する．

これらは距骨下関節の十字靱帯と呼ばれ，足根管における頸靱帯の内側線維を軸とする距骨下関節の"swing motion"に寄与する．

4）中足部の機能解剖

中足部は，踵立方関節，距舟関節により構成されるChopart関節と，内側楔状第1中足骨間関節，中間楔状第2中足骨間関節，外側楔状第3中足骨間関節，立方（第4，第5）中足骨間関節により構成されるLisfranc関節からなる．

関節は骨が腱に牽引されることにより可動し，その動きは，関節の作用軸と腱の距離，腱の牽引力，腱の走行する位置の3つの要素により特徴づけられる．これらのうち，腱の走行する位置は腱と関節の機能解剖を考えるうえで最も重要な因子である（図1）．作用軸との距離が短い腱の力のモーメントは小さく，作用軸との距離が長い腱の力のモーメントは大きい．距踵舟関節の運動軸とChopart関節の運動軸はほぼ同じ位置にあり，この軸より内側を走向する後脛骨筋腱と長趾屈筋腱は内返し運動に，外側に位置する腓骨筋腱は外返し運動に寄与する．同時に，立位で足底が接地している状態では，外返し筋は下腿を内旋させ，内返し筋は下腿を外旋させる．足関節足部の背屈は前脛骨筋腱，長母趾伸筋腱，長趾伸筋腱の牽引力により行われ，底屈はアキレス腱，長母趾屈筋腱，長趾屈筋腱の牽引力により行われる．

長趾・長母趾屈筋腱はそれらの解剖学的な付着において趾運動の力源になるだけでなく，足底腱膜と協調運動することで足部関節の安定化に寄与している．趾離床期において趾は，地面を把持しながら足底腱膜を緊張させることで足部の各関節を安定化させる．同時に，足関節の底屈筋と，距踵舟関節の内返し筋として働く．一方，長趾・長母趾伸筋腱は，踵接地～足底接地期において，足関節の背屈筋と，距踵舟関節の外返し筋として働く．

Lisfranc靱帯は足根骨中足骨間関節（Lisfranc関節）における靱帯のなかで最も強靱であり，足部縦アーチの形成や特に趾離床期おける足部の剛性に重要な役割を果たす．

5）前足部の機能解剖

各中足骨の長軸は水平面に対して傾斜しており，これが乱れることが中足部痛の主因であるとされる．中足趾節間関節（MTP関節）は背側方向により大きな可動域を有し，中足骨や趾節間関節（IP関節）と協調運動を行う．歩行における趾離床期の最初の段階において，その運動軸は第2・第5中足骨頭を結ぶ線に対し平均約62°の角度で第2趾間を通り，次の段階では第1・第2中足骨頭に移動していく．

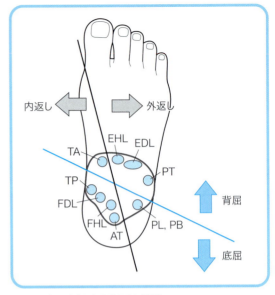

図1 腱の走行する位置と機能
TA：前脛骨筋腱，EHL：長母趾伸筋腱，EDL：長趾伸筋腱，PT：第3腓骨筋腱，PL：長腓骨筋腱，PB：短腓骨筋腱，AT：アキレス腱，FHL：長母趾屈筋腱，FDL：長趾屈筋腱，TP：後脛骨筋腱．

足部は内側縦アーチ，外側縦アーチ，横アーチによるアーチ構造を有す．内側縦アーチは踵骨，距骨，舟状骨，内側・中間・外側楔状骨，第1・第2・第3中足骨により，外側縦アーチは踵骨，立方骨，第4・第5中足骨により形成される．足底腱膜は踵骨の底側前縁に起始し，母趾・趾基節骨に停止している．母趾・趾MTP関節が背屈することにより足底腱膜が引っ張られ，その結果中足部のアーチ高が増大する．これを巻き上げ機構（windlass mechanism）という．中足部のアーチ高が増大することによりChopart関節の配列が変化し同関節は強固となるため，趾離床に伴う床からの反力を有効に体幹に伝達することができる．

6）趾部の機能解剖

a．母趾

母趾IP関節は，非荷重時において長母趾伸筋腱の牽引力によりやや背屈位を呈す．長母趾伸筋腱はMTPおよびIP関節の中心を走向する．一方，外反母趾ではこの運動軸が外方に転位するため，長母趾伸筋腱は母趾に対しては内転筋として働くようになり，その結果，第1中足骨頭は内方に押しやられ，第1中足骨は内反していく．

MTP関節の屈曲は短母趾屈筋の内外側頭，母趾内転筋，母趾外転筋，長母趾屈筋腱が担う．MTP関節の屈曲力は伸展力よりも大きい．これに大きな役割を担っているのが種子骨である．種子骨は荷重に対する機能

も果たすが，同時に底側内在筋の走向をMTP関節の運動軸から離すことで，内在筋の屈曲モーメントを増加させる機能を有す．片側の種子骨切除では通常大きな支障をきたさないとされているが，両側の種子骨を切除すると前出の屈曲モーメントが減少し，MTP関節に必須な屈曲力を低下させることになる．種子骨は，IP関節が足底接地時に過剰に伸展するのを防いでいるため，両側の種子骨を切除することでIP関節の過伸展変形（cock-up deformity）を引き起こす．

b. 第2～第5趾

第2～第5趾では，機能軸に対し背側を走向する腱はすべて伸筋腱として，底側を走向する腱は屈筋腱として働く．背側・底側骨間筋腱および虫様筋腱は，MTP関節レベルにおいては運動軸に対し底側を走向しMTP関節の屈曲に寄与する．これより遠位において，虫様筋および骨間筋腱の一部は背側に向かい，PIP関節の運動軸に対しては背側を走向し伸展筋腱として働く．

長・短趾伸筋腱は，伸筋腱膜を介して基節骨底側に強固に付着し，背側の関節包や基節骨背側面とは緩い結合を有すのみである．したがって，長趾伸筋腱に緊張が加わると，伸筋腱膜により基節骨が背側に引き上げられMTP関節は伸展する．

MTP関節の屈曲は，足底腱膜，骨間筋，虫様筋が担う．したがって，回内足のように足底腱膜が弛緩する状態や，骨間筋，虫様筋が萎縮すると，MTP関節の屈曲力が低下しMTP関節は伸展位となる．その際，長趾屈筋腱にはMTP関節底側において緊張が加わるためPIP，DIP関節は屈曲し，結果として槌趾となる．

文献

1) Doya H et al: Proposal novel unified nomenclature for range of joint motion: method for measuring and recording for the ankle, feet, and toes. J Orthop Sci **15**: 531-539, 2010
2) 日本足の外科学会（編）：足の外科学用語集，第3版，日本足の外科学会，2017
3) Kelikian AS et al: Sarrafian's Anatomy of the Foot and Ankle, 3rd Ed, Lippincott Williams & Wilkins, 2011
4) Matsui K et al: Bony landmarks available for minimally invasive lateral ankle stabilization surgery: a cadaveric anatomical study. Knee Surg Sports Traumatol Arthrosc **25**: 1916-1924, 2017
5) Ozeki S et al: Ankle ligament tensile force at the end points of passive circumferential rotating motion of the ankle and subtalar joint complex. Foot Ankle Int **27**: 965-969, 2006
6) Campbell KJ et al: The ligament anatomy of the deltoid complex of the ankle: a qualitative and quantitative anatomical study. J Bone Joint Surg Am **96**: e62, 2014

I．ベーシックトピックス ── 1．解剖・診断

3 診察法

【キーワード】
足関節，足部，問診，視診，触診

A 足の診察の基本と手順

　Mann's SURGERY OF THE FOOT AND ANKLE には，Jack Hughston の言葉として，One sees only what one is looking for, or "you may not see it (foot pathology), but it sees you." Keep your eyes wide open.と書かれている．ただ漠然と診察せずに，foot pathology を想定してそれをしっかり探す必要がある．そこで大事なことは，診察のルーチンを決めること，次の3つの点を念頭に置いて診察をすることである．すなわち，①全身疾患の一部ではないか（糖尿病，循環障害など）を考え，②移動に働く器官として捉え，歩かせて異常の有無の観察を行い，また③足は解剖・機能に個体間のバリエーションが多いため異常かどうか判断するのに反対側との比較が有用であることを念頭に置く[1]．

　基本的には，問診，視診，触診の順に進めていくが，外来では以上を限られた時間に効率よく行う．診察の目的は，正確な診断であるが，緊急を要するか否かをまず判断する．また，患者の苦痛や不安を早く取り去ることも大事であることを念頭に置く．

　問診で，まず疾患をいくつかに絞り，それを確認するために，診察手順を決め，視診，触診を行い，さらに診断を絞り，それを確認するために必要な検査を行い，確認できれば診断にいたることになるが，確認できない場合や，予想と違う所見がみられた場合は，また問診・視診・触診に立ち返り，確認作業を行わなければならない．

B 問診

　問診の手順の基本は，主訴，現病歴，既往歴，家族歴，職業などを聞いていくことで，可能性のある疾患をいくつかに絞ることである．そして，それを確認するための診察を行う．まず大まかに，①外傷によるもの，②足固有の疾患によるもの，③全身疾患の部分症状，のいずれに該当するかを分類することが，診察を進めていくうえでとても有用であるが[2]，外傷のエピソードを患者が言わない場合や，逆に足根骨癒合症のような足固有の疾患や痛風発作のような全身疾患の部分症状が外傷を契機に出現する場合もあるので，常に他の可能性も念頭に置く．

①年齢と性別：これは診察前にカルテや問診票をみればわかるが，しばしばこれと主訴のみでも疾患をある程度絞ることができる．当院受診歴（自科，他科）があればその内容もできれば確認しておく．

②主訴：どこにどんな症状があるかを聞く．疼痛であれば，どのような性質の痛みか，また"しびれ"の場合は，痛みなのか感覚がわかりにくいのかを確認する．

③現病歴：主訴がいつからあるか，原因として思い当たることがあるかどうかを尋ねる．疼痛なら，運動時のみか安静時も痛いかを確認する．次に発症後から現在までの症状の経過を聞く．さらに，以前に同様の症状がなかったか，そしてそれに対する他医への受診歴がなかったか，あればどんな治療をしたかを尋ねる．発症後に歩行可能であったかどうかも確認する．

④既往歴・家族歴：関連のあるものを記録．関節リウマチ，痛風など，足の疼痛を起こす全身疾患の有無，外傷歴の有無，糖尿病の有無，動脈閉塞性疾患の有無を尋ねる．関節炎を疑う場合は，結核の既往，家族歴の有無を聞いておく．

⑤職業：現在の職業のみならず以前の職業も聴取し，仕事による具体的な足への負担の有無を確認する．

⑥趣味：特にスポーツ歴を聞くとともに，スポーツによる外傷歴の有無や使用する靴についても聞いておく．靴底を薄くしたために足が痛くなったり，野球のスパイクが靴内に突出して当たって痛くなったりすることもある．

⑦履物：常用するもの，仕事のときに履くものなどについて尋ねる．少し前に靴を変えたか，あるいは業務で慣れない靴を履いたかなども確認する．立ち仕事でパンプスや安全靴などの着用が義務づけられていないか，またその場合，通勤時の靴は履きやすいものに替えているかどうかを聞く．靴を履いたときのみ痛い場合は，痛い靴を持って来てもらって観察すると原因がわかることがよくある．

⑧最も多い「足が痛い」という主訴のときの問診では，どこが痛いか（関節，筋），痛いのは足だけか腰や下肢全部，さらに手の関節などを含むか，痛

3. 診察法

いのかしびれるのか，どんなときに痛いか（歩行時，安静時，夜間など），同じ症状での病院受診歴はないかを聞く．

C 視診

①足の役割は，主に（1）体重を支える，（2）体のバランスをとる（地面からの情報を中枢に伝え，中枢神経を介し，足を含む全身の筋を活用させる），（3）歩行・移動を行う（地面に力を伝え推進するとともに，下肢を含む全身への衝撃を吸収緩和する）の3つであるため，足の障害は，荷重，バランス，歩行の障害をしばしばきたすことを念頭に置く．

②まず診察室入室時に歩行状態を観察する．気になることがあれば，診察室内を何度か往復させる．跛行があれば，疼痛性の跛行か，麻痺や変形や脚長差による跛行かを観察する．

③次に靴と靴下を脱がせて，両足の観察をする．足底も観察し，変形の有無，腫脹の有無，皮膚の状態と色調，胼胝の有無，爪の状態などを観察する．わずかな腫脹や色調の変化は両側を比較するとわかりやすい．

④外反母趾，扁平足，内反足などの足部変形がある場合，あるいは疑われる場合，立たせてみると，変形の評価がしやすい．そのとき，足部のみならず，できれば下肢全体の変形などの有無を観察する．少なくとも膝まではみえるようにして，膝の内外反変形や屈曲拘縮・過伸展の有無を観察する．このとき，後方からも観察する．扁平足は後方からみるほうがわかりやすく，踵の外反と too-many-toe sign（外側の足趾が多く観察される）がみられる（図1）．さらに，つま先立ちをさせると，正常では踵が内反するのに対し，後脛骨筋腱機能不全などでは，踵が持ち上がらないか，持ち上がっても外反のままである．外傷の場合は，疼痛を伴う立位での観察はできるだけ控えるように配慮する．

⑤足底は足を台の上に置くか，ベッド上で観察すると，観察しやすい．胼胝の有無や場所を観察する．糖尿病などによる神経障害の足では，疼痛がないため，創や皮膚の異常に本人が気づいていないこともある．

⑥履いてきた靴の観察を行う（図2）．底の減り方，形状（変形の有無），靴のなかやインソールなどをひととおり観察する．靴のなかはペンライトで照らすとわかりやすい．靴による問題が疑われれば靴の変形や底の摩耗を観察し，次に靴を履かせてサイズが合っているか，足趾が靴に当たっていないか，当たっているところの材質が硬過ぎないか，扁平足や変形性足関節症などでは下肢のアライメントが変わってこないかなどを観察する．受診時に履いてきた靴が普段履いている靴かどうかを必ず確認する．

D 触診

①足，特に足背は皮下のものを触れやすいので，表面から深部にかけての解剖をよく理解して触れると，得られる情報が多い．

②問診から，疾患を絞って触れる．

③寒いときは，不快感を与えないように，検者の手を温めておく．

④皮膚温，動脈の拍動（足背動脈，後脛骨動脈），胼胝の有無，知覚障害（触覚，温痛覚，振動覚）の有無を調べる．腫脹も浮腫なのか炎症性なのかを触って感じ取る．できるだけ左右の比較を行う．このとき，循環の状態，神経障害（neuropathy）の有無は必ず把握することが大事である．

⑤皮下の状態は皮膚の上を指を滑らせて触れるとわかりやすい．外反母趾に伴う外側趾の中足趾節関節（metatarsophalangeal joint：MTP 関節）の脱臼は皮下の段差として触れ，アキレス腱断裂は皮下の陥凹として触れる．

⑥圧痛点を詳細に調べることは，診断にはとても重要である．圧痛点や他動運動痛を調べる際には，できるだけ疼痛を少なくする配慮を行って触れる．最初は，軽く触れる，あるいは軽く動かすくらいから始め，患者の苦痛がないことを確認してから，必要に応じて少しずつ強めていく．特に，問診で想定した疾患では説明のつかない圧痛がある場合

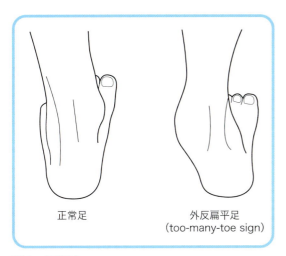

正常足　　　外反扁平足
　　　　　(too-many-toe sign)

図1　扁平足
後ろからみるとよくわかる．

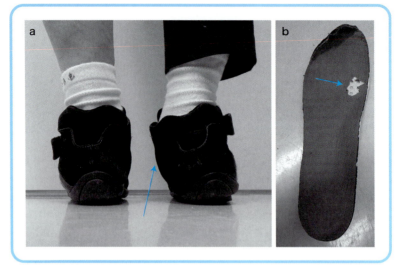

図2 靴やインソールの観察
　a：外反扁平足（左右比較）
　b：外反母趾の疼痛部に一致

は，想定していた診断を再考する．

E 徒手検査

疾患を想定して必要なものを行う．苦痛を伴うものは最小限にするように配慮する．

1）神経学的検査
a．知覚検査
触覚は筆やモノフィラメントを使い，知覚鈍麻・知覚脱失の部位を調べる．知覚異常は，外側足底神経，内側足底神経，踵骨内側枝，腓腹神経，浅腓骨神経，深腓骨神経，伏在神経など，末梢神経領域に一致するか，L5，S1領域などの神経根レベルに一致するか，あるいは，糖尿病性神経障害や頚椎症性脊髄症のような靴下型の知覚障害かを確認する．知覚障害の部位で障害の原因をかなり絞ることができる．神経障害がある場合，できれば痛覚，温覚，および音叉を使って振動覚を調べておく．

b．筋力
必要なら下腿筋群と足内在筋の徒手筋力検査（manual muscle test：MMT）（後述）をひととおり行うが，まず，つま先立ち（片足，両足），片脚起立ができるかなど粗大筋力を調べるのは，時間がかからず有用である．

c．腱反射
膝蓋腱反射，アキレス腱反射を調べる．亢進の強い場合は，痙性麻痺を疑い，クローヌスやBabinski反射を調べる．

2）関節可動域
関節可動域（range of motion：ROM）を調べる．足には26個の骨とそれらが接する多数の関節があるので，全体として複雑な動きをする．そのため，単独の関節の可動域を正確に測ることは難しいが，後足部であれば下腿に対して足部の底背屈と内外反を，足趾のMTP関節，趾節間関節（interphalangeal joint：IP関節）［近位趾節間関節（proximal interphalangeal joint：PIP関節），遠位趾節間関節（distal interphalangeal joint：DIP関節）］では屈伸方向を測れば十分である．足根中足関節（tarsometatarsal joint：TMT関節）など可動域の小さい関節はむしろlaxityあるいは不安定性の有無として捉える．後足部は足関節で主に底背屈方向に動き（図3），距骨下関節で主に内返し，外返し方向に動くので（図4），足部と下腿の間は回旋以外のあらゆる方向に動く．足関節の背屈の可動域を調べるときは，腓腹筋の影響を取り除くため膝を屈曲させて測る．腓腹筋の拘縮を疑うときは次に膝を伸展して測り，背屈の低下がみられるかどうか確認する．距骨滑車は前方の横径が後方より大きいため，足関節を背屈させると足関節内で距骨側面に隙間がなくなるため内外反方向に動きにくく，底屈させると多少動くようになる．このため，距骨下関節の可動域を調べるときは，足関節を中間位か軽度背屈させて足関節の内外反が起こらない状態で調べる．距骨下関節の動きの角度は測りにくいので，左右を比較することで異常の有無を感じ取る．一方，前足部のMTP関節は主に屈伸方向であるが，内外転方向にも多少動く．TMT関節は5つの中足骨と足根骨間の関節で，それぞれは平面関節に近い形

3. 診察法

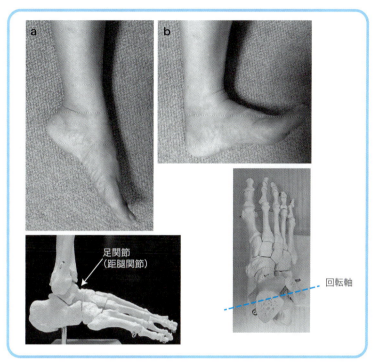

図3 足関節底屈，背屈

状であるため比較的動きの少ない関節ではあるが，第2足根中足関節以外は徒手的に底背屈を行うことができるので，特に外反母趾の手術を考慮するときなどには，母趾TMT関節の過度のゆるみがないかどうかを調べておく．

3) 関節の不安定性

関節の不安定性の有無を調べる．陳旧性外側靱帯損傷などの足関節不安定症では，前方引き出しの手技と足関節内返しの手技で不安定性を調べる．患者が力を入れると不安定性が出にくいので，椅子あるいはベッド上でリラックスさせて行う．右足関節に対しては，検者の右手で下腿を前方から把持し，左手で踵を把持し，まず踵を前方に引いて不安定性を調べ，次に内反させて不安定性を調べる．そのとき検者の左手の母指を腓骨外果と距骨間に当てておくと，その両骨間の動きの程度がわかるので，反対側の足が正常なら比較するとわかりやすい．また，はっきりとしたend point（止まる感じ）があるかどうかで，靱帯の連続性があるかが判断できる．反対側をみる場合は，検者の手の左右を替えて行う[2]．

4) 矯正可能かどうか

変形がある場合，矯正可能かどうか（rigidかflexibleか）を調べる．外反母趾，鉤爪趾，内反足，凹足，

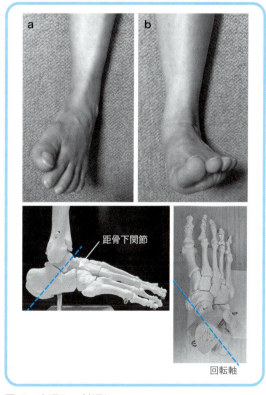

図4 内返し，外返し

扁平足などの変形は，いわゆる中間位まで徒手的に矯正できるかどうかで，治療方法が変わってくることがしばしばあるので，しっかり調べておく．

F 症状の再現

診察時に症状のない場合は，可能な限り症状を再現させると，診断しやすい．
① 歩行で痛いという主訴なら，待合室，廊下，屋外などをしばらく歩いてもらう．間欠跛行があれば腰部脊柱管狭窄症を疑う．
② 疼痛の誘発動作を再現してもらう．
③ 靴を履いたときにだけ痛くなるなら，痛くなる靴を持ってきてもらう．靴の形状，変形，破損が原因であれば，靴をみればすぐにわかる．

G 整形外科的計測法

① 客観的で共通の方法を用いる．
　a. 肢位・変形：立位での踵の外反などを，角度計を用いて計測する．
　b. 関節可動域：他動および自動の可動域を，角度計を用いて計測する．
　c. 下肢長，下肢周径（特に下腿周径）：メジャーを用いて計測する．下腿周径は，発症直後は差が出にくいが，障害の期間が長いと差が大きくなりやすい．また，治療後の筋力回復の目安にもなる．
　d. 筋力：徒手筋力検査（manual muscle test：MMT）を用い，6段階表示で記録する（5：正常，4：正常ではないが抵抗に抗して動かせる，3：重力に抗して動かすことができる，2：重力の影響を除けば動かせる，1：筋の収縮がみられるが動かない，0：筋の収縮がみられない）．
② 疼痛に対しては，visual analogue scale（VAS）を調べ，記録しておく．
③ 計測値などの数値化された客観的データを残しておくと，治療後の計測値と比較できる．

H 診断と鑑別診断

① まず問診で，次に視診，触診で，診断名，鑑別診断名をいくつかに絞り込む．ほぼ診断がついても，必ず鑑別診断を念頭に置くことを勧める．
② 特に緊急を要するか否かをまず判断することが大事である．例：外傷によるコンパートメント症候群，循環障害，開放骨折，変形による皮膚障害（踵骨隆起裂離骨折など）．
③ 診断の確認のために検査計画を立てる．医療資源は限られるので，検査は必要最小限にする努力をする．
④ 検査終了後，検査所見で症状の説明がつくか確認し，想定した診断を確定する．

エキスパートオピニオン

最初の問診時，あるいは治療を考えるときに，患者あるいはその家族に，何を希望して今回受診したのか，すなわち原因を知りたいだけなのか，痛いから何とかしてほしいのかを確認することは大事である．原因を知りたい場合も，悪い病気（主に悪性腫瘍）でないことを確認したいだけの場合と納得のいく原因の説明を求める場合があり，どこまで求めるのかで，その後の診察や検査の計画を立てたい．

エキスパートオピニオン

【比較的よくある誤診】
・Morton病とMTP関節炎（関節リウマチなど）：知覚障害の有無・趾尖への放散痛の有無で判断．
・外反母趾とその他の母趾MTP関節痛（強剛母趾・痛風・種子骨障害など）：形状（母趾が外反しているか），腫れ方，圧痛点の違いで判断．
・足関節捻挫とアキレス腱断裂・腓骨筋腱脱臼：受傷直後に腫脹が強いとわかりにくく，また実際に合併することもある．
・足底腱膜炎と足根管症候群（踵骨枝領域の障害）：いずれも踵付近の疼痛があるが，足根管症候群では知覚異常と足根管でのTinel signを伴う．
・足部・足関節の疾患と腰部脊柱管狭窄症や閉塞性動脈硬化症：診察時に症状がなく主訴で「足が痛い」と言うときには間欠跛行（神経性間欠跛行あるいは血管性間欠跛行）の有無を聴取すること．

文献

1) Irwin TA et al: Principles of the physical examination of the foot and ankle. Mann's Surgery of the Foot and Ankle, 9th Ed, Coughlin MJ et al (eds), Elsevier Saunders, p.37-60, 2014
2) 井口 傑：診断の基本．足の外科の要点と盲点，山本晴康（編），文光堂，p.28-55, 2006

4 X線・CT画像診断

【キーワード】
X線像，荷重位撮影，CT画像，MPR像，3D-CT像

A 画像検査の役割

　足の外科医にとって，画像は診断・治療を行う際に中心的役割を果たす．近年，様々な画像診断技術が発展し，従来の単純X線画像では診断が困難であった足部・足関節疾患の病態把握が可能となってきた．適切な画像検査により，的確な早期診断，正確な病変の進行度や大きさの評価，治療の効果判定が可能となる[1]．また，関節鏡などによる最小侵襲手術の発展に伴い，正確な術前画像診断の必要性はさらに増している．

　画像診断を行ううえでは，コストや侵襲性，描出可能な組織と不可能な組織など，各種画像診断法の特徴に精通し，画像所見と臨床所見の不一致例があるなどの問題点を認識しておくことが大変重要である[1]．ここでは単純X線画像，CT画像の特徴を述べ，次いで代表的な足部・足関節疾患における画像診断のポイントを示す（表1）．

B X線画像検査

　最も古くから用いられている基本的な画像検査法である．最近はCTやMRIによる病態の描出がより手軽に詳細にできるようになったため，初期からCT・MRIに依存する傾向がみられる．しかしCTでは被曝，MRIでは検査時間，また両者ともにコストの問題もあるため必要以上の使用は避け，X線像と視診・触診・局所所見との組み合わせから的確に診断を行うことを日ごろから心がけるべきである．そのためにも病態に応じた様々なX線撮影法について知識を持っておく必要がある[2]．

　X線画像検査を行ううえで大切なことは，詳細な解剖が確認できる画像を撮る必要があること，正しい肢位で的確な画像を得ることである．正しい画像でなければ，画像所見や計測から正しい診断を行えない．

　小児においては，足部の各骨の骨化核出現時期を把握しておくことは日常診療で非常に有用である．出生時にすでに骨化核を認めるのは距骨，踵骨，立方骨，中足骨，趾節骨である．楔状骨，舟状骨では認めない．外側楔状骨は生後4～20ヵ月の間に，内側楔状骨は生後2年，中間楔状骨は生後3年で骨化核がみられる．舟状骨は最も遅く，2～5歳の間に骨化が始まる．脛骨

表1　X線画像撮影法と代表的な足部・足関節疾患

撮影法	疾患
足関節底屈正面像	距骨骨軟骨損傷
荷重時足関節正面像	変形性足関節症，足関節前方インピンジメント症候群
足関節斜位像	果部骨折，距踵骨癒合症
足関節ストレス像	足関節外側靱帯損傷
足部背底像	Lisfranc関節脱臼骨折
足部斜位像	Lisfranc関節脱臼骨折，踵舟状骨癒合症，第5中足骨基部骨折，踵骨前方突起骨折
足部内斜位像	外脛骨
荷重時足部背底像	外反母趾，扁平足
荷重時足部側面像	扁平足
母趾種子骨撮影像	母趾種子骨障害，外反母趾

の遠位二次骨化核は生後6ヵ月ころに出現する．腓骨では生後9ヵ月ころである[3]．

C X線画像撮影

1) 足関節

　正面像と側面像（図1a, b）の2方向撮影が基本となる．正面像において内果・外果の関節面を均等に写すには，下腿を約10°内旋位にして撮影する（mortise view）．必要に応じて内旋および外旋斜位像（図1c, d）を追加する．骨折の診断には斜位像が有用である．足関節外傷で最も頻度の高い足関節捻挫では，ストレスX線撮影を行う（図2）．最近では超音波画像で診断することも多くなってきているが，重症度を定量化するうえではストレスX線は重要な検査である．

　先天性あるいは後天性に変形をきたす疾患では，アライメントの評価や変形の把握のために，荷重位撮影が不可欠である．正面像と側面像（図1e, f）の2方向撮影を立位で行う．

2) 足部

　背底像および外側斜位像（図3a, b）が基本である．必要に応じて側面像を追加する．背底像は長坐位で膝を屈曲し，垂直より15°の傾斜で前方からChopart関

I. ベーシックトピックス ── 1. 解剖・診断

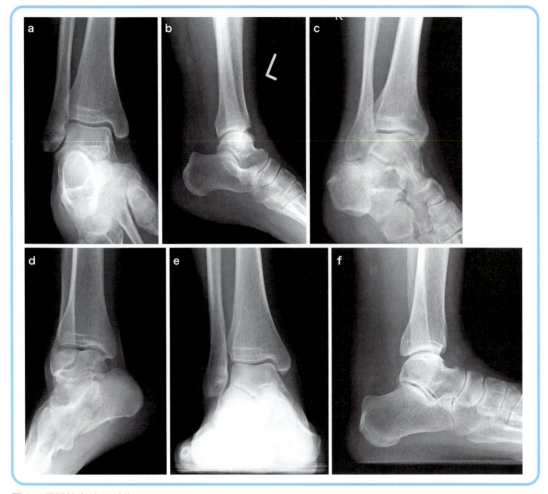

図 1　足関節単純 X 線像
　a：正面像
　b：側面像
　c：内旋斜位像
　d：外旋斜位像
　e：荷重時正面像
　f：荷重時側面像

節部へ照射する．外側斜位像は足底を 30°回内して撮影する．Lisfranc 関節外側，第 5 中足骨基部が明瞭に観察できる．中足骨骨折の診断には外側斜位像が有用である．荷重位撮影では背底像と側面像の 2 方向を撮影する（図 3c, d）．扁平足，後脛骨筋腱機能不全症，Lisfranc 関節症，外反母趾，内反小趾などの評価には荷重位撮影像が基準とされている．

3) 距踵関節

　側面像や踵骨軸射像，Anthonsen 撮影像（図 4a, b）が基本である．踵骨骨折や距踵関節症の状態把握に有用である．

4) 前足部

　前足部では足趾の正面像，側面像を撮影する．また，母趾種子骨撮影は軸射での撮影（図 5）を行う．足関節および母趾を軽度背屈してひざまずき，母趾をカセッテに置き，カセッテに対して垂直方向に照射する．種子骨障害の診断に重要である[4]．

エキスパートオピニオン

後足部のアライメントを評価するには特殊な後足部撮影法が必要である．Cobey による後足部撮影法（図 6）が有名であるが，他にも Tanaka による距骨下関節撮影法，Ikoma による後足部撮影法が報告されている．それぞれの撮影法の特徴を理解することが重要である．

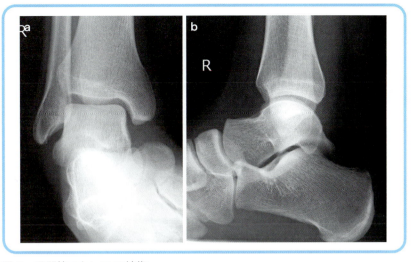

図2　足関節ストレスX線像
a：内反ストレス
b：前方引き出しストレス

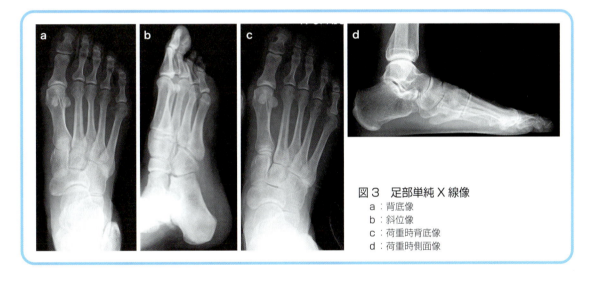

図3　足部単純X線像
a：背底像
b：斜位像
c：荷重時背底像
d：荷重時側面像

D X線画像診断

1）代表疾患

a. 足関節外果裂離骨折（図7a, b）

足関節正面像ではその存在を捉えがたく，側面像で骨片が観察されることがある程度である．Haraguchi らの考案した撮影法（Haraguchi view）を用いるか[3]，最大底屈位の足部背底像で確認できる．Haraguchi view は足関節45°底屈で足底をフィルムにつけ，足部内側を15°上げた状態で行う撮影法である．裂離骨片を明瞭に描出できる．

b. 外脛骨障害（図8）

足部背底像では外脛骨と舟状骨が重なるため形態の把握は困難である．外脛骨と舟状骨の境界面に平行に入射する足部内斜位（図8）が有用である．

c. 変形性足関節症（図9a～d）

進行度の評価には荷重位撮影が必要である．また，ストレスX線により足関節の不安定性を評価する必要もある．

d. 距骨骨軟骨損傷（図10a, b）

病変部は距骨滑車の後内側と前内側に多いとされていたが，近年では内側中央が最も多いとする報告もある．内側病変では正面底屈位撮影で病巣が明瞭に描出されるが，病変部が小さいと距骨の陰影と重なり見逃される可能性が高く治療が遅れることも多い．本疾患では CT や MRI が早期診断に有用である．

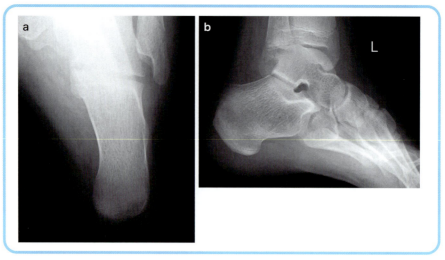

図4 距踵関節
 a：踵骨軸射像
 b：Anthonsen 像

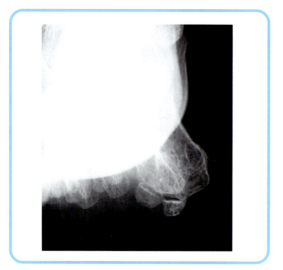

図5 母趾種子骨軸射像

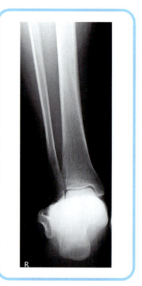

図6 Cobey 後足部像

E CT 画像検査

MRI の普及に伴い軟部組織や骨髄内の評価には CT より MRI が有用であることが示されている．しかし，足部や足関節の骨折，特に距骨骨折，踵骨骨折，中足部の骨折や脱臼，疲労骨折，足根骨癒合症に対しては，CT が有用である[5]．

F CT 画像撮影

以前は足部・足関節冠状面と横断面の撮影のみ可能であった．近年の撮影および画像処理技術の進歩に伴い，ヘリカル CT やマルチディテクター CT など短時間での連続回転撮影後に MPR（multiplanar reconstraction）を用いて任意の方向の断層像や 3D への再構成が容易となり[6]，描出したい疾患に合わせた断面を選択することが可能である．

エキスパートオピニオン

荷重装置を用いた CT 撮影が近年報告されており，米国では荷重位で撮影できる装置も販売されている．足部・足関節領域では荷重位での評価が重要であるため，今後は荷重位による CT 撮影が普及していくと予想される．

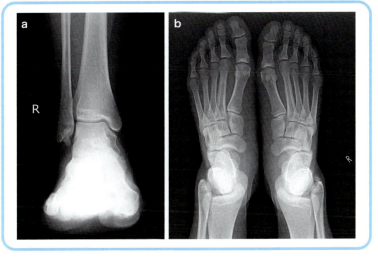

図7 足関節外果裂離骨折
　a：足関節正面像
　b：足部底屈位正面像

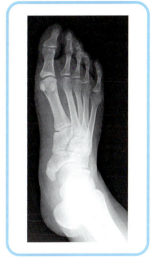

図8 外脛骨障害．足部内斜位像

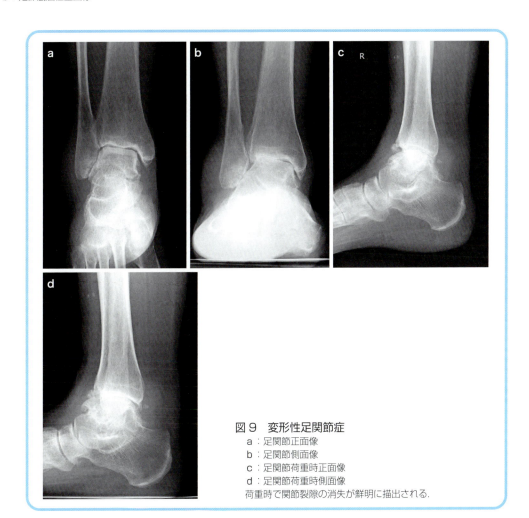

図9 変形性足関節症
　a：足関節正面像
　b：足関節側面像
　c：足関節荷重時正面像
　d：足関節荷重時側面像
　荷重時で関節裂隙の消失が鮮明に描出される．

I. ベーシックトピックス ── 1. 解剖・診断

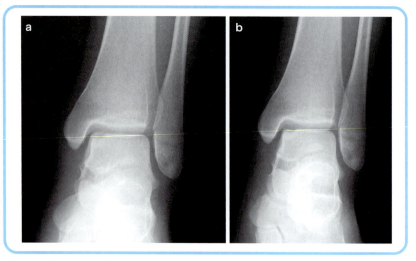

図 10　距骨骨軟骨損傷
　a：足関節正面像
　b：足関節底屈正面像
　底屈像で内側後方の病変が確認できる．

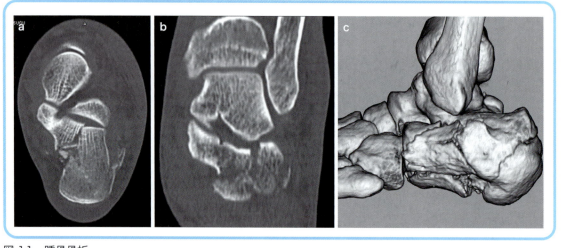

図 11　踵骨骨折
　a：水平断像
　b：冠状断像
　c：3D-CT 像

G　CT 画像診断

CT 撮影が特に有用である疾患・外傷は以下のとおりである．

a. 踵骨骨折（図 11a〜c）

冠状断像が有用である．後距踵関節面，載距突起の評価が容易に行える．Sanders 分類は治療方針の決定と予後の予測に有用である．

b. 距骨骨軟骨損傷（図 12a〜d）

距骨骨軟骨損傷の治療方針を決定するには，病変の状態を把握することが重要であり，CT において骨軟骨片内の骨の状態（骨硬化の有無，分節化の有無），母床の状態（骨硬化の有無，骨囊胞の有無）を確認する．母床に囊胞が存在する場合はその大きさによって術式が異なるため CT 撮影は必須である[5]．

c. 足根骨癒合症（図 13a, b）

X 線画像で足根骨癒合症を診断できた場合にも，最

4．X線・CT画像診断

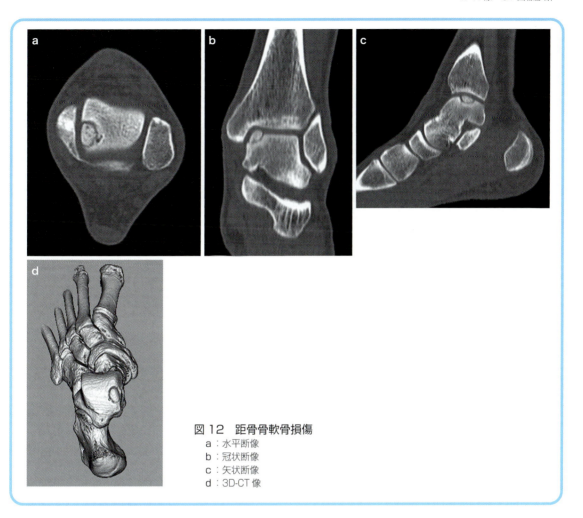

図 12　距骨骨軟骨損傷
　a：水平断像
　b：冠状断像
　c：矢状断像
　d：3D-CT 像

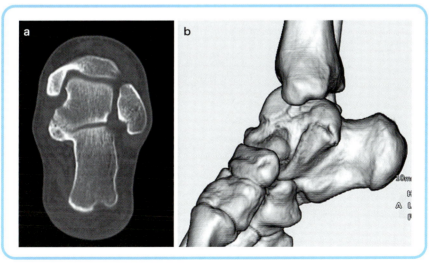

図 13　距踵骨癒合症
　a：冠状断像
　b：3D-CT 像

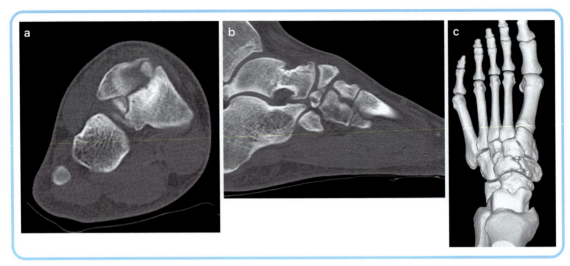

図14　舟状骨疲労骨折
　a：冠状断像
　b：矢状断像
　c：3D-CT像

終的な診断にはCT画像が必須である．なかでも距踵骨癒合症では癒合部の範囲を知るうえで必要な検査である．

d．舟状骨疲労骨折（図14a〜c）

舟状骨疲労骨折の早期診断には一般的にMRIおよび骨シンチが有用である．しかしMRIや骨シンチでは，骨折線を確認して骨折型を評価することは困難であるため，確定診断や治療方針の決定にはCTが有用である．

文献

1) Linklater JM et al: Imaging of the foot and ankle. Mann's Surgery of the Foot and Ankle, 9th Ed, Coughlin MJ et al (eds), Elsevier Saunders, p.61-116, 2014
2) 須田康文：【足部疾患の画像診断―撮りかた・見かたのコツ】足関節・足部の画像診断の進め方．Orthopaedics 27 (12): 1-9, 2014
3) 常徳　剛，安田稔人：【足部疾患の画像診断―撮りかた・見かたのコツ】X線診断（2）―小児における通常撮影法と特殊撮影．Orthopaedics 27 (12): 17-25, 2014
4) 佐本憲宏：【足部疾患の画像診断―撮りかた・見かたのコツ】X線診断（1）―成人における通常撮影法と特殊撮影．Orthopaedics 27 (12): 10-16, 2014
5) 吉村一朗：【足部疾患の画像診断―撮りかた・見かたのコツ】CT（1）―足関節・足部のCT画像．Orthopaedics 27 (12): 26-30, 2014
6) 倉　秀治：診察手技の基本―7）CTの要点．足の外科の要点と盲点，山本晴康（編），文光堂，p.70-73, 2010

5 MRI 診断

【キーワード】
MRI，足関節，足部，腱，靱帯

A MRI の特徴

MRI (magnetic resonance imaging) は整形外科領域の画像診断法として単純 X 線撮影に引き続いて施行されることが多い．利点としては高いコントラスト分解能により，軟部組織の描出に優れることがあげられる．関節を構成する関節軟骨，関節包，靱帯，腱などの構造物の任意断層面が得られる．放射線被曝がないため，年齢にかかわらず繰り返して行うことができる．欠点は検査時間が長く，動きによる影響に極端に弱いことである．検査の成否は無理のない姿勢での位置合わせ，目的となる構造物や病態に合わせた撮影視野 (field of view：FOV) およびプロトコール設定にある．

B 撮像法

1）撮像体位，撮像範囲，断面の設定

MRI は撮像部位の大きさに見合った表面コイルを装着して行う．機器により異なるが，足部専用コイルもしくは円形や長方形のフレキシブルコイルを使用する．足部専用コイルを用いると足関節底背屈 0°に近い位置合わせとなるが，検査中に楽な姿勢をとれることが重要で，足関節を特に底屈，背屈しない自然な角度（おおよそ底屈 20°）が推奨される[1]．FOV を大きくすると広い範囲を観察できるが空間分解能は低下する（図 1）．撮像範囲を限定すると解像度の高い画像となり，関節内病変などの細かい構造の観察が可能となる（図 2）．

撮像断面は解剖学的な横断，矢状断，冠状断の組み合わせとなるが，目的とする構造物により適宜斜断面を活用する．たとえば中足骨骨髄の精査では中足骨に平行な撮像断面が評価しやすい．

エキスパートオピニオン

症状をきたしている構造物や疾患が想定できる場合は検査依頼時の臨床情報に記載する．関節軟骨，足趾の側副靱帯，小さな腫瘤などは解像度の低い画像では評価が難しく，目的とする構造物に見合った FOV 設定でないと十分な画質は得られない．足関節の靱帯の観察には FOV 100～120mm までとし，スライス厚も 3mm までとすると比較的解像度の高い画像が得られる．放射線科や MRI 検査室との連携も重要である．

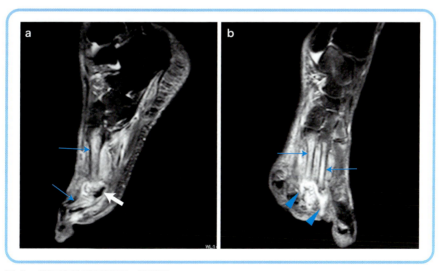

図 1　糖尿病性足部壊死，骨髄炎
　糖尿病性足部壊死，骨髄炎精査のため足部ほぼ全体を撮像範囲とした検査．
　a：STIR 矢状断像において第 2 中足骨，第 2 基節骨の骨髄信号が上昇している（青矢印）．第 2 中足骨頭の破壊がみられる（太矢印）．
　b：STIR 横断像（長軸像）では第 2～第 3 中足骨骨髄は高信号を呈し（矢印），中足趾節関節周囲に膿瘍と思われる高信号域を認める（矢頭）．

I. ベーシックトピックス ── 1. 解剖・診断

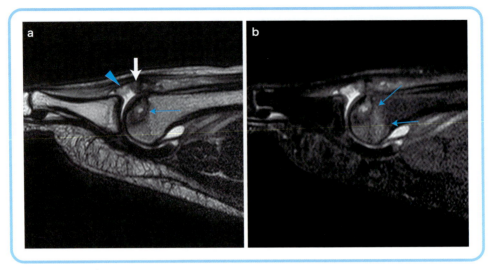

図2　Freiberg 病
第2趾の Freiberg 病で第2中足趾節関節中心に検査.
　a：T2 強調矢状断像において第2中足骨頭背側よりに半円形の中等度信号域を認める（青矢印）．病変は関節軟骨に覆われている．中足趾節関節包の腫脹，滑膜肥厚（矢頭），遊離体と思われる低信号結節を認める（太矢印）．
　b：STIR 矢状断像では病変周囲骨髄は高信号を呈し（矢印），骨髄浮腫と考えられる．

2）撮像プロトコール

　腱や靱帯の評価にはプロトン密度強調像，STIR 法（脂肪抑制 T2 強調像）が有用である．骨髄評価には T1 強調像，STIR 法（脂肪抑制 T2 強調像）を撮像する．脂肪抑制プロトン密度強調像では腱，靱帯，骨髄のいずれも評価可能であるが，STIR 法が均一な脂肪抑制効果を得られることが多い．関節軟骨の評価にはプロトン密度強調像，T2 強調像，3D 脂肪抑制 GRE（gradient recalled echo）法が優れる．腫瘍の性状を知るためには T1 および T2 強調像が必須である．T2*強調像は靱帯，腱の評価，石灰化を有する関節内遊離体，ヘモジデリン沈着の検出に優れる（図3）．

　化膿性炎症が疑われた場合にはガドリニウム製剤による造影 MRI が有用である．関節リウマチなどの滑膜炎検査，腫瘍の血流評価にはダイナミック MRI が行われる．

3）検査にあたって注意すべき事項──アーチファクト，体内金属

　靱帯，腱などコラーゲン線維が一定の方向に配列している組織が静磁場方向に対して約 55° の角度に存在すると，信号強度が上昇する．これを magic angle effect（魔法角効果）といい，損傷や変性などの異常所見と紛らわしい．T1 強調像やプロトン密度強調像，T2*強調像など TE（エコー時間）の短い撮像法で顕著にみられる．対策としては TE の長い撮像法である T2 強調像を追加することや，静磁場に対する構造物の角度

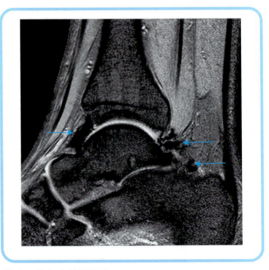

図3　血友病性関節症
　T2*強調矢状断像にて足関節前方，後方に著明な低信号を呈する領域を認める（矢印）．繰り返す関節内出血によりヘモジデリンが沈着した状態である．

を変えることで，真の病変かを見極める必要がある（図4）．

　内固定材料など体内金属がある場合，MRI 検査が可能かどうかは使用金属の材質によるため製造元に確認が必要である．確認がとれない金属では原則 MRI 検査が困難と判断される．MRI 非対応の金属では検査中の発熱により軟部組織の火傷の危険がある．

5. MRI 診断

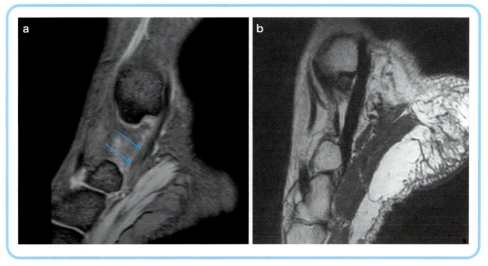

図4　magic angle effect
　a：T2*強調矢状断像において後脛骨筋腱の舟状骨付着部で信号が上昇している（矢印）．損傷と紛らわしい．
　b：尖足位で撮影したプロトン密度強調像．後脛骨筋腱に異常信号域を認めない．

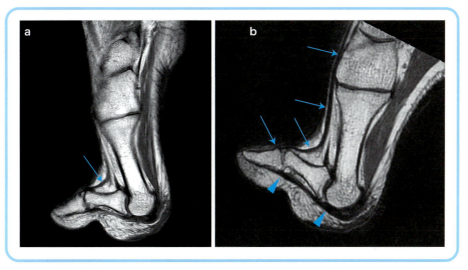

図5　母趾伸展拘縮
　母趾中足趾節関節の伸展拘縮，長母趾伸筋腱精査．
　a：プロトン密度強調矢状断像では長母趾伸筋腱は中足趾節関節から末節骨まで連続性を認める（矢印）．近位はこの断面ではみえていない．
　b：isotropic 3D MRI では母趾末節骨から楔状骨にいたるまで，長母趾伸筋腱が連続性に描出され，このレベルでは損傷がないことがわかりやすい（矢印）．長母趾屈筋腱も末節骨から中足骨頭まで描出されている（矢頭）
（TR/TE＝1000/120，FOV 100mm，Matrix size 176×176，Resolution 0.6×0.6×0.6mm）．

4）新しい技術

　isotropic 3D MRI では等方向性ボクセルを使用した volume data を撮像し，ワークステーションで自由再構成断面を得ることができる．特に fast spin echo 法の isotropic 3D MRI は 2D シーケンスとほぼ同等の組織コントラスト分解能を有する．足関節，足部では体軸の横断，矢状断，冠状断では全長を観察しにくい靱帯・腱が多く，有用である（図5）[2]．

　定量的評価として，緩和時間を測定することで正常組織や病変の評価が可能となっている．正常な関節軟骨は軟骨細胞と水分，タイプⅡコラーゲン，プロテオグリカンからなる．関節軟骨に変性が起こり，コラーゲン配列の乱れや水分含有量が増加すると T2 値が延長する．ボクセルごとの T2 値を計測し，画像上に表

した T2 mapping は関節軟骨の定量的評価法として利用されている．T1ρ mapping は軟骨中のプロテオグリカン濃度を計測できる方法で，軟骨変性によってプロテオグリカン濃度が減少し T1ρ が延長することを利用している[2]．

C 臨床的有用性

1) 靱帯

正常の靱帯は MRI にて骨と骨を連結する，線状の薄い低信号構造として認められる．後距腓靱帯，前下脛腓靱帯，三角靱帯の後脛距靱帯などでは靱帯線維の間に脂肪組織が介在し，不均一な信号を示す．足関節外側副靱帯は捻挫で損傷される頻度が高く，特に前距腓靱帯断裂が多い．急性期の靱帯断裂は靱帯連続性の消失や周囲組織を含めた浮腫などがみられ，診断は容易である．陳旧性断裂では靱帯の肥厚，菲薄化，伸長，波状もしくは不整な形状などを認め，浮腫の所見は乏しい（図6）[1]．踵腓靱帯は外果前方と踵骨外側部後方を連結しており，前距腓靱帯と比較し全長を一断面で描出するのは難しい．

エキスパートオピニオン

踵腓靱帯や前下脛腓靱帯，中足部の Lisfranc 靱帯など，体軸に対し斜めに走行する靱帯は isotropic 3D MRI を活用すると描出能が向上する．断裂した前距腓靱帯，裂離骨片と靱帯の関係など，損傷により解剖学的位置が変化している場合も対応可能である．

2) 腱

MRI にて足関節周囲，足部の腱は正常ではいずれの撮像法でも低信号を呈する．腱の短軸像では縦断裂や腱鞘の液体貯留の評価が容易で，周囲軟部組織の浮腫もわかりやすい．臨床的に問題にならない腱鞘の少量の液体貯留はしばしばみられる．特に長母趾屈筋腱腱鞘は足関節と連続性があり，液体貯留を認める頻度が高い[1]．後脛骨筋腱は正常でも舟状骨付着部近傍で腱

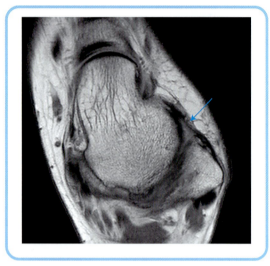

図6 陳旧性前距腓靱帯損傷
プロトン密度強調横断像にて前距腓靱帯は厚さが不均等であり，陳旧性損傷と考えられる（矢印）．

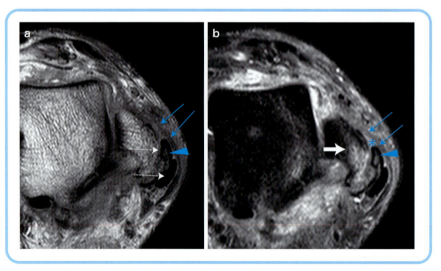

図7 腓骨筋腱脱臼
プロトン密度強調横断像（a），STIR 横断像（b）において上腓骨筋支帯は外果より剥離し，信号が上昇している（青矢印）．長・短腓骨筋腱が外側前方に脱臼し（a：破線白矢印），前方の短腓骨筋腱内には高信号域を認め損傷と考える（矢頭）．短腓骨筋腱の前方，外果外側で上腓骨筋支帯との間に仮性嚢が形成されている（b：＊）．外果骨髄信号の上昇があり，上腓骨筋支帯損傷に伴う骨挫傷が疑われる（b：太矢印）．

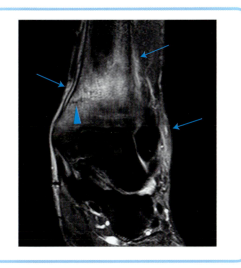 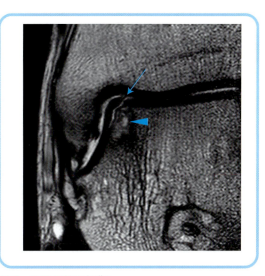

図8 脛骨ストレス骨折
　遷延する足関節の腫脹と疼痛があり，単純X線撮影では異常を認めない．
　STIR冠状断像にて脛骨遠位骨幹端に境界不明瞭な高信号域がみられ，周囲軟部組織にも広がっている（矢印）．内果上方に骨梁を横切るような帯状低信号域があり，骨折線と考えられる（矢頭）．

図9 距骨骨軟骨損傷
　T2強調冠状断像では距骨滑車内側部に類円形の不均一な高信号域（嚢胞形成）がみられる（矢頭）．病変部を覆う関節軟骨に亀裂があり軟骨下骨に達している（矢印）．フラップ状の軟骨損傷が疑われる．

内に脂肪組織が介在し信号上昇を認めることがある．アキレス腱の形態変化には矢状断像が優れる．腱症では腱の紡錘状腫大やプロトン密度強調像，STIR像で信号上昇を認める．腱の完全断裂では連続性が消失する．部分断裂では腱内にプロトン密度強調像，STIR像，T2強調像にて高信号域を認める．腓骨筋腱脱臼では上腓骨筋支帯の外果からの剥離，長・短腓骨筋腱の脱臼・断裂，仮性嚢の形成を認める（図7）[3]．

3）骨，軟骨

　MRIは骨髄病変の検出感度が高い．骨髄内のT1強調像にて低信号，STIR像（脂肪抑制T2強調像，脂肪抑制プロトン密度強調像）にて高信号を呈する境界不明瞭な病変は骨髄浮腫と表現されるが，所見は非特異的で液体，出血，線維化，壊死など様々な原因でみられる[4]．単純X線撮影で異常を認めず，核医学検査やMRIで検出される骨折を潜在骨折といい，ストレス骨折でしばしばみられる（図8）．MRIは骨髄炎の検出にも用いられる．
　足関節の関節軟骨評価には高い空間分解能の撮像が必要である．関節液と関節軟骨の信号強度のコントラストにより，関節表面の不整や亀裂を描出し，軟骨層の厚さや信号変化などを評価する．距骨骨軟骨損傷では軟骨下骨の不整，骨髄浮腫，骨片の分離，嚢胞形成とともに病変部を覆う関節軟骨の亀裂や欠損がみられる（図9）．

4）腫瘤

　骨腫瘍の診断には単純X線撮影が必要であるが，軟部腫瘤の評価には超音波検査とならびMRIが有用である．脂肪腫や血管奇形では組織型の類推が可能な場合があるが，組織特異的診断は難しいことが多い．T1強調像，T2強調像に加え，STIR法などの脂肪抑制法を施行し，腫瘤と周囲の軟部組織の評価を行う．足底線維腫は足底腱膜に結節状の線維増生をきたす疾患で荷重部に多い．T1強調像では筋肉と比較し低信号～中等度信号，T2強調像およびSTIR像では多彩な信号を呈する．複数の病変を認めることがある．病変の同定には短軸像（冠状断）が有用で，矢状断と合わせ広がりを評価する（図10）．Morton病は第2もしくは第3趾間に発症する底側趾神経の絞扼性神経障害で，MRIで腫瘤が描出されることがある．T1強調冠状断（短軸像）が最も有用で，中足趾節関節レベルに低信号の結節が認められる（図11）[5]．MRIは関節リウマチなど同様の症状を示す他の疾患との鑑別に役立つ．

文献

1) Rosenberg ZS et al: MR imaging of the ankle and foot. Radiographics **20**: S153-S179, 2000
2) Baw WC et al: New techniques in MR imaging of the ankle and foot. Magn Reson Imaging Clin N Am **25**: 211-225, 2017
3) Wang XT et al: Normal variants and diseases of the peroneal tendons and superior peroneal retinaculum: MR imaging features. Radiographics **25**: 587-602, 2005
4) Rios AM et al: Bone marrow edema patterns in the ankle

Ⅰ．ベーシックトピックス ── 1．解剖・診断

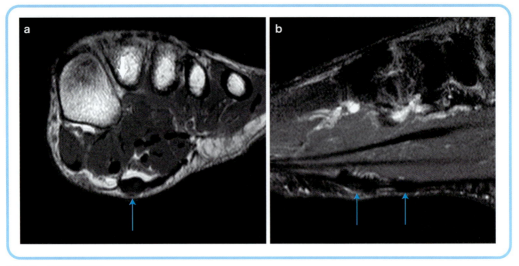

図 10　足底線維腫
　a：T1 強調冠状断（短軸像）にて足底腱膜内側部に紡錘形肥厚を認め，同部で淡い信号上昇を認める（矢印）．
　b：STIR 冠状断像では 2 つの腫瘤が近接して認められる（矢印）．

and hindfoot: distinguishing MRI features. AJR **197**: W720-W729, 2011
5）Bancroft LW et al: Imaging of soft tissue lesions of the foot and ankle. Radiol Clin N Am **46**: 1093-1103, 2008

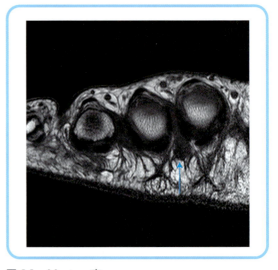

図 11　Morton 病
　中足趾節関節レベルの T1 強調冠状断像（短軸像）において第 2 趾間に低信号腫瘤が認められる（矢印）．

6 超音波診断

【キーワード】
超音波，超音波ガイド下注射，診断，超音波解剖

A 超音波の基礎

1）超音波の基本原理

超音波とは人間が認識できる20～20,000Hzより高い音波のことをいう．2～20MHz前後が医用超音波として使用され，プローブから発信された音波の反射を計測して画像化している．音波の反射は組織の境界で生じ，音響インピーダンスの差が大きい組織同士の境界面では大きな反射が生じ，画像上は白く（高エコー）描出される．一方，均一な組織内では音波の反射は小さくなり黒く（低エコー）描出される．

2）プローブの選択

足・足関節部の軟部組織は，そのほとんどが体表から2cm以内に存在するため，高周波リニアプローブで観察するのに適している．凹凸が大きく，プローブが皮膚に密着しにくい部位では，音響カプラやゲルパッドを使用することで観察しやすくなる．

3）超音波の特徴

a．健側との比較が容易（侵襲がない）

超音波検査のメリットは侵襲がないことであり，健側と比較することで診断がより確実となる．

b．動態の観察

靱帯や腱の断裂時には動態による断端間の距離変化を計測でき，診断のみならず治療方針の決定にも役立つ評価が可能である．

c．血流の観察（ドプラ法）

血流評価に用いられるドプラ法にはカラードプラ法とパワードプラ法がある．カラードプラ法では血流の方向を確認することができるが，細かい血流に対する感度はパワードプラ法が高く，運動器疾患の炎症所見を捉えるのにはパワードプラ法が適している[1]．

d．超音波エラストグラフィー

組織の弾性率（硬さ）を評価できる超音波エラストグラフィーには，徒手的に圧迫を加えるstrain typeとプローブから微弱な振動を発するshear wave（剪断波）typeがある[2]．筋・腱損傷の治療経過やリハビリ効果の評価に用いられる（図1）．

4）画面表示

画像の表示法は，長軸像では画面の左が近位と定める．一方，短軸像ではCTやMRIと同じように被検者の遠位側からみた形で表記するために，左右で逆の表記法となり左右を明記しておく必要がある[3]．

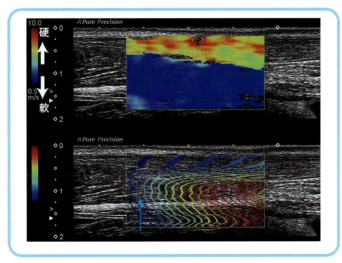

図1　剪断波型エラストグラフィー

B 超音波解剖

　直線状に配列したタイプ1コラーゲンの束である腱は，膠原線維束に対して垂直に超音波ビームが照射されると，高エコーと低エコーの線が交互に出現し，これをfibrillar patternと呼ぶ．一方，超音波ビームが腱に対して斜めから照射されると，腱は全体的に低エコーに描出され，この現象は異方性（anisotropy）と呼ばれる（図2）[4]．皮質骨の表面はエコーをまったく透過しないため，皮質骨の深部にある組織には超音波ビームが届かず，アコースティックシャドーを形成する（図2）．末梢神経は多数の軸索の束である神経束を神経周膜が取り囲み，それらが神経を栄養する血管や疎な結合組織とともに神経上膜に覆われる構造を持ち，短軸像で特徴的な蜂の巣状に描出される[5]．

C 正常超音波像

1）足関節前方操作

　足関節前方では足関節，足趾を運動させることで腱の走行を触知することができるため，短軸操作でそれらの描出は容易である．長母趾伸筋腱の外側には前脛骨動脈と深腓骨神経が走行している．距腿関節面の描出は長軸操作で行い，足関節を底屈することで距骨滑車の軟骨が描出される．

2）足関節外側操作（図3）

　足関節外側操作では外側靱帯の評価が重要であり，共通した付着部である腓骨を指標として観察する．前距腓靱帯（ATFL）は外果前面付着部にプローブの片端を当て，足関節中間位で足底面に平行にプローブを当てることで描出される．距骨側付着部は距骨体部外側関節面の前方であり，距骨の形態が描出の指標となる．踵腓靱帯（CFL）の走行は足関節を背屈位にすることで腓骨長軸に近くなる．腓骨側付着部は外果前方であり，ATFL下方線維と一部連続しているためプローブを傾斜させ腓骨前方からみると，腓骨筋腱の深層に接した帯状のCFLが描出される．短軸像では腓骨筋腱長軸を描出すると，腱と踵骨の間に楕円形状のCFLが描出される．AITFLは短軸像で脛腓間を描出し，遠位方向にプローブを平行移動させ，脛骨下端でプローブの外側端のみを遠位方向にrotationすると描出できる．

　腓骨筋腱は短軸操作で腓骨後方にプローブを当てると容易に描出でき，浅層に長腓骨筋腱，深層に短腓骨筋腱を確認できる．さらに腱の表層に薄い帯状の腓骨筋支帯が腓骨骨膜と連続して描出される．また，外果下端レベルでは，軟骨縁が三角形状の高エコー領域として描出される．

3）足関節内側操作（図4）

　足関節内側では短軸操作で内果後方にプローブを当てると順に後脛骨筋腱（TP），長趾屈筋腱（FDL），長母趾屈筋腱（FHL）と並んでいるのが観察できる．また，FDLとFHLの間に後脛骨動静脈と脛骨神経を認める．足根管遠位レベルになると脛骨神経は内側足底神経と外側足底神経に分岐する．

　三角靱帯は浅層と深層に分かれており，深層線維の主成分は距骨後方に付着する．一方，浅層線維の主成分は載距突起に付着し，その他，舟状骨，ばね靱帯，距骨後方に付着する線維がある．載距突起と舟状骨間をやや底側から見上げると，ばね靱帯の背内側靱帯（superomedial calcaneonavicular ligament）を確認できる．

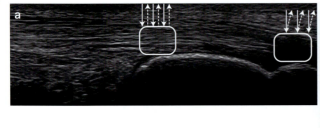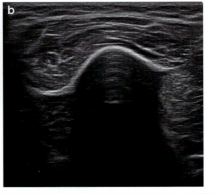

図2　超音波解剖
　a：fibrillar patternとanisotropy．靱帯線維に垂直に超音波が照射されると明瞭なfibrillar patternが描出され，斜めに照射されると低エコーに描出される（anisotropy）．
　b：アコースティックシャドー．皮質骨の深層は超音波がまったく届かないため無エコーとなる．

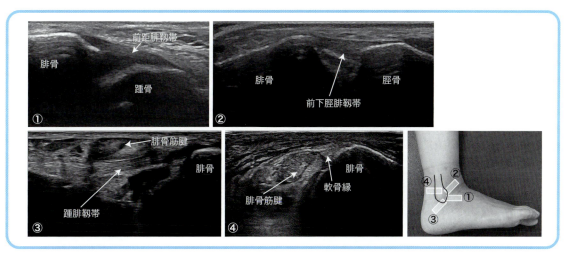

図3　足関節外側操作

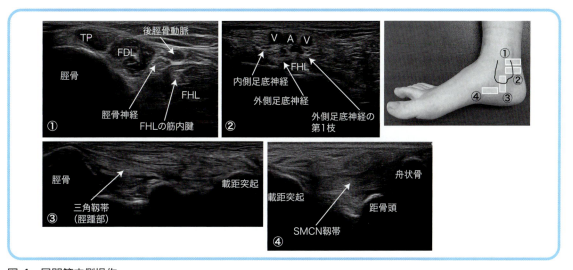

図4　足関節内側操作
TP：後脛骨筋，FDL：長趾屈筋，FHL：長母趾屈筋，A：動脈，V：静脈．

4）足関節後方操作（図5）

　足関節後方では，皮下すぐにアキレス腱が走行しており，近位に向かうとヒラメ筋，腓腹筋へと移行する．アキレス腱の深層にはfat padが存在し，さらに深層に長母趾屈筋腱が走行する．アキレス腱付着部には踵骨後上隆起との間に滑液包が存在し，足関節を底背屈することでfat padが出入りする様子が確認できる（▶動画①）．短軸像でアキレス腱を確認してプローブをやや外側に移動すると短腓骨筋腱との間に腓腹神経と小伏在静脈を確認できる．三角骨や距骨後突起も後方操作で確認することが可能である．

5）足底操作（図6）

　踵部には厚い足底fat padが存在するため足底腱膜付着部は皮膚から2〜3 cmと比較的深い位置を走行する．そのため他の部位を観察する条件からゲインやフォーカスを微調整するほうが観察しやすくなる．

　母趾MTP関節底側では2つの種子骨とその間を長母趾屈筋腱が走行している．足趾間では，中足骨頭の間に底側趾神経が走行しているが，ドプラ法で伴走血管を指標にするとみつけやすい．

6）足背操作（図7）

　足背部では内側から前脛骨筋腱（TA），長母趾伸筋腱（EHL），長趾伸筋腱（EDL），第3腓骨筋が走行し，

Ⅰ．ベーシックトピックス ── 1．解剖・診断

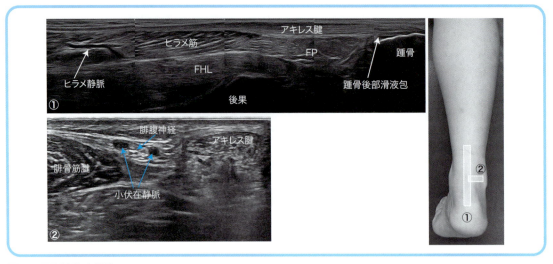

図5　足関節後方操作
FHL：長母趾屈筋，FP：fat pad．

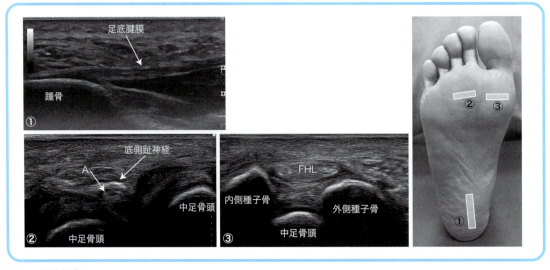

図6　足底操作
FHL：長母趾屈筋腱，A：動脈．

EDLの深層に短趾伸筋（EDB）と短母趾伸筋（EHB）が走行する．踵骨前方突起を確認するには，長軸操作で踵立方関節を確認して，プローブを背側に移動すると踵骨前方突起および二分靱帯を描出できる．

D 様々な病態の超音波像（図8）

1）腱の病態

腱炎では腱周囲に新生血管が侵入するため，ドプラ法で腱内部と腱周囲に血流を認める（▶動画②）．腱は元来，血流に乏しい組織であるため，腱内に流入する血流を認めた時点で異常所見と判断できる．また，腱鞘内水腫を認める場合には，腱を覆うような無エコー領域を認める．腱断裂では，fibrillar patternが途切れることで診断が可能であるが，不明瞭な場合には腱を他動的に動かすことで断端が離れてギャップを確認できる．脱臼は再現が可能であれば診断が容易であるが（▶動画③AB），整復されており再脱臼の再現ができなくても仮性囊が形成されていると診断は可能である．

2）靱帯の病態

急性期の靱帯損傷では，皮下組織が腫脹し，ドプラ法で靱帯周囲の血流が増加する．ストレスをかけるこ

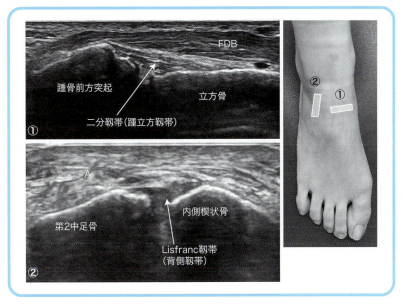

図7 足背操作
FDB：短趾伸筋.

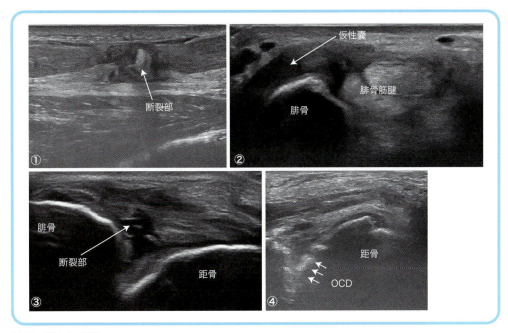

図8 様々な病態
①アキレス腱断裂，②腓骨筋腱脱臼，③前距腓靱帯断裂，④距骨骨軟骨損傷（OCD）

とで断裂部位の評価も可能である（▶動画④AB）．陳旧例では，健側と比較することで靱帯の肥厚，蛇行，靱帯内の瘢痕形成（高エコー）を確認する．

3）筋の病態

筋挫傷では，筋内出血により高エコー領域を認める．肉離れでは，筋が退縮している様子や血腫を確認する．

4）骨の病態

皮質骨の途絶や膨隆，ドプラ法における血流増加で骨折（疲労骨折・骨端線損傷）の診断は可能である．骨膜下血腫により骨膜が膨隆していることも診断に有用

な所見である．足関節インピンジメント症候群では，骨棘の評価と動態をみることで骨棘が衝突したり，滑膜が骨の間に挟まれる様も確認できる（▶ 動画⑤）．距骨骨軟骨損傷では，距骨滑車表面の不整像を確認できる．

E 超音波ガイド下注射

　超音波ガイド下に注射を行うには，プローブに平行に針を穿刺する平行法とプローブに直行して針を穿刺する交差法とがある．平行法では，穿刺角度をつけずに針はできるだけプローブに平行になるように穿刺する（▶ 動画⑥A）．また，プローブの rocking 操作によりプローブと針を平行に近づけることで針はより明瞭に描出される．交差法では，目標組織を画面の中央に位置させ，プローブの中央から穿刺する（▶ 動画⑥B）．

文献

1) 岩本　航：運動器の超音波診断におけるBモードとドプラ法．臨スポーツ医 **34**: 1212-1217, 2017
2) 糸魚川善昭：整形外科スポーツ疾患における超音波剪断波エラストグラフィーの臨床応用．臨スポーツ医 **34**: 1218-1222, 2017
3) 藤原憲太：超音波検査の基礎・基本手技について．MED REHABIL **216**: 9-15, 2017
4) Grant T: Ultrasound anatomy of the ankle and foot. Sarrafian's Anatomy of the Foot and Ankle, 3rd Ed, Kelikian AS (ed), Lippincott Williams & Wilkins, p.731-745, 2011
5) 仲西康顕：超音波でさがす末梢神経—100％効く四肢伝達麻酔のために．田中康仁（監修），メジカルビュー社，p.13-17, 2015

7 足関節鏡

【キーワード】
関節鏡，前方，後方，足関節，合併症

A 足関節鏡の概要

現在の整形外科治療において関節鏡は必要不可欠なツールのひとつである．関節鏡は日本で開発され，主として検査目的で行われてきた．1962年にはじめて鏡視下手術として半月板部分切除術が行われ，それ以降膝関節，肩関節において盛んに行われるようになった．一方，足関節鏡は1939年に高木憲次先生による報告のなかでの1例の記載を最初として，1972年に渡辺正毅先生が28例の報告をされている．以降，欧米を中心に施行されてきた．その間，日本において足関節鏡はごく限られた施設で行われ，施設間の偏りが大きかった．しかし，近年の低侵襲手術へのニーズ，足関節鏡視下手術器械の充実と手術手技のバリエーションの増加により一般的となり習得すべき手技となってきている．本項では足関節鏡の基本的な手術手技について述べる．

B 準備する器械

小関節鏡用インストゥルメント，加圧ポンプ，牽引器は足関節鏡視下手術を遂行するためには必須の器械である．足関節前方鏡視では2.5～2.9mm 30°斜視鏡を使用するのが日本では一般的である．欧米のように4.0mmでも鏡視は可能であるが，小柄な患者の場合では鏡視下手術が困難な場合があり，注意が必要である．足関節は適合性が高い関節でありスペースが限られているため，牽引器で足関節を開大することと灌流システムで関節包を膨らませることが重要である．小関節用のシェーバー，電気蒸散システム，小関節用鉗子，キュレッター（open/close），マイクロフラクチャーオウルを準備しておく．

C 手術手技

1）足関節前方鏡視（▶動画⑦前半）

a．セッティング

股関節45°膝関節45°屈曲位として踵部が手術台から15～20cm離れた位置で足台を固定する．その際，足関節が必ず天井を向くようにする（図1）．大腿部に足台を設置する方法もあるが，牽引を除去した際に踵が手術台に接地してしまう．下腿を台に乗せることで，牽引を除去しての前方インピンジメント，靱帯修復術，足底腱膜部分切離などの処置も可能となる．

b．ターニケットの使用

ターニケットの使用，非使用についての合併症発生，出血量，手術時間などについて有意差はない．術者が好むほうを選択してよい．ターニケット非使用でも灌流液を加圧してボスミンを加えることで常時クリアな視野が得られる．

c．術前マーキング

足関節前方鏡視の合併症の約半数は浅腓骨神経損傷である[1]．足関節を底屈内反させると半数近くの症例

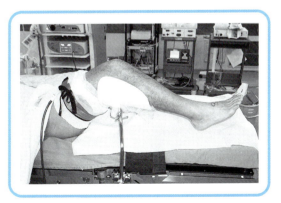

図1　足関節前方鏡視のセッティング
　股関節45°膝関節45°屈曲位として踵は手術台から15～20cm程度離しておく．

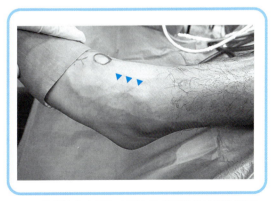

図2　足関節を底屈し内反させて浅腓骨神経位置を確認する

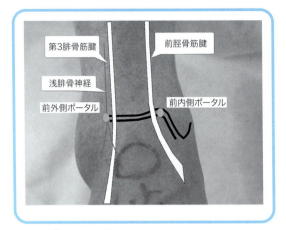

図3 ポータルの位置
　前内側ポータルは前脛骨筋腱の内側，前外側ポータルは第3腓骨筋腱の外側．

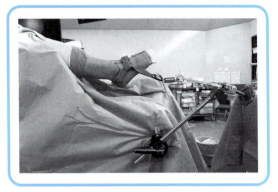

図4 手術台に牽引器を設置して足関節を開大させる

で浅腓骨神経の走行を肉眼的に確認できる（図2）．皮下脂肪が多い場合は確認できない．また，足関節レベルにおいては静脈と神経が併走しており，ターニケットで駆血する前に静脈の走行にマーキングすることで神経に走行の把握の一助となる．

d. 前内側ポータルの作製

牽引をする前にポータルの位置の確認を行う．前脛骨筋腱，内果，距骨滑車に囲まれた凹みが前内側のポータルの位置である（図3）．牽引器を手術台に設置して足部を牽引する（図4）．18G針を刺入し灌流液/生食を10～15cc注入する．18G針の方向は腓骨の後方に向け，必ず18G針が根元まで入る位置でポータルを作製する．根元まで入らない位置に作製すると鏡視や処置が困難になることがある．

皮膚のみを切開し直ペアンで関節包を穿破し関節鏡を挿入．皮膚切開をする際は必ず近位から遠位方向とする．浅腓骨神経は足関節レベルで分岐していることが多く[2]，遠位から近位方向へメス刃を向けると神経を損傷する可能性がある．鏡視においてカメラの向きは前方から後方をオリジナルポジションとする．関節内の構造物に近づけ過ぎるとオリエンテーションがつかなくなる．その場合は数mmカメラを引くだけで視野が改善される．引き過ぎると容易にカメラが関節から抜けてしまう．関節内を観察する際は関節面を滑らせるようなイメージで行うとスムースに移動できる．

鏡視するポイントは，脛骨天蓋関節面，脛腓間，距骨滑車関節面（中央，外側，内側ショルダー），内側谷部，前方谷部，脛骨遠位前方外側とする（図5-①～⑦）[3]．

e. 前外側ポータルの作製

前内側鏡視にて前下脛腓靱帯，距骨滑車，腓骨，脛骨を視野に入れる（カメラの向きは前方から後方）．その位置でカメラを後方から前方へ180°回転させると前外側の関節包が視野に入ってくる．その位置が前外側のポータルの位置となる．

もし滑膜組織が存在して確認が困難な場合はシェーバーにて滑膜切除をする．その際切除を過度に行った場合は皮下水腫となり鏡視下手技が困難になるので注意が必要である．23Gカテラン針で位置を確認してポータルを作製する．鏡視するポイントは，距骨滑車（中央，内側，外側ショルダー），前距腓靱帯腓骨付着部，距骨付着部脛骨遠位前方内側，前方谷部外側とする（図5-⑧～⑫）．

関節鏡は無理に動かさないことが重要である．無理に動かすと関節軟骨を損傷したり，関節鏡を破損するおそれがある．

前内側ポータル，前外側ポータルのいずれの鏡視においてもオリジナルのポジションとして前方から後方へ向けるようにする．オリエンテーションがつかなくなった場合にオリジナルポジションへ戻ると必ず脛骨と距骨が視野に入る（図6a, b）．

2）足関節後方鏡視（▶動画⑦後半）

a. セッティング

腹臥位として足関節が底背屈できる位置まで手術台から足を出しておく（図7）[4]．

b. マーキング

アキレス腱の位置，腓骨遠位の位置にマーキングを行う．足関節を底背屈0°とし腓骨遠位端からアキレス腱に向けて足底と平行線上のアキレス腱のわずかに外側を後外側ポータルとし，同じ高さで内側を後内側ポータルとする．視野が十分得られるまでは外側ポータルをビューイングポータルとして内側ポータルをワーキングポータルとする．さらに外側ポータルから第1，第2趾間のライン上に三角骨が存在しており，

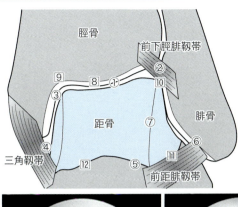

図5 鏡視する際のポイント

○：前内側ポータル

①：脛骨天蓋，距骨滑車中央，後方，②：脛腓間，前下脛腓靱帯，距骨滑車外側，③：距骨滑車内側〜ショルダー，④：内側谷部，三角靱帯，⑤：前方谷部外側，⑥：外側谷部，⑦：距骨滑車前方

□：前外側ポータル

⑧：脛骨天蓋，距骨滑車中央，後方，⑨：距骨滑車内側，脛骨遠位前方〜内果，⑩：距骨滑車外側〜ショルダー，脛腓間，前下脛腓靱帯，⑪：外側谷部，前距腓靱帯，⑫：前方谷部内側．

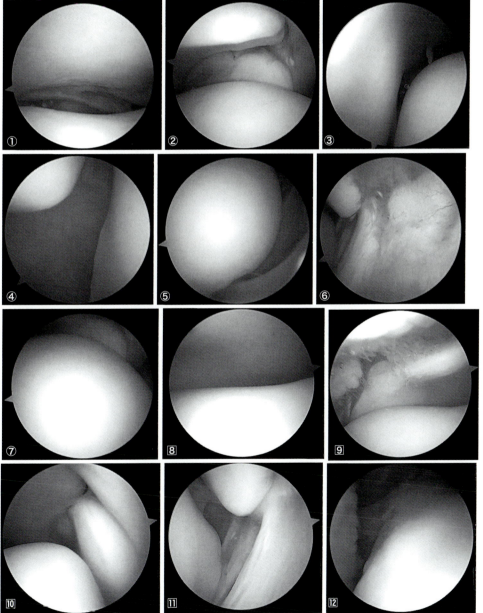

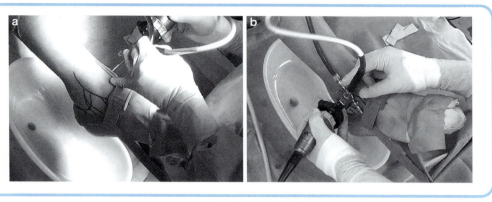

図6 オリジナルポジション（カメラの向きは前方～後方を基本とする）
　a：前内側鏡視
　b：前外側鏡視

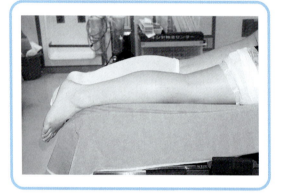

図7 足関節後方鏡視のセッティング
　足関節および足趾を動かせるように手術台から足を出す．

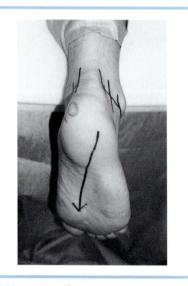

図8 術前マーキング
　アキレス腱の位置，腓骨遠位の位置を確認してポータルにマーキングを行う．後外側ポータルから第1，第2趾間方向へラインを引いておく．

あらかじめラインを引いておくと術中のメルクマールとなる（図8）．

c．ポータルの作製および視野の確保

メスにて皮膚切開して直ペアンを刺入して三角骨にペアン先を当てて剥離を十分に行う．この処置を十分に行っておくと視野確保できるまでの時間が短縮される．後外側ポータルより関節鏡を挿入して後内側ポータルよりシェーバーを挿入する．シェーバー先は関節鏡の外套管に当てて視野内へ位置させる．関節鏡の視野内の軟部組織の郭清を十分に行う．視野が得られる前にシェーバー先を内側へ向けると神経血管束の損傷のリスクがあるが，腓骨方向へ向けておくと安全である[5]．三角骨の位置の確認が難しい場合には足関節を底背屈したり，踵部を内外反すると関節の位置を確認できる．三角骨/後突起の位置が確認できたら周囲の郭清を行う．その際，シェーバー先は三角骨/後突起側へ向けておく．三角骨/後突起の内側に長母趾屈筋腱が確認できるまで郭清する．確認できたらそれより内側にシェーバー先が向かないように注意する．大きな三角骨の場合には長母趾屈筋腱の確認がなかなかできないことがある．その場合は三角骨の足関節側より郭清すると位置を確認しやすい．

D 足関節鏡を巧く施行し，良好な成績を獲得するポイント

関節鏡をダイナミック動かさずに30°斜視鏡であることを十分に利用する．

関節の表面を滑らせるようなイメージで動かす．

足関節鏡を行うことが患者の benefit となることを第一に考える．

文献

1) Young BH et al: Complications of ankle arthroscopy utilizing a contemporary noninvasive distraction technique. J Bone Joint Surg Am **93**: 963-968, 2011
2) Takao M et al: Anatomic bases of ankle arthroscopy: study of superficial and deep peroneal nerves around anterolateral and anterocentral approach. Surg Radiol Anat **20**: 317-320, 1998
3) Stetson WB et al: Ankle arthroscopy: 1. technique and complications. J Am Acad Orthop Surg **4**: 17-23, 1996
4) van Dijk CN et al: Hindfoot endoscopy for posterior ankle impingement: surgical technique. J Bone Joint Surg Am **91** (Suppl 2): 287-298, 2009
5) Yoshimura I et al: Assessing the safe direction of instruments during posterior ankle arthroscopy using an MRI model. Foot Ankle Int **34**: 434-438, 2013

I. ベーシックトピックス

2. 保存療法

Ⅰ．ベーシックトピックス ── 2．保存療法

1 保存療法

【キーワード】
母趾外転筋訓練，Hohmann 体操，ストレッチ，体外衝撃波，超音波骨折治療

A 保存療法の意義

　足部，足関節疾患に対して，保存療法ははじめに試みるべき治療法である．疾患を引き起こす要因とその病態を踏まえたうえで適切な保存療法が選択されれば，疾患の程度によっては十分な治療効果を引き出すことが可能である．一方，無効な治療が長期施行されると，外科的治療の介入が遅れ，結果として ADL 障害の期間を長引かせるなど患者に不利益をきたしかねない．また，重症例などではじめから治療効果が得にくいとわかっていても，手術療法に移行できない場合に若干の症状緩和を期待して施行される保存療法もある．保存療法を行うにあたっては，各治療法の目的，適応，期待される効果と限界について理解し，これらを患者によく説明することが重要である．

B 保存療法の実際

　保存療法には様々な方法がある．本項では，装具療法を除く，生活指導，靴選び，運動療法，局所注射，体外衝撃波治療，超音波骨折治療について解説する．

1）生活指導

　足底腱膜炎，後脛骨筋腱機能不全症，アキレス腱炎などでは，ウォーキングやジョギング，長時間の立位，歩行などが誘因となって発症することがしばしばある．こうした場合，負荷となる運動や動作をしばらく制限することが初期治療として必要になる．強剛母趾では母趾背屈が疼痛誘発の要因となるため，母趾を背屈させないよう床から立ち上がる際は患側を前に出し健側を後ろに引く，歩行時は歩幅を狭くしてゆっくり歩く，ハイヒールを控える，ダンス，ヨガ，ランニングなど母趾に負荷のかかる運動を制限するなどの指導を行う．体重増加が発症要因となっている疾患では食事療法を主とした減量を勧める．

> **エキスパートオピニオン**
>
> 健康増進のために始めたトレーニングや趣味のスポーツを中断することに不安や抵抗を覚える患者が少なくない．このため，なぜ運動がいけないのか，中断する期間はどのくらいか患者に丁寧に説明し，患者の不安を軽減することが，外来診療を円滑に行ううえで大切である．

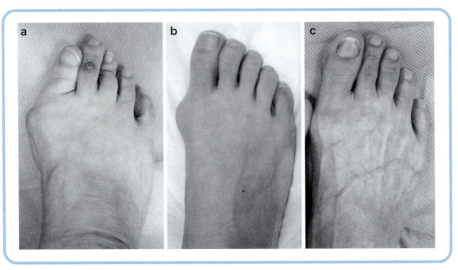

図1　足趾の形態
　a：ギリシャ型
　b：エジプト型
　c：正方形型

2) 靴選び

足部疾患の発生予防，進行防止，疼痛緩和に適切な靴の選択は重要である．

足趾の形態は，母趾が第2趾より長いエジプト型，母趾が第2趾より短いギリシャ型，母趾と第2趾が同長な正方形型に分類され(図1)，エジプト型は外反母趾発生要因のひとつとされている．エジプト型足でつま先の形態が先細のポインテッド・トゥ型の靴を選択すると，靴のなかで母趾は前内側から押され，母趾外反と第1中足骨内反を生じやすくなる．エジプト型足では，靴の先端が母趾側に長い構造をとるオブリーク・トゥ型の靴が望ましい(図2)．ハイヒールは，立位，歩行時に前足部の荷重を増加させ，横アーチの低下や開張足を誘発し，外反母趾の発生や増悪の要因となりうる．また，中足趾節(MTP)関節で足趾が背屈されること，靴の先端に足趾が押しつけられることでハンマー趾変形が生じやすくなる．外反母趾では荷重によって母趾の外反，第1中足骨の内反が強まるため(図3)，足幅の広過ぎる靴を選択すると，外反母趾による変形が増強しやすくなる．外反母趾に対して靴を選ぶ際は，足幅は広過ぎないもの，母趾内側のバニオンに相当するところでは革が柔らかく縫い目のないものを選択し，中足部を紐またはベルトでしっかりと締め，第1中足骨の内反を助長しないようにする．また，中足部をしっかり支えることは，靴のなかで足が前後に安定し，バニオンが動的に刺激されるのを防ぐ効果もある．足底に中足痛を有する例には足底挿板を用いて疼痛部を除圧し痛みの緩和を図る．

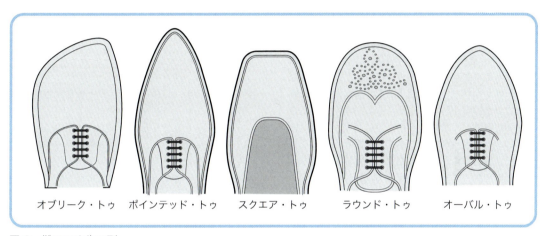

図2　靴のつま先の型

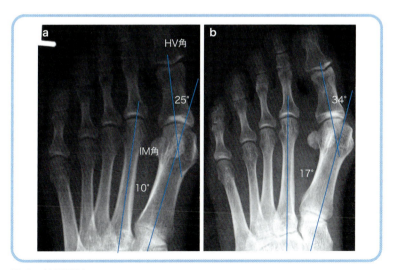

図3　外反母趾
　a：非荷重位
　b：荷重位
　荷重により外反母趾(HV)角，中足骨間(IM)角が増加している．

3）運動療法

外反母趾への有用性が広く認知されている母趾外転筋訓練，Hohmann 体操に代表される母趾他動運動，足底腱膜炎に対する足底腱膜ストレッチを中心に解説する．

a．母趾外転筋訓練

母趾外転筋は，踵骨隆起内側，舟状骨，足底腱膜などが起始となり，脛骨側種子骨を介して母趾基節骨底部内側に停止する筋で，MTP 関節で母趾を外転（内反方向の動き）する機能を有している．母趾外転筋訓練は，母趾を内反方向に自動運動させながらその位置を約 10 秒間維持し，その後いったん脱力，次に再び母趾を外転させる運動である．筆者は本訓練 20 回を 1 セットとして，1 日 2～3 セット行うよう患者に勧めている（図 4）．佐本ら[1]は，母趾外転筋訓練を外反母趾（HV）角 30°未満 32 足と 30°以上 21 足の外反母趾に半年間施行した結果，HV 角が前者で平均 13.4％改善したのに対して，後者での改善率は 2.7％にとどまったと報告し，本訓練により軽度外反母趾に対して変形矯正効果が期待できることを明らかにした．一般に外反母趾は重度となれば母趾の回内変形が強まり，母趾外転筋がより底側を走行するようになるため，たとえ母趾外転筋が収縮しても母趾を内反位に動かすことは難しい．しかし重度例のなかにも，本訓練を根気よく行うことで，筋力の低下していた母趾外転筋が作用を始め，母趾の回内，外反を軽減する方向に母趾を動かせるようになる例もある．こうした例では，時に疼痛症状，歩きづらさといった機能障害も改善することがある．このため，母趾外転筋訓練は外反母趾の重症度にかかわらず，まずは全例に試みられてよい治療法である．

エキスパートオピニオン

患者とともに母趾外転筋に触れながら，底背屈の角度を変えて母趾を内反方向に動かしてもらい，母趾外転筋が収縮し固くなる位置があるかを確認する．固くなる角度があれば，その位置で訓練を継続するよう指導すると，はじめは母趾外転筋がうまく作用していなくても，次第に母趾の外転が可能になる例があることをしばしば経験している．

b．母趾他動運動

外反母趾では，母趾 MTP 関節外側軟部組織拘縮を認める例と認めない例では，同じ HV 角でも前者で臨床症状がより重い傾向にある．そこで，母趾を内反方向に牽引し固くなった外側軟部組織をストレッチする他動運動は，もともと拘縮を有さない例には症状進行の予防に，拘縮を伴う例には症状の軽減に役立つことが期待される[2]．ゴムバンドを両母趾に引っかけ，踵をつけながら前足部を外方に開く Hohmann 体操は，簡便に行える母趾 MTP 関節外側軟部組織の他動運動である（図 5）．

c．足底腱膜ストレッチ

足底腱膜は，踵骨隆起内底側と足趾基節骨底側に付着しているため，足趾を背屈すると踵骨隆起付着部がストレッチされ，疼痛緩和に役立つことが広く知られている．ストレッチは足底腱膜炎の治療の主体となっている．足底腱膜炎は，朝の起きがけの一歩目，夕方デスクワークの後立ち上がって歩き出す際などに痛みを生じることが多い．このため，歩行を開始する直前にストレッチを行うのが効果的である．筆者は，踵を保持しながら反対の手で足趾を他動で背屈させ，約 10 秒間その位置を維持し，脱力，次に再び足趾を背屈させる運動を 20 回 1 セットとして，起床直後，夕刻，

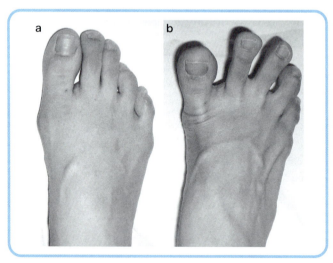

図 4　母趾外転筋訓練

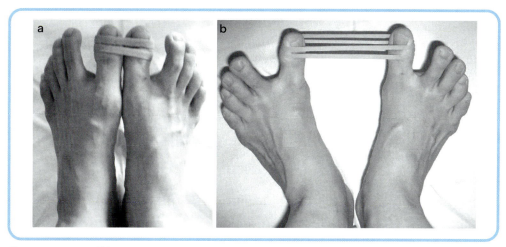

図5　Hohmann体操

就寝前に行うよう指導している．アキレス腱の拘縮をきたしている例ではアキレス腱のストレッチも併用する（図6）．

4）注射
a．ステロイド
疼痛部位に対して，ステロイドに局所麻酔薬を混ぜて注射する治療は以前よく行われていた．ステロイドの持つ抗炎症作用により早期の疼痛軽減が可能であるが，効果期間が短く，また長期投与した場合の局所感染，筋・腱断裂，脂肪萎縮といった副作用が懸念され，最近では施行される機会が減っている．ただしMorton病においては，神経腫周囲へのステロイドの数回の注射は有効とされ，現在も広く行われている．踵底側の脂肪褥障害に起因する痛みに対しては，ステロイド注射は単回投与でも脂肪萎縮をきたし症状の増悪をきたすことがあるため行ってはならない．

b．ヒアルロン酸
変形性膝関節症や肩関節周囲炎に広く適応されるヒアルロン酸が，足底腱膜炎，アキレス腱付着部症に有用との報告がある[3]．いまだ保険適用とはなっていないが，ヒアルロン酸の有する疼痛軽減，軟骨変性抑制，組織癒着防止，血管増生抑制といった効果が期待されている．いずれの疾患も注射部位が限定されるためエコーガイド下での注入が望ましい．

5）体外衝撃波治療
体外衝撃波治療（extracorporeal shock wave therapy：ESWT）が難治性の足底腱膜炎に有効とされ，2012年に保険適用となった．衝撃波とは，音速を超えて伝わる圧力の波を指し，超音波に比べて減衰しにくいことから深部への照射が可能で，不連続な波形のため熱が発生しにくいとの特徴がある．衝撃波には，自由神経終末の変性，疼痛伝達物質の減少，血管新生による組織修復効果があると考えられている[4]．

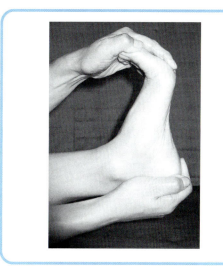

図6　足底腱膜のストレッチ

6）超音波骨折治療
低出力超音波パルス（low intensity pulsed ultrasound：LIPUS）には，断続的な超音波による音圧で骨折部位に物理的刺激を与え，骨癒合を促進する作用があるとされている．1日20分骨折部に照射する．骨癒合の日数短縮，難治性骨折の高い骨癒合効果が期待される．足の外科領域では，偽関節，遷延治癒骨折以外にも，第5中足骨Jones骨折，第2中足骨基部疲労骨折など，従来の保存療法では癒合が難しいとされる骨

折に早期からLIPUSが適応される機会が増えている[5].

文献

1) 佐本憲宏ほか:外反母趾に対する母趾内反運動訓練の効果―表面筋電図を用いた検討. 日足の外科会誌 **21**: 12-16, 2000
2) Du Plessis M et al: Manual and manipulative therapy compared to night splint for symptomatic hallux abducto valgus: an exploratory randomized clinical trial. Foot **21**: 71-78, 2011
3) Kumai T et al: The short-term effect after a single injection of high-molecular-weight hyaluronic acid in patients with enthesopathies (lateral epicondylitis, patellar tendinopathy, insertional Achilles tendinopathy, and plantar fasciitis): a preliminary study. J Orthop Sci **19**: 603-611, 2014
4) Aquil A et al: Extracorporeal shock wave therapy is effective in treating chronic plantar fasciitis: a meta-analysis of RCTs. Clin Orthop Relat Res **471**: 3645-3652, 2013
5) Nolte P et al: Heal rate of metatarsal fractures: a propensity-matching study of patients treated with low-intensity pulsed ultrasound (LIPUS) vs. surgical and other treatments. Injury **47**: 2584-2590, 2016

2 足底挿板・装具療法

【キーワード】
足底挿板，観察による歩行分析，歩行バランス，靴

A 足底挿板療法の対象となる疾患は，そして病態は

　足底挿板は足部障害全般に対して広く行われる装具療法である．その作製方法は静的状況下において足形を採取してモデルを作製する方法がほとんどであり，足底のどの部分に高さをつくるかは疾患によってほぼマニュアル化されている．すなわち，外反母趾であれば内側アーチと中足骨パッド，変形性膝関節症であれば外側楔状板といったものである．これらのパッドは，長年にわたる経験の積み重ねによって確立されてきたものと想像されるが，内側，外側，横の各足アーチや外側楔状板の高さをどう決定するかなどの細かい基準は作製者のスキルに任されてしまい曖昧な部分がある．また，作製した足底挿板の効果の有無は，患者の使用感を聞くくらいしか方法がないのが実情である．

　筆者は20年来足底挿板を自作し，治療に使用してきた．当初，足底挿板による効果の発現は，何が変化するためによるのか判断がつかなかった．そのうち歩行姿勢をみていると，痛みのある人は左右のアンバランスな動きが出ていることに気がついた．そして足底挿板により左右のバランスのとれた歩行姿勢が獲得されると，痛みは消失ないし軽減することがわかった．そこで歩行姿勢を観察してどういう動きが痛みを出す動き方なのかを評価し足底挿板形状を決めることが，作製における基本であると考えるようになった．足底挿板の効果判断は作製した時点で歩行バランスがよくなれば，確実に可能であるといえる．また，歩行姿勢から足底挿板を作製していると，同じ病名であっても足底挿板形状がまったく違ってくることが多々ある．たとえば内側型変形性膝関節症で外側楔状板の効果がない例の歩行姿勢は効果のある例のそれとはまったく違っていることがあげられる[1]．

　足底挿板が対象となる疾患は，歩いたり走ったりした際に痛みが出現するような足や膝，股関節などの障害はすべてであるといえる．

　その病態は歩行周期における足部の動き，すなわち回内，回外の動きに関連する．これに脚長差，関節可動域や筋力低下などといったことが複合的に絡み合っている．左右のアンバランスな歩行姿勢は，過度な回内の動きや，過度な回外の動きが生じることによるものである．

エキスパートオピニオン

　足底挿板作製にあたっては歩行姿勢の観察を必ず行うべきである．足底挿板作製前後の歩行姿勢を観察し，バランスのとれた歩行姿勢に変われば，その効果は確実にある．診察室を飛び出して，歩行路が確保できる場所で観察しよう．また，ビデオ撮影を行って繰り返し観察することをお勧めする．これによって確実に観察眼は養われるはずである．

B 歩行姿勢の観察

　歩行動作分析は日常生活動作としての分析であり，歩行の安定性，巧緻性，効率性などを分析するものである．歩行観察が主体となることから，歩行観察を行う人の目によって差が出る部分は必ずある．また，その結果も定性的であり説得力に欠けるきらいがある．しかし，実際に外来で足底挿板を作製する際には，必要不可欠な方法である．筆者の行っている歩行観察の方法を説明する．

1）歩行姿勢の観察方法

　歩行は立脚期と遊脚期からなり，踵接地から立脚中期にかけて踵骨は回内方向に動き足を柔らかくし，立脚中期から推進期にかけて踵骨は回外方向に動き足を硬くするといわれている．足部の回内，回外の動きは距骨下関節によって下肢や体幹の回旋の動きに変換される．したがって，左右の足の動きに差が生じると下肢や体幹の回旋の動きや重心移動に左右差が生じるはずである．これをどう捉えるかである[2]．

　筆者は10mの歩行路で，起点と終点に印をつけておき，2往復してもらいビデオカメラによる撮影を行っている．10mの歩行に必要な歩数，歩行時間もチェックできる．

　バランスのとれた歩行姿勢は，右立脚中期の身体の右方向への移動量と（図1d），左立脚中期の左方向への移動量（図1b）は左右変わらず，同様に上下動もバランスのとれたものである．

　回内の動きが大きい歩行姿勢の特徴は，足部回内によって下腿は内旋し，膝関節はニーインする．骨盤帯は内方にスウェーし体幹は立脚側に側屈するため肩甲帯は下制する．図1eで右肩甲帯の下制がみられ，図

I．ベーシックトピックス ── 2．保存療法

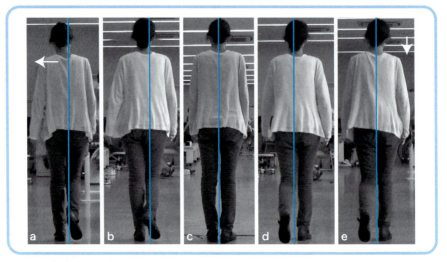

図1　歩行姿勢の観察

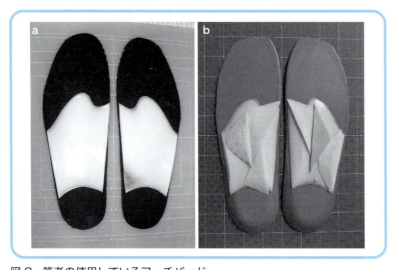

図2　筆者の使用しているアーチパッド
　　a：基本パッド
　　b：症例に使用したパッド

1dの姿勢と比べてその違いは明らかである．

　回外の動きが大きい歩行姿勢の特徴は，足部回外により下腿は外旋し，膝関節はニーアウトする．骨盤帯は外方にスウェーし体幹も立脚側方向に移動する．肩甲帯は体幹が側屈しないため，下制の動きはしない．図1aで体幹，肩甲帯の立脚側への移動が大きいことがよくわかる．この例では体幹，肩甲帯の立脚側への移動が大きいが，症例によっては骨盤帯の側方移動を大きくしたり，ニーアウト（膝のスラスト）を大きくした歩行姿勢をとる場合もある．

　図1の例は関節リウマチの患者である．右母趾MTP関節底部と左3, 4, 5中足骨頭部に痛みを訴え来院した．図1a, eが普段の足底挿板なしの歩行姿勢であり，図1b, dが足底挿板を装着したものである．図2に筆者の使用しているアーチパッドを示す．足底からみた形で向かって左が右足，右が左足に使ったものである．基本パッド（図2a）の右足用は高低をつけておらず，左足用は内側アーチの載距突起部を低く削ってある．薄くなってやや黒くみえている部分である．この例の歩行姿勢を観察して右が回内方向に，左が回外方向への動きが大きいことから，まず基本パッドを装着して歩行姿勢を観察する．肩甲帯の下制がみられたり，体幹の側方移動がまだ観察されるようであれば，症例に使用したパッド（図2b）のように，内側アーチ

や外側アーチを付加して再度歩行姿勢を観察する．左右のバランスがよくなればそれで完成であり，アーチパッドの高さの決定はこのような判断で行っている[3]．痛みは左右の歩行バランスがよくなったことですぐに消失している．静止画像のため説明されてもピンとこないかも知れない．動画のほうがわかりやすいだろうが，それでもはじめは説明されないと困難だと思う．定量的でないといわれればそれまでであるが，繰り返し歩行姿勢の観察を行っていれば誰でも気がつくことが可能な方法である．

エキスパートオピニオン

内側，外側，横アーチの高さの決定は歩行姿勢を観察して，肩甲帯の下制の動きや，体幹の側方移動がなくなる高さを確認すればよい．

C 靴に関して

足底挿板を使用する際に履く靴も重要である[4]．足底挿板を作製してからそれが使える靴を探すとなると，足に合った靴ではなく足底挿板に合った靴になってしまい，足底挿板の効果が半減ないし効果が得られないことも起きるからである．足に合う靴はそれだけでも歩行バランスをよくしてくれる．歩行バランスがよくなれば痛みも軽減する．しかし，靴は使っていると必ず延びて弛みが出てくるし，前述したように靴底の削れも生じてくる．そうなると痛みや様々な障害が生じてしまう．足底挿板療法においては，歩行姿勢のチェックのみならず，靴のチェック，足底挿板のチェックを行う必要がある．

エキスパートオピニオン

フォローアップに際しては3～4ヵ月に一度は歩行姿勢の観察を行い靴の消耗度，パッド類のへこみなどのチェックをして修正を行う必要がある．

期待できる効果：足底挿板と靴による治療は，除痛効果はもちろんのこと，変形の改善も期待できる[1,5]．

文献

1) 内田俊彦ほか：変形性膝関節症に対する足底挿板療法―大腿骨脛骨角は改善するか．靴医学 **30**: 147-153, 2016
2) 内田俊彦ほか：外反母趾の保存療法―足底挿板の作製に関して．Orthopaedics **29** (4): 25-31, 2016
3) 東 佳徳ほか：観察による歩行分析を用いた足底挿板の作製方法．靴医学 **30**: 5-9, 2016
4) 笠原知子ほか：外反母趾の靴選びに関する検討．靴医学 **30**: 73-76, 2016
5) 内田俊彦：外反母趾の保存療法．整外最小侵襲術誌 **77**: 31-37, 2015

II. アドバンストピックス

1. 外傷性疾患

Ⅱ．アドバンストピックス ── 1．外傷性疾患

足関節果部骨折

【キーワード】
果部骨折，骨折分類，重力ストレス撮影，後果骨折，脛腓骨靱帯結合

A 疾患概念・病態

段差や階段の踏み外しなどの日常生活での受傷や，スポーツ活動中での受傷が多く，橈骨遠位端骨折や大腿骨近位部骨折，手部の骨折に次いで発生頻度が高いとされている．主に距骨の回旋によって発生し，腓骨遠位や内果，後果が骨折し，また脛腓靱帯や骨間膜，三角靱帯などの軟部組織が損傷することにより，果間関節窩内で距骨が不安定になる．

1) 受傷機転と分類

足関節果部骨折の分類は主に，Danis-Weber の分類と Lauge-Hansen の分類[1] が用いられてきた．Danis-Weber 分類は腓骨骨折の高さでの分類であり，
 Type A：脛腓骨靱帯結合より遠位の骨折
 Type B：腓骨靱帯結合の高さでの骨折
 Type C：脛腓骨靱帯結合より近位の骨折
である．
Lauge-Hansen 分類での腓骨骨折のパターンからみれば，Lauge-Hansen の回外-内転骨折（脛腓骨靱帯結合より遠位の骨折）は Danis-Weber 分類の Type A，Lauge-Hansen の回外-外旋骨折（脛腓骨靱帯結合の高さでのらせん骨折）は Danis-Weber 分類の Type B，Lauge-Hansen の回内-外旋骨折（脛腓骨靱帯結合より近位の骨折で骨折線は前上方から後下方）あるいは回内-外転骨折（脛腓骨靱帯結合直上の骨折，第3骨片を伴う）は Danis-Weber 分類の Type C に相当する．これらのそれぞれに，内果骨折や三角靱帯断裂，後果骨折が合併する（表1）．

エキスパートオピニオン

骨折の発生機序の再検討がなされ，ほとんどすべての足関節果部骨折は実際には回内位で発生しうること，また骨折の型は受傷時の足部の肢位の違い（回外か回内か）ではなく，受傷時に足関節にかかる外旋モーメントと外転モーメントの割合の違いによることが示された[2]．すなわち足関節果部骨折は，主に外旋骨折（脛腓骨靱帯結合の高さでの短いらせん骨折：従来の回外-外旋骨折）と外旋-外転骨折（脛腓骨靱帯結合より高位の骨折：従来の回内-外旋骨折あるいは回内-外転骨折）の2つの型に分類しうると考えられる．受傷肢位はすべて回内位なので受傷肢位を分類名称で述べる必要がなくなる．表1にはこの考えに基づいた分類名称も併記した．

なお，Lauge-Hansen 分類の回外-内転骨折の Stage 1 は外果の裂離骨折であり，これは果部骨折というよりはむしろ足関節捻挫の機序による外側靱帯複合体損傷と考えたほうがわかりやすい．Stage 2 は脛骨天蓋の内側端から垂直に走る骨折線を持ち，関節面の圧潰を伴うことも多く，厳密には脛骨遠位端骨折である．以上のことから回外-内転骨折を果部骨折として分類すべきかには疑問がある．また，Lauge-Hansen の分類の典型的な回内-外転骨折は，Lauge-Hansen の原著では実際には回内-外旋-外転の機序で発生させており[1]，純粋な回内-外転骨折は存在しないと考えられる．

B 診断・評価

1) 身体所見

足関節の変形を評価し，皮膚の圧挫や開放創の有無を確認する．他医からの転送で受傷から時間が経過している場合は，足関節周囲の腫脹の程度および水疱形成の有無を確認する．

2) X線写真

足関節亜脱臼の有無を確認する．果部骨折では，腓骨骨折の形状と高さ，内果骨折および後果骨折の有無とその大きさをみる．また，脛腓骨靱帯結合の離開を評価する．これらをもとにその骨折がどの分類のどの型に属するかを決定し，これによって靱帯や骨間膜などの軟部組織の損傷の有無を推測し，その骨折の不安定性を評価する．

3) ストレス撮影

X線写真において外果単独の骨折を認め，距骨と内果の間の関節裂隙（medial clear space）が開いていない場合，三角靱帯断裂の有無を明らかにする目的で，重力ストレス撮影[3] を行う（図1）．距骨と内果の間の距離が4mm以上で陽性とされている（図2）．重力ストレス撮影ではじめて三角靱帯断裂が診断されることは少なくない．

4) CT画像

X線写真側面像で後果骨折があればCTを撮影し，その大きさと骨折パターンの評価を行う[4]．腓骨骨折

表 1 分類

		Stage 1	Stage 2	Stage 3	Stage 4
Danis-Weber：Type B　**Lauge-Hansen：回外 – 外旋骨折**　**Haraguchi：外旋骨折**	損傷部位	前脛腓靱帯断裂	Stage 1 ＋外果らせん骨折	Stage 2 ＋後果骨折（あるいは後脛腓靱帯断裂）	Stage 3 ＋内果骨折（あるいは三角靱帯断裂）
	治療の概略	保存	保存	手術	手術
		短期外固定と装具療法	・腫脹が引くまでの1週間程度のシーネ固定で免荷ののち，4～6週の歩行ギプス固定を行い，全荷重を許可する．・初診時に Stage 2 にみえても必ず重力ストレス撮影を行う．三角靱帯断裂があれば，Stage 4 となり手術適応となる．	・後果骨折は外果を（Stage 4 であれば内果も）固定し，術中透視で後果の転位がなければ後果は通常固定しない．・術前に CT 撮影を行い，内果にいたる大きい後果骨片（medial-extension type）であれば内側から固定する．	・骨片が大きい場合は海面骨用スクリュー2本で固定するが，骨片が小さかったり骨粗鬆症のある場合は，引き寄せ鋼線締結法で固定する．・内側が三角靱帯断裂の場合，縫合は不要．・この型の骨折には脛腓骨靱帯結合スクリューは不要．

		Stage 1	Stage 2	Stage 3	Stage 4
Danis-Weber：Type C　**Lauge-Hansen：回内 – 外旋骨折**　**Haraguchi：外旋 – 外転骨折**	損傷部位	内果骨折	Stage 1 ＋前脛腓靱帯断裂	Stage 2 ＋腓骨高位骨折	Stage 3 ＋後果骨折（あるいは後脛腓靱帯断裂）
	治療の概略	保存あるいは手術	手術	手術	手術
		・6週程度のギプス固定・転位が大きかったり，早期復帰を望む場合はスクリュー固定	・脛腓骨靱帯結合が離開している場合は Maisonneuve 骨折を合併している可能性があるので，必ず下腿全長撮影を行う．Maisonneuve 骨折では脛腓骨靱帯結合をスクリューで固定し，腓骨骨折そのものは整復固定しない	・プレート固定・内果骨折をスクリュー固定した場合は脛腓骨靱帯結合のスクリュー固定は不要．・内側が三角靱帯断裂の場合，腓骨の骨折が関節面から 4.5cm より近位にある場合にのみ脛腓骨靱帯結合をスクリュー固定する．	・外果と内果を固定し，術中透視で後果の転位がなければ後果は通常固定しない．・術前に CT 撮影を行い，内果にいたる大きい後果骨片（medial-extension type）であれば内側から固定する．

		Stage 1	Stage 2	Stage 3
Danis-Weber：Type C　**Lauge-Hansen：回内 – 外転骨折**　**Haraguchi：外旋 – 外転骨折**	損傷部位	内果骨折	Stage 1 ＋前脛腓靱帯断裂＋後脛腓靱帯断裂（後果骨折）＋骨間膜断裂	Stage 2 ＋脛腓骨靱帯結合やや近位の骨折
	治療の概略	保存あるいは手術	手術	手術
		・6週程度のギプス固定・転位が大きかったり，早期復帰を望む場合はスクリュー固定	・脛腓骨靱帯結合が離開している場合は Maisonneuve 骨折を合併している可能性があるので，必ず下腿全長撮影を行う．Maisonneuve 骨折では脛腓骨靱帯結合をスクリューで固定し，腓骨骨折そのものは整復固定しない	・第3骨片がある場合，骨膜の剥離は最小限にして，慎重に整復してプレート固定を行う．・内果骨折をスクリュー固定した場合は脛腓靱帯結合スクリューは不要

		Stage 1	Stage 2
Danis-Weber：Type A　**Lauge-Hansen：回外 – 内転骨折**	損傷部位	外果裂離骨折（外側靱帯断裂）	Stage 1 ＋天蓋内側骨折
	治療の概略	保存	手術
		・3～4週の歩行ギプス固定（中高年であれば装具）	・関節面の圧潰を伴うことも多く，時に圧潰部に人工骨移植が必要である．スクリューは内果先端からではなく，内側皮質から骨折線に垂直に挿入するが，プレートの併用も考慮する．

Ⅱ．アドバンストピックス ── 1．外傷性疾患

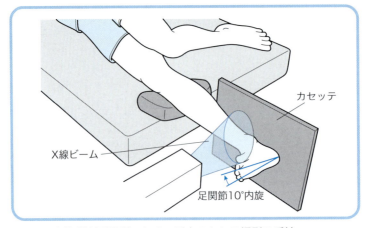

図1　三角靱帯断裂診断のための重力ストレス撮影の手技
(Schock HJ et al: J Bone Joint Surg Br 89: 1055-1059, 2007 [3]) を参考に作成）

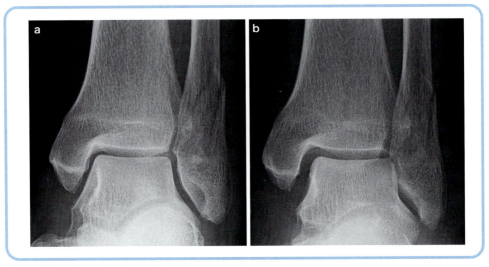

図2　重力ストレス撮影による三角靱帯断裂診断
　a：ストレスなしでのX線写真
　b：重力ストレス下のX線写真
　medial clear space が4mm以上で，三角靱帯断裂ありと診断する．

がない場合で遠位脛腓骨靱帯結合の離開が疑われるときの確定診断にもCT画像は有用であり，健側と比較する．

C 保存療法

表1を参照．外果単独の骨折，および転位のない内果の単独骨折が保存療法の適応である．骨折が外果単独の場合，三角靱帯が温存されていれば保存療法でよいが，三角靱帯断裂を合併していれば外果の内固定が必要であり，治療法が異なる．このため三角靱帯断裂の診断は極めて重要であり，X線写真において外果の

単独骨折のみがみられる場合には必ず重力ストレス撮影を行い，三角靱帯断裂の有無を確認したうえで治療方針を決定する．

D 手術療法

1）初期治療

後果骨折に伴い距骨が後方に脱臼している場合は，愛護的に速やかに整復する．このとき関節内に局所麻酔薬を注入すると痛みを軽減させることができ，整復しやすい．距骨が外方に亜脱臼して整復位を維持できない場合や，内側の軟部組織の損傷が高度で皮膚の壊

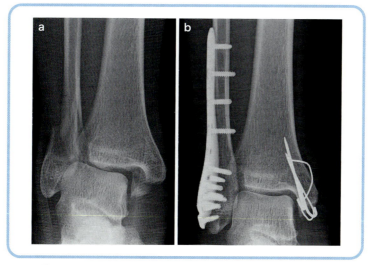

図3　動画手術の術後X線写真
高齢者の骨折であり（a），腓骨はロッキングプレート，内果は引き寄せ鋼線締結法で固定した（b）．

死や水疱形成をきたすおそれが高い場合は，入院させて直達牽引を施行するか，創外固定を行う．腫脹が消退する10～14日後に，二期的に内固定を行う．

2）手術の実際

詳しくは表1を参照．

治療の要点としては，腓骨骨折はプレート固定を行う（図3）（▶動画⑧）．腓骨の整復は果部骨折の治療の要であり，1mmの転位も許容されない．後果骨折は腓骨骨折と内果骨折を整復固定したあと，術中透視画像で転位がなければ原則として内固定は不要である．もし転位がみられれば整復して前方の小切開からスクリュー固定を行うが，後果骨折の転位の原因は腓骨の整復不良に由来することが多く，今一度腓骨の整復の良否を確認する．

内果骨折は骨片が大きい場合（supracollicular fracture）は海面骨用スクリュー2本で固定する．骨片が小さい場合（anterior colliculus fracture）や骨粗鬆症性変化のある場合，スクリューを用いると骨片が割れるので，引き寄せ鋼線締結法で固定する（図3，図4）（▶動画⑧）．腓骨高位骨折（Danis Weber分類のType C）での脛腓骨靱帯結合については，内側が内果骨折（supracollicular fracture）の場合には内果を内固定すれば三角靱帯は温存されて距骨は安定するために原則として脛腓靱帯結合のスクリュー固定は不要である．内側が三角靱帯断裂の場合，あるいは内果骨片がanterior colliculus fractureの型の場合（この場合，三角靱帯深層は断裂している）は，腓骨の骨折が関節面から4.5cmより近位にある場合にのみ，脛腓骨靱帯結合を

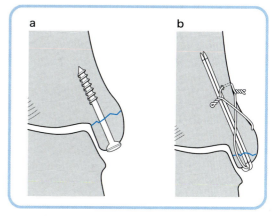

図4　内果骨折の病態と固定法
a：内果骨片が大きい場合（supracollicular fracture）は海面骨用スクリューを2本用いて固定する．
b：内果骨片が小さい場合（anterior colliculus fracture）は引き寄せ鋼線締結法で固定する．

スクリューで固定する[5~7]．Danis-Weber分類のType Bでは脛腓骨靱帯結合の固定は不要である[8]．術中のX線写真や透視画像で脛腓骨靱帯結合の離開が疑われる場合は，腓骨の整復不良に由来することが多く，腓骨の整復状態を再確認する．

> **エキスパートオピニオン**
>
> 後果骨折のある果部骨折は，それのない果部骨折よりも治療成績が不良であることが明らかになっているが，後果骨折の整復固定の基準や固定方法についてはいまだに議論がある．CTの水平断で後果骨折はposterolateral-oblique type（天蓋後外側を中心とした三角形の骨折），medial-

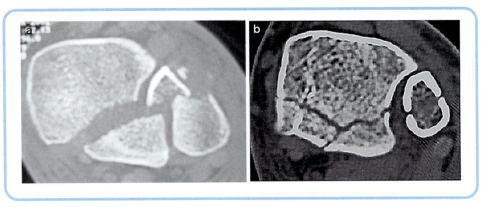

図5　CT画像からみた後果骨折の形態
　a：posterolateral-oblique type
　b：medial-extension type では骨片は内側と外側の2つ骨片に分かれることが多い．
（Haraguchi N et al: J Bone Joint Surg Am 88: 1085-1092, 2006 [4]）より引用）

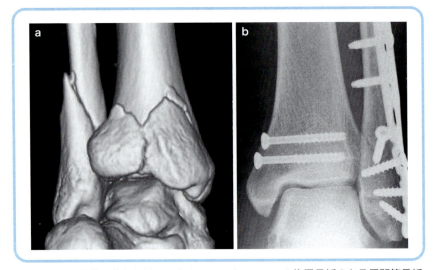

図6　2つの骨片に分かれる medial-extension type の後果骨折のある足関節骨折
　a：術前 3D-CT 画像
　b：術後 X 線写真
　後果骨折は内側骨片のみ整復して内側からスクリュー固定する．

extension type（骨折が内果上方まで及んでいるもの），small shell type（天蓋後方辺縁の薄い骨折）の3つのタイプに分類される（図5）[4]．medial-extension type は内側から整復してスクリューで固定する．またこの場合，後果骨片はしばしば2つに分かれていることがあるが，その場合は内側骨片のみ固定する（図6）．

3）後療法

骨折の型に応じた後療法が必要である．一般に4～6週はギプスシャーレ装着下での荷重が望ましい．大きな後果骨片がある場合には早期の荷重は控える．脛腓骨靱帯結合スクリューを用いた場合，ギプスシャーレ装着下3週で部分荷重を開始して8週で全荷重を許可している．脛腓骨靱帯結合スクリューは術後8～10週で局所麻酔下に抜去する．三角靱帯損傷がなく，内果が強固に固定されていれば早期に可動域訓練を始める．三角靱帯損傷がある場合，それが修復する3週程度は可動域訓練は控えたほうがよい．骨粗鬆症や糖尿病がある患者の場合，手術を行っても十分な固定性が得られないことが多く，通常よりも荷重を遅らせたほうがよい．

文献

1) Lauge-Hansen N: Fractures of the ankle: II. Combined experimental-surgical and experimental-roentgenologic investigations. Arch Surg **60**: 957-985, 1950
2) Haraguchi N et al: A new interpretation of the mechanism of ankle fracture. J Bone Joint Surg Am **91**: 821-829, 2009
3) Schock HJ et al: The use of gravity or manual-stress radiographs in the assessment of supination-external rotation fractures of the ankle. J Bone Joint Surg Br **89**: 1055-1059, 2007
4) Haraguchi N et al: Pathoanatomy of posterior malleolar fractures of the ankle. J Bone Joint Surg Am **88**: 1085-1092, 2006. Erratum in: J Bone Joint Surg Am **88**: 1835-1892, 2006
5) Boden SD et al: Mechanical considerations for the syndesmosis screw: a cadaver study. J Bone Joint Surg Am **71**: 1548-1555, 1989
6) Yamaguchi K et al: Operative treatment of syndesmotic disruptions without use of a syndesmotic screw: a prospective clinical study. Foot Ankle Int **15**: 407-414, 1994
7) Chissell HR et al: The influence of a diastasis screw on the outcome of Weber type-C ankle fractures. J Bone Joint Surg Br **77**: 435-438, 1995
8) Kortekangas TH et al: Syndesmotic fixation in supination-external rotation ankle fractures: a prospective randomized study. Foot Ankle Int **35**: 988-995, 2014

Ⅱ. アドバンストピックス ── 1. 外傷性疾患

2 ピロン骨折

【キーワード】
staged surgery, kickstand（やぐらいらず），リング型創外固定，MATILDA 法，軟部組織損傷

A 疾患概念

ピロン骨折は脛骨遠位関節面に及ぶ関節内骨折である．脛骨骨折の約 3〜9% を占めるとされ，日本整形外科学会用語集では「距骨の頭側転位を伴う脛腓骨遠位部の粉砕骨折」と定義されている．創離開や皮膚壊死などの軟部組織合併症や，偽関節や変形治癒，さらには深部感染の報告は以前から非常に多く，難易度の高いチャレンジングな手術とされている．特に観血的整復固定術を行った場合の軟部組織関連合併症は多い報告では 33% にもなる．

B 病態

2 つの受傷機転のタイプがある．ひとつは比較的低エネルギー外傷による回旋タイプの骨折で，らせん状骨折が多く，軟部組織損傷も軽度で，関節面の粉砕はほとんどない骨折である．もうひとつは高エネルギー外傷による軸圧損傷である．このタイプは高所転落や交通事故による圧挫により生じ，軟部組織損傷が高度で，骨幹端や関節面の粉砕も強い．

C 骨折分類

AO/OTA 分類もしくは Rüedi-Allgöwer の分類（以下 Rüedi 分類）が用いられる．AO/OTA 分類 Type A は関節外骨折，Type B は関節面の一部のみ骨折をきたし，部分的な関節内骨折，Type C は関節面が粉砕し脛骨近位部と関節部が完全に分離している関節内骨折である．Rüedi 分類 TypeⅠは関節面に転位がないもの，TypeⅡは関節面に転位はあるが粉砕していないもの，TypeⅢは関節面が粉砕しているものである．

D 手術適応

関節面の転位が 2 mm 以上，脛骨骨幹端の不安定骨折，開放ピロン骨折の 3 つである．観血的整復固定術の禁忌は，軟部組織損傷が強く，水疱形成や皮膚壊死がある場合，高度の腫脹が持続し，術後軟部組織合併症が強く予想される場合，関節面の粉砕が高度で，関節面の整復，固定が著しく困難と予想される場合の 3 つであり，軟部組織改善まで待機が必要である．

E 画像診断

X 線と CT で行う．X 線検査は，足関節の前後像，mortise 像，側面像をルーチンに撮影する．段階的手術（staged surgery）の場合，骨折の転位，短縮を，創外固定を装着して整復したあとの X 線撮影も有用である．骨折全体と関節面の骨折パターンを把握するために，CT 検査も必要である．

F 保存療法

Rüedi 分類 TypeⅠで転位が少ない場合はギプス固定を行うが，本骨折は関節内骨折であり，保存療法の場合，免荷期間も長くなることから，手術療法が選択されることが多い．

G 手術療法

1）待機期間

低エネルギー外傷で患肢の腫脹が少なく，骨折の転位が小さい場合は，シーネ固定や直達牽引でも待機が可能なこともあるが，高エネルギー外傷の本骨折の軟部組織保護のためには，段階的な手術を必要とする．

2）段階的手術（staged surgery）

a．第 1 段階（1st stage）

①kickstand（やぐらいらず）[1] の場合（図 1a）

搬送後，可及的早期に創外固定器による足関節を跨ぐ整復固定が必要である．足関節を跨ぐ創外固定は ligamentotaxis によって脛骨骨片をある程度整復可能である．除痛が得られ，軟部組織がさらに損傷されることを防止でき，患者が離床できる．この足関節を跨ぐ創外固定は一般的に，脛骨に 2 本の 5.0 mm ハーフピン，踵骨に 2 本の 4.0 mm 貫通ピンもしくは 1 本の 5.0 mm 貫通ピンで固定する．ハーフピンの刺入位置やロッドの設置位置は，最終手術をイメージしながら行うことが，2nd stage 手術をよりスムースに行うコツである．第 1 段階 1st stage における関節面の整復についてはいまだ controversial である．1st stage での過度な

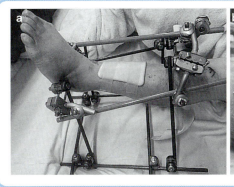
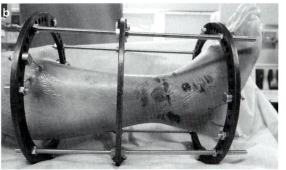

図1 段階的手術：第1段階
 a：ピロン骨折に対するやぐらいらず
 b：ピロン骨折に対するIlizarov

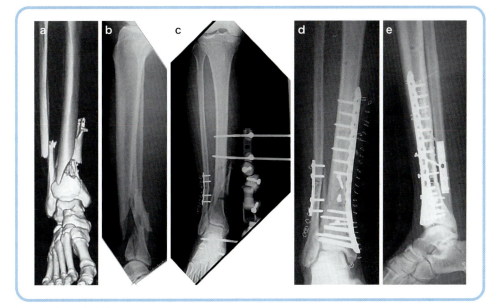

図2 プレート固定
 a：受傷時CT
 b：受傷時X線側面
 c：創外固定後
 d，e：プレート固定後

解剖学的整復への固執は軟部組織への負担を増長するものであり，注意を要する．

②リング型創外固定の場合（図1b）

リング型創外固定は牧野式牽引と呼ばれ[2]，1.8mmワイヤーの刺入固定のため，局所麻酔下に施行することも可能である．脛骨にフルリングを，1.8mmワイヤーを2本貫通させて固定，踵骨にフットリングもしくはフルリングを，Ilizarovワイヤーを2本貫通させて固定する．

b．第2段階（2nd stage）
①プレート固定（図2a～e）

CTにより関節面評価を十分に行い，転位をブロックする位置にプレートを設置する準備が必要である．アプローチは前方，前外側，前内側，外側，内側，後外側，後内側（適応は限定的），それらの亜型，複合など様々である．関節面の整復操作を行い，Kirschner鋼線や吸収ピン，スクリューで固定し，関節外骨折にしてから，骨幹端部と整復固定する．脛骨，腓骨とも

に様々なプレートが使用可能である．本骨折は軟部組織が非常に菲薄なため，極力薄いプレートを選択したほうがよい．長時間の手術侵襲による軟部の腫脹に加え，複数枚のプレートが挿入され，容易には閉創できない場合がある．そのような場合，無理に閉創は試みず，陰圧閉鎖療法を一時的に使用したあと，二次縫合を行う選択肢もある．無理な縫合は，容易に軟部組織の破綻を招き，せっかくの関節面の整復固定が水泡に帰す．

エキスパートオピニオン

本骨折はターニケットを使用して手術を行うことが多いが，関節内骨折に対する正確な関節面の整復と，繊細な軟部組織の取り扱いを両立させつつ，できる限りの短時間で手術を完結させる必要がある．執刀医の力量のみならず，助手は筋鉤で無理に軟部を引くことなく執刀医のやりやすい場をつくることや，直接介助者（器械出し看護師）は1秒でも手術時間を短縮すべく適切にサポートすることなど，チーム全員が共通のゴールに向かって協力することが不可欠である．また，軟部の血流を重要視することから，ターニケットを使用せずに展開から閉創までを完結させるエキスパートも少なからずおり，高い手術技術を要するが，軟部を破綻させない手術方法の有効な選択肢のひとつである．

②プレート固定の術後療法

可動域訓練に耐えうる固定性が術直後から得られていることが理想ではあるが，高齢者の骨粗鬆症骨の場合や高度の粉砕を伴う場合，また創部の緊張が強い場合や軟部の腫脹が強い場合は，底背屈0°，内外反0°でギプスシーネ固定を行う．また，プレートの固定性が良好な場合でも，本骨折の術後は尖足になりやすい．夜間のみのギプスシーネ固定も術後3～4週は考慮してよい．荷重に関しては厳重な管理が必要である．骨強度，プレート固定性にもよるが，部分荷重は術後5～6週から開始し，画像上骨癒合（仮骨形成）を確認しながら，術後10～12週での全荷重を慎重に目指すべきである．

3）その他（髄内釘，リング型創外固定）

a．髄内釘

本骨折のゴールドスタンダードはプレート固定であるが，近年，遠位横止めスクリューの位置遠位化，制動化がなされた髄内釘の登場により，本骨折への髄内釘治療の良好な治療成績の報告も散見される．最大の長所はプレートに比べて，軟部組織への負担が小さいことである．本骨折への適応は，遠位骨片の長さがおおむね20 mm以上が最低条件とされている．本骨折に対して髄内釘固定を選択する場合も関節面の整復は絶対的に必要である．また，術前検査，段階的手術の重要性はプレート固定を選択した場合と同様である．プレート固定の場合と同じく，ligamentotaxisを利用した閉鎖的な整復を行う．さらに，経髄内的整復法として，骨幹端骨折部からKirschner鋼線，ノミなどを遠位骨片髄内に挿入することにより整復を行う．

b．髄内釘の術後療法

関節内骨折である本骨折への髄内釘固定の後療法は，慎重に行うべきである．関節面の骨折型にもよるが，ほぼプレート固定と同様のプロトコールで，部分荷重は術後5～6週から開始し，画像上骨癒合（仮骨形成）を確認しながら，術後10～12週での全荷重を慎重に目指すべきである．

c．リング型創外固定

超高齢社会の到来により，骨粗鬆症高齢者の本骨折は増加の一途である．特に高齢者の本骨折では，老人性皮膚萎縮による軟部損傷の問題がある．リング型創外固定の長所は，脆弱な皮膚に対して無理な内固定を避けることにより，軟部組織関連合併症を起こさないこと，さらにその強固な固定力による早期荷重歩行，早期離床，早期自立と早期退院である．内固定（プレートや髄内釘）での強固な固定が困難な重症骨粗鬆症症例では，固定力の強く，低侵襲かつ早期荷重が可能な，リング型創外固定によるMATILDA法（Multi-directional Ankle Traction using Ilizarov external fixator with Long rod and Distraction Arthroplasty in Pilon fracture，リング型創外固定を利用した多方向へのligamentotaxisにより，皮膚切開を置かずに閉鎖的な整復固定法)[4,5]も選択肢のひとつとなる．脛骨天蓋面と距骨の関節裂隙が立位X線で最低5.8 mm保たれていれば，全荷重時も脛骨天蓋面と距骨は接触しないとされており，関節内骨折でも，足関節に牽引をかけた状態で固定することにより，矯正損失することなく，手術直後からの全荷重歩行を積極的に進められる．

d．リング型創外固定によるMATILDA法
（▶動画⑨）

400 mmのロングロッドでリングを組み立て，時間をかけてligamentotaxisによる牽引操作をし，整復を行う（図3）．脛骨近位～中央に2本Ilizarovワイヤーを刺入し，最近位のフルリングに固定，次に踵骨に2本Ilizarovワイヤーを刺入し，最遠位のフットリングを固定する．なかの2枚のフルリングは骨折部の整復状況確認の妨げにならないように最近位のリングのそばでフリーにしておく．助手が最近位のリングを把持し，術者が踵骨を固定した最遠位のフットリングを底背屈および内外反して，この操作を愛護的に，時間をかけてじっくり繰り返して行う．足関節の関節裂隙の開大量が健側関節幅プラス8～12 mmほどになるとほとんどの短縮転位はなくなっている．嚙み込みが外れても整復位にならない場合，さらにゆっくりと底背屈および内外反を繰り返し行う．長軸方向への大きな牽引で骨折部の「嚙み込み」がゆるむことより，多くの転位（短縮，回旋，角状，軸）は閉鎖的に関節面の整復

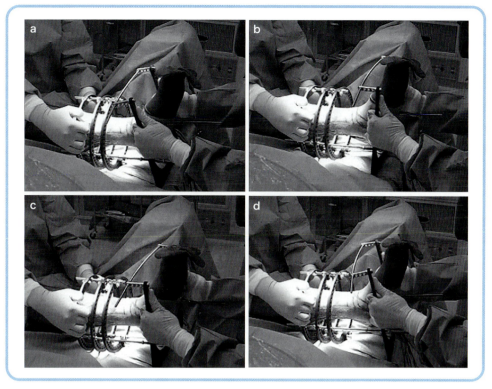

図3　MATILDA法の手技
　a：背屈
　b：底屈
　c：内反
　d：外反

まで可能で，Joystick法を併用することもある（図4）．後果の転位が大きい症例，脱臼骨折で靱帯断裂合併症例はこの方法でも整復されないことがある．整復操作後，足関節を最終位置である健側関節幅プラス1.0～5.8mmまで足関節周囲の皮膚をみながら緊張がかかり過ぎて皮膚の循環障害をきたさない位置まで戻し，フットリングを固定する．腓骨骨折がある症例はまず腓骨を整復固定する．多くの場合，2～2.5mmのKirschner鋼線を1～3本腓骨髄内に刺入することで固定できるが，正確に整復できないときは，切開し，プレート固定を行う．なかの2枚のリングも関節面，骨折部に移動させ，すべてIlizarovワイヤーで強固に固定する．近位から3枚目となる足関節面のワイヤー刺入は，感染を考慮して足関節面から10mm近位とする．症例に応じて，各リングに追加のハーフピンやIlizarovワイヤーを刺入する．その後，足底接地面よりも遠位に飛び出している部分のロッドは，荷重の妨げにならないように切断して終了する．ankle distraction arthroplastyの効果によるposttraumatic arthritisの減少の可能性もある[5]．整復しづらいと予想される骨片のサイドは整復のためのエレバトリウムやノミな

どを入れる操作が必要になってくるので，可能な限り広いスペースを確保するようにロッドの立て方を工夫してリングを組み立てたほうがよい．また，軟部組織損傷に対して局所陰圧閉鎖療法装置を装着する場合も，その周辺は広いスペースを確保するように心がける．

エキスパートオピニオン

フットリングを用いたligamentotaxisによる閉鎖的整復操作に加え，Kapandji法，Joystick法などを駆使して行う整復において重要な点は，術前の緻密な骨折形態の把握につきる．どのようにして，小皮切からKirschner鋼線やエレバトリウムを入れてどの方向に整復するのかなどを，行き当たりばったりの術中判断ではなく，術前に詳細に計画することが，小侵襲で整復させるポイントであり，盲目的に行っていては整復までの道のりは遠い．

[リング型創外固定の術後療法]

高度な骨粗鬆症骨の場合でも術後2～4週間，ligamentotaxisで使用した関節を架橋したフットリングをそのまま固定することにより，関節内骨折でも術翌日から全荷重可能である．X線上仮骨形成がみられたら，直ちに関節を架橋していたリングを除去またはヒンジのシステムに組み換えを行い，関節可動域訓練を行う．

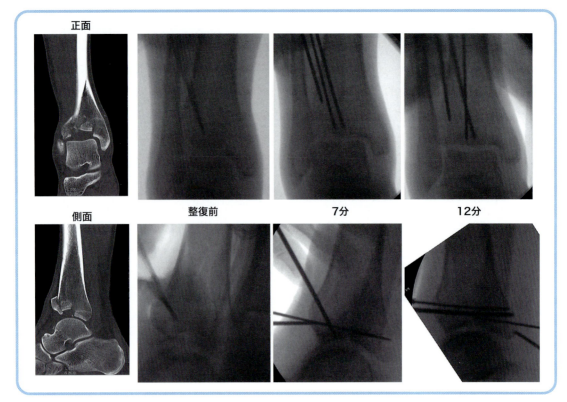

図4 MATILDA法による閉鎖的整復の実際

文献
1) 小川健一ほか：下肢外傷における『やぐらいらず（Leg Raising Frame）』装着の実際．Stryker infos Winter **19**: 40-43, 2014
2) 牧野佳朗：救急外傷における簡易創外固定法（牧野牽引固定法）．Orthopaedics **25** (3): 29-37, 2013
3) 最上敦彦：脛骨遠位部骨折（nailing）．Orthopaedics **26** (11): 151-163, 2013
4) 野坂光司ほか：ピロン骨折に対するリング型創外固定を用いたロングロッド整復法．別冊整形外科 **66**: 173-177, 2014
5) Nozaka K et al: Comparison of Joint Distraction and Non-distraction using an Ilizarov External Fixator in the Treatment of Ankle Fractures in Older Patients. American Academy of Orthopaedic Surgeons Final Program Educational program, p.129, 2017

3 距骨・踵骨骨折と距骨下関節脱臼

【キーワード】
距骨骨折，踵骨骨折，距骨下関節脱臼，治療

[i] 距骨骨折

A 疾患概念・病態

距骨骨折は，高所からの転落，交通事故などの大きな外力に伴って生じる，まれな骨折である．距骨には，筋・腱が付着せず，靱帯のみで周囲の骨と連結され，その表面の約70％は軟骨である．

距骨への血液供給は主に後脛骨動脈と前脛骨動脈から行われている．後脛骨動脈は三角靱帯に沿って deltoid branch を分岐し，また，足根洞動脈を分岐して距骨体部の約6割を栄養する．距骨骨折は，大きく，頭部骨折，頚部骨折，体部骨折，外側突起骨折，後突起骨折に分けることができる．ここでは最も多い頚部骨折について述べる．

エキスパートオピニオン

距骨骨折に対しては，特に距骨体部において無腐性骨壊死の危険が常に存在することを念頭に置くべきである．

B 診断・評価

1）症状

重度外傷後に足関節の疼痛，腫脹，変形を訴える．多くは，立位不能である．患肢高挙などの腫脹対策は皮膚壊死予防のために重要である．

2）病歴

外傷の詳細を聞いておく．飛行機事故など高所からの転落が多い．足関節背屈位での受傷が多い．

3）身体所見

重度外傷の場合が多いので，全身状態はもちろん，他の合併損傷についても，十分に検索する．

4）画像診断

まず，単純X線写真での注意深い読影が必要である．足関節4方向（正側，両斜位）が望ましい．
分類としては Hawkins 分類（図1）が有用である．

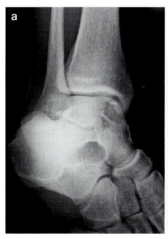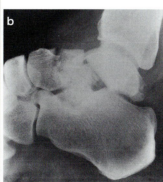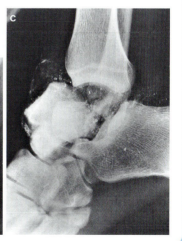

図1 Hawkins 分類
　a：Group Ⅰ．距骨頚部垂直骨折で，転位のないもの．斜位像で，転位のない頚部骨折があることがわかる．
　b：Group Ⅱ．距骨頚部垂直骨折で，転位があり，距骨下関節に亜脱臼あるいは脱臼のあるもので距腿関節は正常なものを示す．距骨下関節は完全に脱臼している．距腿関節はほぼ正常である．
　c：Group Ⅲ．距骨頚部垂直骨折で，転位があり，距骨体部が距腿関節，距骨下関節の両方で脱臼したもの．距骨下関節と距腿関節で完全に脱臼している．

Ⅱ．アドバンストピックス ── 1．外傷性疾患

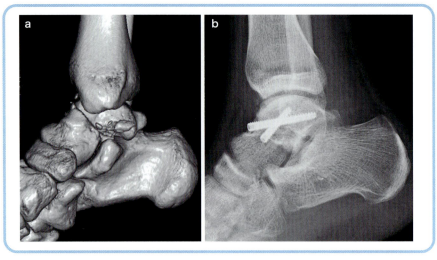

図2 距骨頚部骨折 Hawkins Group Ⅱ
　a：3D-CT像．骨折線の状態がよくわかる．
　b：術後単純X線像．内側，外側から2本のアキュトラックスクリューで固定した．

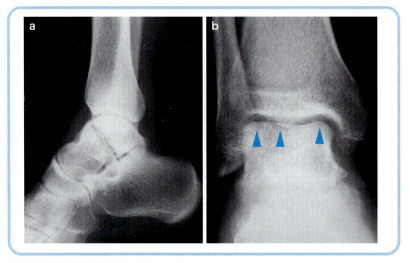

図3 距骨体部骨折とHawkins sign
　a：距骨体部骨折側面像．骨折線が距骨外側突起の後方を通ることで頚部骨折と区別される．
　b：Hawkins sign．19歳，男子．Hawkins group Ⅰの距骨頚部骨折を受傷した．受傷後8週の単純X線像．距骨滑車部に軟骨下骨萎縮像がみられる．これがHawkins signである．これがあれば，距骨に血流がある証拠であり，体部骨壊死は避けられる可能性が高いといえる．

その理由は，重症度が距骨体部壊死の発生率と相関するからである．距骨体部壊死の発生率は，GroupⅠで0％，GroupⅡで42％，GroupⅢで91％（N＝27）であった[1]．距骨骨折は，複雑な骨折線を持つことがあるので，CT検査が有用である（図2a）．距骨体部骨折は，側面像にて骨折線が距骨外側突起より後方に位置するものである（図3a）[2]．

エキスパートオピニオン

距骨頚部骨折においては，CT検査は必須の検査といってよい．

C 保存療法

保存療法の適応となるのは，Hawkins GroupⅠなどの転位のみられない距骨骨折である．通常，膝下ギプ

ス固定を 4～6 週行って，8～12 週で荷重開始とする．受傷後，6～10 週では，Hawkins sign に注意することが重要である（図 3b）[1]．

> **エキスパートオピニオン**
> 保存療法か手術療法かを決定するために，CT 検査を行うべきである．骨折部の転位が少しでも認められたら，積極的に手術療法に決定するべきである．

D 手術療法

CT を撮影して，少しでも骨折部に転位があるようなら，手術療法を選択するべきである．手術方法としては，まず皮切を距骨内側部に行い，必要なら外側部にも加えて 2 箇所とする．距骨体部の骨折部を整復するために必要であれば，脛骨内果を骨切りして展開する．固定には cannulated cancerous screw などの螺子固定を使用するのが主流である（図 2c）．プレートは距骨表面の血液循環を妨げるおそれがあるので，なるべく使用するべきではない．

> **エキスパートオピニオン**
> 手術のタイミングと距骨体部壊死の発生率には有意な関係がないとする報告が多いが，筆者はやはり，なるべく早く整復固定を行い，創が治癒次第（2 週後程度），ROM 訓練を開始するべきであると考える．

[ii] 踵骨骨折

A 疾患概念・病態

踵骨骨折は，全骨折中の 1～2％を占め，足部の骨折中では 75％を占める頻度の高い骨折である[3]．主に高所からの転落によって生じる骨折であり，粉砕骨折などの複雑な骨折となり，頻度が高く，かつ治療の難しい骨折である．

> **エキスパートオピニオン**
> その治療法は，過去 1 世紀ほどの間，保存療法か観血的治療か，観血的治療であれば，どんな方法を選択するのか，いまだに議論が続いている．

B 診断・評価

1）症状
踵骨骨折は，高所からの転落による受傷が多い．そのため，踵部の疼痛，腫脹が著しいことが多い．他の部位の合併損傷にも注意が必要である．

2）病歴
受傷機転，受傷時刻，糖尿病，心臓病などの既往症の聴取が大切である．

表 1　Essex-Lopresti 分類

Essex-Lopresti 分類			頻度（％）
関節外骨折			25.3
	結節部骨折		17.4
		嘴骨折	踵骨隆起上部の水平骨折
		内側底部剥離骨折	足底腱膜付着部の剥離骨折
		垂直型骨折	体部の垂直骨折
		水平型骨折	体部の水平骨折
	踵立方関節骨折	踵立方関節に達する骨折	
		オウム嘴型骨折	4.6
		その他	3.3
関節内骨折			74.7
	転移のないもの		15.4
	舌状型，転位あり		19.9
	陥没型		32.8
	載距突起単独骨折		0.4
	粉砕骨折		
		下方から	3.7
		距骨下関節脱臼を伴う	2.5

右コラムに 241 例での頻度を示している．
(Essex-Lopresti P: Br J Surg 39: 395-419, 1952 [3] を参考に作成)

3）身体所見

踵部は腫脹が強く，変形もあることが多い．

4）画像診断

単純X線撮影は足関節の正面，側面の2方向に加えて，踵骨軸射とAnthonsen撮影を加える．最も有名な分類法はEssex-Lopresti分類である（表1）[3]．関節内骨折はtongue typeとjoint depression typeとに分けられる（図4）．

次に重要な検査はCT検査である．踵骨は複雑な骨折型を呈することが多いので，CT検査はほぼ必須の検査といえる．この検査においては，Sanders分類が有用である（図5）[4]．

エキスパートオピニオン

術前にSanders分類を把握しておくと，術中の整復に役に立つ．

C 保存療法

保存療法の適応は，基本的には，関節外骨折と転位のない関節内骨折である．安静，患肢高挙，免荷である．なるべく早くの関節可動域訓練を開始する．荷重

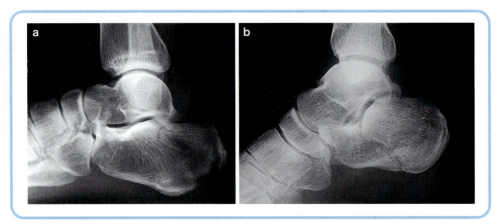

図4 踵骨関節内骨折
a：tongue type．35歳，男性．2mの高所から転落して受傷した．
b：joint depression type．80歳，男性．2mの高所から転落して受傷した．

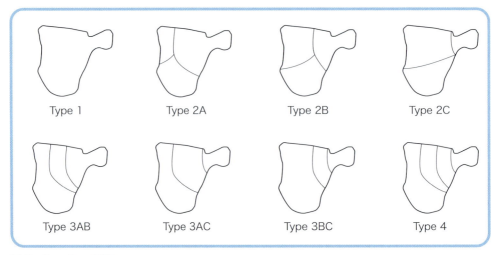

図5 Sanders分類
踵骨の後距骨関節面を3等分して外側から線A，Bとする．また，線Cは関節面の内側縁で踵骨を載距突起と分ける線とした．
Type Ⅰ：骨折線が何本あろうともすべて転位のない骨折．
Type Ⅱ：後距骨関節面が2個に分かれているもの．骨折線の部位により外側からⅡA，ⅡB，ⅡCとなる．
Type Ⅲ：後距骨関節面が3個に分かれているもの．骨折線の部位によりⅢAB，ⅢAC，ⅢBCとなる．
Type Ⅳ：後距骨関節面が4個あるいはそれ以上に分かれている粉砕骨折．
（Sanders R et al: Clin Orthop 290: 87-95, 1993 [4] を参考に作成）

開始は，6〜8週以後とする．大本らは転位のある関節内骨折に対して，特殊な徒手整復法（大本法）を行い，良好な結果を得たと報告している．大本法とは，受傷後3日以内に，患者を腰椎麻酔下に腹臥位として，患肢の膝を90°屈曲させ，助手に大腿を抑えさせつつ，術者が両手で踵骨部を強く把持して，素早く内返し，外返しを行いつつ，上方へ強く牽引することによって整復する方法である．転位のある関節内踵骨骨折の102例中の92例で満足するべき整復が得られたと報告している[5]．

エキスパートオピニオン

筆者は，1週間程度は，ギプスシーネ固定を行い，その後，腫脹減退を確認して，ギプスシャーレとして，足関節可動域訓練を行っている．ギプスシャーレは仮骨形成の始まる3週で除去としている．荷重開始は，6週で部分荷重，8週で全荷重としている．

D 手術療法（▶動画⑩⑪）

踵骨骨折に対する手術療法は，様々に変遷してきた．1930年代から手術療法が開始され，当初は，スタインマンピンを経皮的に刺入して整復固定を行うWestheus法などの方法が行われた．しかし，その後，この方法では複雑な骨片は整復できない例が多く報告され，1990年代ころから関節面を直接展開して整復を行う延長L字皮切による外側展開（extensile L-shaped lateral approach）が標準治療となっていった．しかし，2000年代に入って，その広範な展開による腓腹神経障害，感染などの合併症が指摘されてきた．そこで，創外固定や足根洞からの小皮切による展開で整復とプレート固定を行う，minimally invasive surgeryが提唱された．最近，延長L字皮切による外側展開の成績のほうがminimally invasive surgeryに比較してよい成績であったとする無作為化比較試験（RCT）も報告されたので，ここでは前者を述べる．踵骨内側部で螺子の固定性がよいのは，踵骨載距突起部と前方突起部であるの

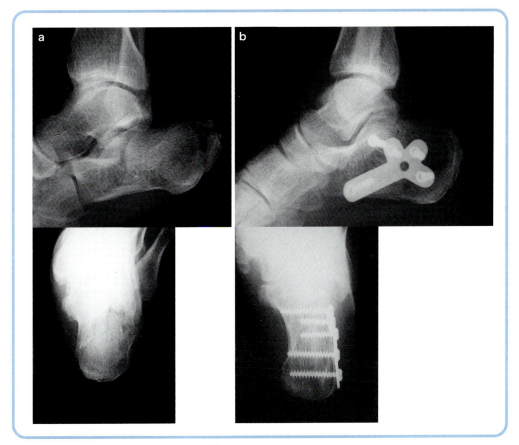

図6 踵骨関節内骨折の術前・術後X線像
　a：術前単純X線．
　b：術後単純X線．近位の螺子が載距突起に向かっていることが重要．

で，螺子はここを目指して刺入するとよい(図6)．術後は，膝下ギプスシーネ固定を行い，1週で足関節可動域訓練を開始する．4～6週で部分荷重，6～8週で全荷重とする．

> **エキスパートオピニオン**
> 転位のある踵骨関節内骨折の治療法については，なお論争中である．手術療法と保存療法とで有意差はないとする報告も散見されるが，筆者の経験では，やはり，正確な解剖学的な整復と早期可動域訓練を可能とする強固な固定が重要なのではないかと考えている．extensile L-shaped lateral approachの欠点は，合併症の多いことであるが，注意して行えば，それを抑えることが十分に可能である．ポイントは3つある．1つは，皮切の前方部と近位部では，一気に骨膜までいかずに，皮膚下より，少しずつ展開して腓腹神経に細心の注意を払うこと．2つは，皮弁の頂点を鈍角として，皮膚血流障害を予防すること．3つは，術中，組織が乾燥しないように，定期的に洗浄することである．

[ⅲ] 距骨下関節脱臼

A 疾患概念・病態

距骨下関節脱臼は，全脱臼の1%以下という報告もある非常にまれな脱臼である．特徴は徒手整復困難で観血的整復を要する例が多いことである．ここでは，合併骨折のない，単独の距骨下関節脱臼(isolated subtalar dislocation)について述べる．自験例20例の結果を合わせ述べる[6]．

> **エキスパートオピニオン**
> 距骨下関節脱臼は，地域医療の核となっている外傷病院でも年に1～2件あるかどうかの頻度である．ただ，見逃すと後遺症を遺残する場合もあるので，足関節の外傷をみたら，単純X線において一度は，距踵関節と距舟関節の適合性にも目を向ける習慣をつけてほしい．

B 診断・評価

1) 症状
距骨下関節脱臼は重度外傷の場合が多く，開放脱臼の場合も多い．距骨下で脱臼による変形を認めることが多い．

2) 病歴
受傷原因は交通事故，高所からの転落など，重度外傷が多い．自験例では，交通事故7例(35%)，高所からの転落6例(30%)，スポーツ外傷4例(20%)などであった．

3) 身体所見
重度外傷である場合が多いので，開放脱臼の場合もあり，全身状態，合併損傷にも十分に注意する必要がある．

4) 画像診断
単純X線像では，足関節正面，側面の2方向撮影を行う．距踵関節，距舟関節の関節適合性に注意する．距骨下関節脱臼は，遠位足部が脱臼する方向で内方，外方，前方，後方脱臼の4つに分類される．内方脱臼が最も多く70～80%(図7a)，外方脱臼が20%(図7b)，前方脱臼が1%，後方脱臼が2～3%程度である[6]．また，CT検査が，合併骨折を診断するために有用である．MRI検査は，整復障害因子の同定に重要である．

> **エキスパートオピニオン**
> 筆者らは，内方脱臼をさらに，骨間距踵靱帯が完全断裂した完全脱臼型(図7a)と，それが部分断裂した亜脱臼型(図7c)に分類した．亜脱臼型は，脱臼整復が困難なことが多い傾向にあった[6]．

C 保存療法

まずは，徒手整復を試みるべきである．助手に膝を屈曲位として大腿を持たせ，右手で踵部をしっかりと把持して，左手で足部を把持，牽引しながら底屈して，そののち，脱臼とは逆方向へ(内方脱臼であれば外側へ)整復操作を行う．ただ，距骨下関節脱臼は徒手整復困難な症例も数多くあり，無理をしてはならない．1～2回試みて整復不能であれば，観血的整復に切り替えることが重要である．

> **エキスパートオピニオン**
> 徒手整復は，早期に行ったほうがよいが，CTなどで，骨折の有無をよく確かめることが重要である．

D 手術療法

徒手整復が不能であったら，直ちに，観血的整復を行うべきである．脱臼整復のポイントは，距骨頭部であるので，内方脱臼では，距骨頭部の直上に皮切を加えて，距骨頭部を展開して整復障害因子を検索する．外方脱臼では，内果と距骨頭部の中間を皮切して展開する．整復障害因子となりうるのは，内方脱臼では伸筋支帯，長母趾伸筋腱，長趾伸筋腱などであり，外方脱臼では後脛骨筋腱，長母趾屈筋などである[6]．

後療法は，4～6週のギプス固定，免荷と引き続く可動域訓練，足部周囲筋力増強などの理学療法という報告が多い．ただ，6週の固定では，距骨下関節の可動域減少が生じるという報告もあり，自験例でも同様であった．3～4週程度がよいという報告もあり，今後の

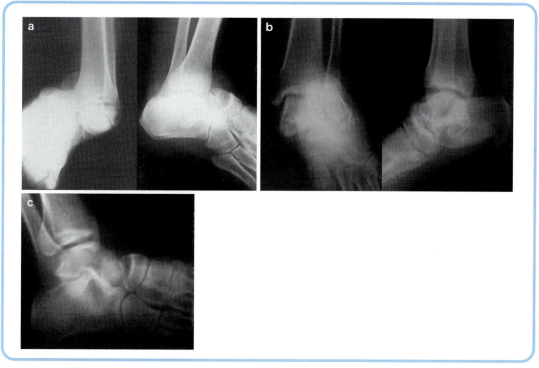

図7　距骨下関節脱臼
a：距骨下関節脱臼．内方脱臼．18歳，男性．交通事故で受傷した．徒手整復が可能であった．
b：距骨下関節脱臼．外方脱臼．48歳，男性．高所からの転落で受傷した．徒手整復が可能であった．
c：距骨下関節脱臼．内方脱臼の亜脱臼型．31歳，男性．野球の滑り込みで受傷した．徒手整復は不能で，観血的整復が必要であった．

研究を待ちたい．

エキスパートオピニオン

距骨下脱臼整復後の距骨体部壊死の報告は少ない．自験例20例でも距骨体部壊死は生じなかった．距骨下関節症変化は，自験例において約50％に生じたが，関節固定術などを必要とすることはなかった．

文献

1) Hawkins LG: Fractures of the neck of the talus. J Bone Joint Surg Am **52**: 991-1002, 1970
2) Inokuchi S et al: Classification of fractures of the talus: clear differentiation between neck and body fracture. Foot Ankle Int **17**: 748-750, 1996
3) Essex-Lopresti P: The mechanism, reduction technique and results in fractures of the os calcis. Br J Surg **39**: 395-419, 1952
4) Sanders R et al: Operative treatment of 120 displaced intraarticular fractures of the calcaneus. Clin Orthop **290**: 87-95, 1993
5) Omoto H, Nakamura K: Method for manual reduction of displaced intra-articular fracture of the calcaneus: technique, indications and limitations. Foot Ankle Int **22**: 874-879, 2001
6) Inokuchi S et al: Subtalar dislocation of the foot. Foot **6**: 168-174, 1996

Ⅱ．アドバンストピックス ── 1．外傷性疾患

中・前足部の骨折と脱臼

【キーワード】
前足部，中足部，骨折，骨折整復固定術

A 疾患概念・病態

1）中・前足部の定義

足部はLisfranc関節（足根中足関節）とChopart関節（横足根関節）で前足部，中足部，後足部に分けられる[1]．前足部は末梢から末節骨，基節骨，中足骨より構成され，荷重の伝達と足部に加わる応力の分散を担っている．趾節骨と中足骨の骨折はこれらの重要な機能の破綻につながる可能性がある．そのため治療の原則は可能な限り解剖学的に整復することである．

前足部では第1趾を除く足趾は3つの趾節骨からなり，第1趾は2つの趾節骨からなる．5本の中足骨が足趾に連結し，第1中足骨から第5中足骨にかけて徐々に床面に対する傾斜が小さくなり足底アーチの遠位部分を構成する．第1中足骨は中足骨のなかで最も短く，幅広い骨であり，歩行周期のなかで最も大きな荷重を支える．通常第2中足骨が最も長く，第3，第1，第4，第5と続く．中足骨骨折が生じるとこの床面に対する中足骨頭の荷重分散の破綻が生じる．背側転位が生じると荷重の減少が生じ，他趾の荷重負担が増える．

中足部は第1，第2，第3楔状骨，舟状骨，立方骨からなる．第2楔状骨は第1および第3楔状骨よりも短くほぞ穴構造となっている．このほぞ穴は第1楔状骨の外側，第2楔状骨前方，第3楔状骨内側から形成され，3つの関節面を持つ第2中足骨基部がはまり込む構造をしている．また，前額面でみると，第2楔状骨，中足骨を頂点とするアーチを形成しており，力学的に安定した構造となっている．前中足部では骨関節，靱帯，筋腱が組み合わさって内側縦アーチ，外側縦アーチおよび横アーチの3つのアーチ構造が形成され，荷重や歩行の際の緩衝や力学的に効率を高める働きをしている[2]．骨折や靱帯損傷によりこの構造が破綻すると，重大な荷重，歩行障害が生じる可能性がある．

2）中・前足部の軟部組織の特徴

足底の皮下組織は荷重の分散のため脂肪組織に富み，皮膚は角質に富み丈夫である．一方，足背は伸張性が高く皮膚軟部組織が菲薄な構造をしている．そのため足背は容易に開放創を生じやすく，皮膚の伸縮性に富むため腫脹が高度となりやすい．足部の骨折では軟部組織の脆弱な足背に水疱や皮膚壊死などの軟部組織損傷が生じやすく，軟部組織の丈夫な足底にはコンパートメント症候群をきたしやすいものと思われる．

3）中・前足部の骨折

中・前足部は前述のように直接地面と接触するため外力にさらされやすい部位である．多くの関節の可動性やアーチ構造により外力を緩衝するが，緩衝の限界を超える外力が加わると破綻して骨折を生じる．

a．趾節骨骨折（図1，図2），趾節骨間関節脱臼

①病態・病歴

趾節骨骨折の受傷機転としては直達外力によるものが多い．つまずきやぶつけたなど軸圧での受傷が半数以上で，落下物や踏まれたなど背側からの外力が次いで多い[3]．椅子や柱に第5趾が引っかかって外転強制され，介達外力によって生じるnight walker骨折もしばしば経験する．趾節間関節脱臼は趾先をぶつけた際など軸圧により背側脱臼が生じることが多い．介在物により整復困難な場合を除き徒手牽引により整復可能なことが多く，整復後は隣接趾とbuddy taping固定を3週程度行うことが多い．以下頻度の高い趾節骨骨折について述べる．

②診断・評価

・症状・身体所見：骨折部に一致して皮下出血，腫脹，圧痛を認める．骨折部の転位が大きかったり，脱臼骨折では肉眼的に変形を認める．腫脹が強い場合には水疱形成などの皮膚障害も生じる．末節骨骨折では爪下血腫を認めることも多く，爪に注射針などで穿孔して血腫をドレナージすると痛みが軽減することが多い．

・画像診断：対象となる足趾を中心とした正面像，側面像，斜位像の3方向の単純X線撮影で診断する．基節骨は他趾が重なり側面像が確認しづらいことが多く，斜位像が底背屈転位を捉えるのに有用である．骨折線や転位の方向から加わった外力を類推し，整復時に加えるべき力を考える．関節内骨折などではCTが手術時の整復や固定方法をイメージする一助となる．

③保存療法

転位のほとんどないものは保存的に治療することが多い．保存療法としては趾間にガーゼを挟み，弾力テープで隣接趾に固定するbuddy tapingを3〜4週程

4. 中・前足部の骨折と脱臼

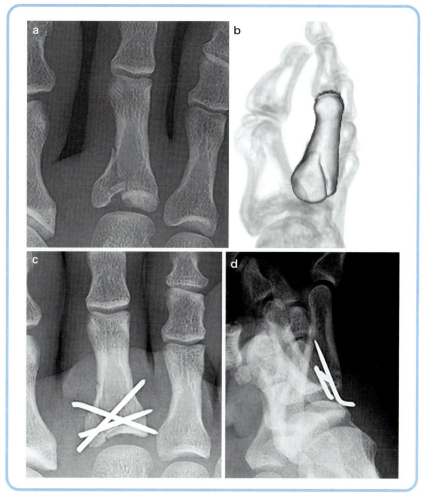

図1 第2趾基節骨近位端に生じた split-depression type の関節内骨折
    a：術前単純X線正面像
    b：術前3D-CT 第2趾基節骨側面像
    c：術後単純X線正面像
    d：術後単純X線側面像
    転位した関節内骨片を第2中足骨頭を鋳型に整復して3本のKirschner鋼線で固定した．関節内骨片を下支えすることと蓋となる内側骨片を角度を変えた鋼線により固定することが重要と考える．

度行う．末節骨骨折では爪がシーネの代わりとなり，手術を要するのは関節内骨折で転位の大きなものや開放骨折，整復困難であったり，整復位を保つことが困難な場合である．

④手術療法

趾節骨周囲は筋腱が滑走し，癒着を生じて拘縮を生じやすい．骨折部を展開して内固定するには不向きな場所と考える．筆者は鋼線固定を好んで用いている．骨自体や骨片のサイズ，骨皮質の厚み，髄内を沿わせるか否かにより Kirschner 鋼線の太さを決定している．成人では1.2 mmから2.0 mm径までの鋼線を用いることが多い．鋼線の太さにより弾力性が異なることを十分に考慮する．術後1, 2, 4週でX線チェックを行い，6週程度で鋼線は抜去することが多いが，粉砕の有無やX線上の仮骨の出来により2週程度抜去を遅らせることはある．鋼線抜去までの間は後足部荷重を指示する．

b．中足骨骨折(図3)，中足骨基節骨間関節脱臼

①病態・病歴

重量物の落下や車輪に足を踏まれたり，バイクや自転車での転倒など直達外力により発生することが多い．介達外力は足部に捻転外力（トルク）が加わることにより生じる．第1中足骨は最もサイズが大きく，歩行時にかかる荷重も大きいため転位が小さくとも遺残変形

II. アドバンストピックス ── 1. 外傷性疾患

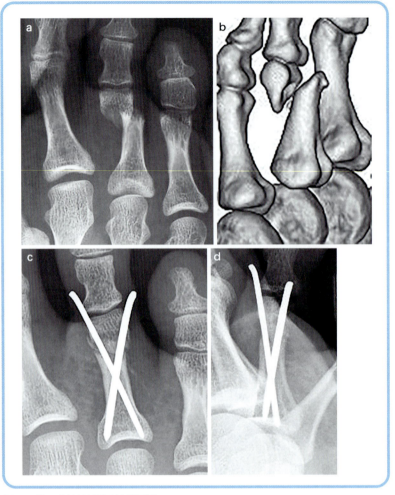

図2　第3趾基節骨骨幹部骨折
　a：術前正面像
　b：術前3D-CT第3趾基節骨側面像
　c：術後単純X線正面像
　d：術後単純X線側面像
　徒手的に長軸方向に牽引を加えつつKapanjii法の要領で整復を行い，2本のKirschner鋼線でcross pinningを行った．

による影響が大きいものと考えられる．転位が小さくとも手術療法の対象となることが多い．第5中足骨基部では足部の内返し捻転により短腓骨筋腱による牽引力で骨折することが多く，下駄履き骨折と呼ばれる．また，中足骨には繰り返し微小な外力が加わるため疲労骨折の好発部位でもある．第2，第3中足骨骨幹部の行軍骨折や第5中足骨基部のJones骨折はよく知られている．

中足骨骨折は部位別に骨頭骨折，頸部骨折，骨幹部骨折，基部骨折に分けられる．骨折線の走行により横骨折，斜骨折，らせん骨折，粉砕骨折に分けられる．また，骨端部の骨折ではMP関節，Lisfranc関節内骨折となる．

中足骨基節骨間関節脱臼はまれな脱臼であるが，直達外力により生じることが多いとされる．第1中足骨基節骨関節脱臼は種子骨が整復阻害となり徒手整復が困難で観血的脱臼整復が必要になる．

以下頻度の高い中足骨骨折について述べる．
②診断・評価
　・症状・身体所見：前足部の皮下出血，腫脹，圧痛を認め，前足部での荷重が困難となる．
　・画像診断：中足骨骨折は通常足部の正面像，側面像，斜位像の3方向の単純X線撮影で診断する．正面像で内外反，内外側への側面像で底屈，背屈転位を明

4. 中・前足部の骨折と脱臼

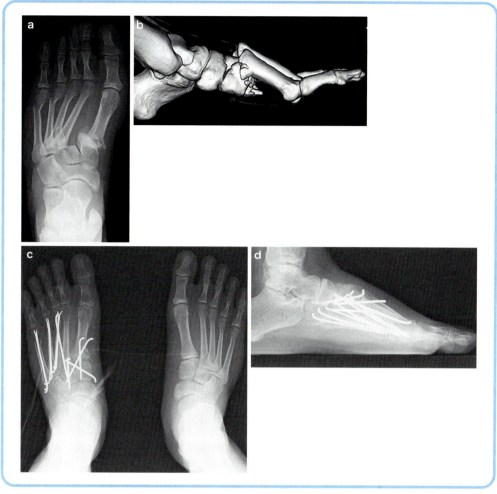

図3 Lisfranc関節背側脱臼を伴った第1から第5までの多発中足骨骨折
 a：術前単純X線正面像
 b：術前3D-CT側面像
 c：術後単純X線正面像
 d：術後単純X線側面像
　第1と第2中足骨は基部で骨折し，第3から第5中足骨は頸部で骨折している．第1，第2中足骨間は縦皮切で進入して直視下に整復して鋼線固定を行い，第3から第5中足骨は透視下に髄内鋼線固定を行った．

らかにする．中足趾節間関節やLisfranc関節近傍や粉砕骨折では，CTによる骨片や転位の詳細な三次元的な把握が，手術時の整復や固定方法決定の一助となる．
　③保存療法
　転位のわずかなものは保存療法の対象となりうる．腫脹が強い間はシーネ固定，腫脹が改善したのちにギプス固定を行っている．固定期間は荷重部であることを考慮して6～8週とすることが多いが，仮骨形成の度合いにより調整する．
　④手術療法
　中足骨周囲には伸筋腱，長趾屈筋腱，短趾屈筋筋腹があり，癒着予防の観点からも小侵襲での手術が望ま

しい．そのため頸部骨折，骨幹部骨折，基部骨折では可能な限り髄内鋼線により固定している．髄内鋼線を軸とした回旋変形を避けるため，成人では第1中足骨では3本，第2～第5中足骨では2本の鋼線で固定する（第5中足骨も可能なら3本で固定したい）．粉砕が著しかったり，長い斜骨折で髄内鋼線による整復位の保持が困難な症例では隣接した中足骨を単支柱型の創外固定のように使用して鋼線固定を行うこともある．第5中足骨基部骨折では短腓骨筋による牽引力が加わるため，骨片のサイズによりtension band wiringとCCSを使い分けている．中足骨基部骨折でLisfranc関節内に骨折が及ぶ場合には髄外から鋼線刺入して関節

が検討できるため極めて有用である．関節症性変化として各関節裂隙の狭小化，骨棘，骨嚢胞の形成などが確認できる．また，三次元転位として，冠状断像では外壁膨隆，内外反転位など，水平断像では外側凸変形など，矢状断像では踵骨の高さの低下，足底面の破綻などが確認できる．まれではあるがすべてのスライスで骨癒合が得られていないことが確認できれば偽関節と診断できる．MRI は軟部組織の炎症や偽関節（粉砕骨片の骨壊死なども含む）の確認などに用いる．

エキスパートオピニオン

臨床症状と画像所見は必ずしも一致しない．症状，身体所見，画像所見を多角的に検討し，障害の原因を診断する必要がある．

C 保存療法

一般的には消炎鎮痛薬や外用薬などの薬物療法，疼痛の程度に応じた理学療法を試みてよい．

1）距骨下関節面の不適合に起因する障害に対して

装具療法として内外反を制動できるアンクルサポートを処方する．活動性の低い高齢者では有効な場合がある．また，中年以上の労働者には，距骨下関節に一定期間ステロイドと局所麻酔薬を併用した関節注射を行うことで，許容できる程度の疼痛まで軽減されることがある．また，これは診断と疼痛軽減が持続しない場合の手術療法への移行の根拠となる．

2）踵骨全体の三次元的転位の整復不良に起因する障害に対して

冠状面の転位で踵骨全体が内反もしくは外反をきたす場合，矢状面の転位で足底面が破綻し外傷性扁平足，舟底変形などを呈する場合などに，装具療法として

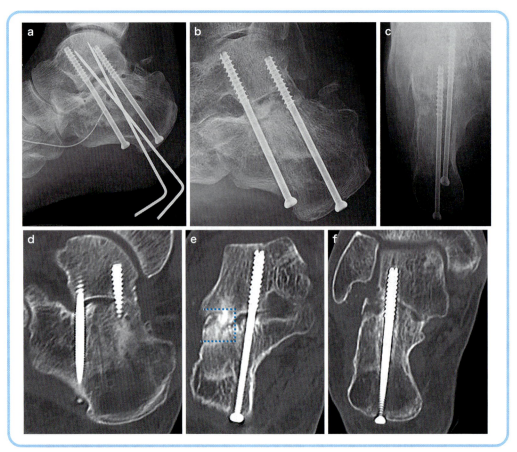

図1　距骨下関節固定術例
　　a：単純 X 線像術直後側面．2 本の海綿骨螺子で固定＋経皮的 Kirschner 鋼線固定追加（4 週で抜去）．
　　b，c：単純 X 線像術後 6 ヵ月．b：Anthonsen 撮影．c：軸射
　　d：CT 像．術後 6 ヵ月．矢状面
　　e，f：CT 像．術後 6 ヵ月．冠状面．点線部は strut bone（腸骨）を自家骨移植．ほぼ骨癒合を得ている．

アーチサポート，変形部位にクッションを入れるか，免荷できるよう開窓した足底板を使用する．活動性の低い軽症例では症状が許容できる程度に軽減する場合もある．また，冠状面で外壁の膨隆が遺残して外壁と腓骨の間で腓骨筋腱が圧迫され疼痛を生じる場合は，ステロイドと局所麻酔薬を併用した腱鞘内注射が有効である場合がある．

CRPSに対しては，急性期には神経障害性疼痛に対する薬剤などの処方，愛護的理学療法を，慢性期にはペインクリニックでの加療を考慮する．

エキスパートオピニオン

障害に適合した装具の作製には熟練を要する．距骨下関節の拘縮の進行に伴い，可動域と引き換えに受傷後2〜3年の経過で症状が軽減する場合もあるので，一定期間の経過観察も必要である．

D 手術療法

保存療法で満足な結果が得られない場合は，手術療法を考慮する．

1）距骨下関節面の不適合に起因する障害に対して（図1）

関節症単独で三次元転位がない場合は単純に距骨下関節固定術を行う．以前の骨折の手術に拡大外側皮切が用いられている場合，同じ皮切によるアプローチが望ましいが，固定金属がすでに抜去されていて，術後経過の長い（2年以上）場合はOllierの皮切でも可能である．以前の治療に保存療法が行われている場合はOllierの皮切でアプローチする．距骨下関節を確認して，距骨側，踵骨側の軟骨面を軟骨下骨を含めて切除する．特に骨硬化部は切除したほうがよい．欠損部に

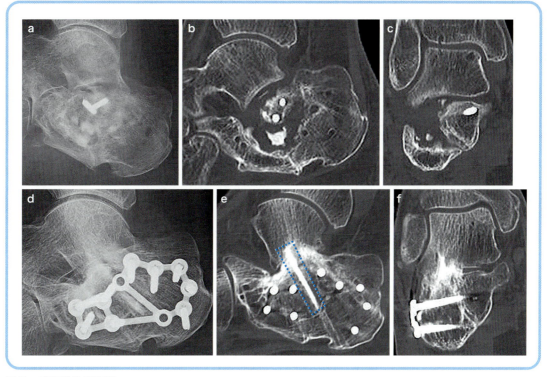

図2 感染性偽関節例

開放骨折にプレート固定を行い，術後半年で遅発性感染（膿瘍形成）した．切開排膿，病巣掻爬術を行い感染は消退した．
　a〜c：中央に大きな空隙があり，骨癒合が得られていないことから偽関節と診断．
　a：X線側面像
　b：CT矢状面
　c：CT冠状面
　d〜f：偽関節手術＋距骨下関節固定術　術後1年．偽関節部の隔壁を掻爬し，空隙に腸骨の海綿骨，strut boneを自家骨移植した．さらに同側腓骨骨幹部を半切したものをstrut boneとして距骨下関節を固定し，全体をプレートで固定した．
　d：X線側面像
　e：CT矢状面
　f：CT冠状面
　骨癒合は得られている．点線部は腓骨移植部．

は自家腸骨を strut bone として移植，周辺は海綿骨移植を行う．踵骨のアライメントはそのままで直径4～5mm以上の中空海綿骨螺子を2本距骨体部まで刺入固定する．術後3週のギプス固定ののち，可動域訓練を開始，8週からX線像を確認のうえ，徐々に荷重を開始する．

2）踵骨全体の三次元的転位の整復不良に起因する障害に対して

三次元的転位の整復不良に起因する障害のうち，冠状面で外壁の膨隆が遺残して外壁と腓骨の間で腓骨筋腱がされ疼痛を生じる場合は，腓骨筋腱の癒着を剥離したうえで外側壁膨隆部をノミで切除する（アプローチは上記）．創部が癒合すれば荷重歩行を開始するが，その他の整復不良が少なければ予後は比較的よい．

次に冠状面の転位で踵骨全体が内反もしくは外反をきたしている場合，矢状面の転位で足底面が破綻し外傷性扁平足，舟底変形などを呈する場合は，ほとんど距骨下関節の関節症性変化を伴っているので，距骨下関節を distraction して strut bone の腸骨移植を行い（distraction arthrodesis），さらに変形に応じた踵骨の矯正骨切術（Dowyer法[5]に準じた方法など）を加える．これらの固定には直径4mm以上の中空海綿骨螺子や Kirschner 鋼線を使用することが多い．CTで三次元転位の状態と程度を術前に把握し，必要な手術を取捨選択することが重要である．後療法は距骨下関節固定術に準ずる．

3）偽関節に起因する障害に対して（図2）

上記1），2）の手術法の組み合わせとなるが，移植骨の量が比較的多くなることと，プレート固定が必要になる場合が多いことが，異なる点である．後療法はギプス固定4週後，可動域訓練開始，部分荷重は骨移植量や骨癒合状態に応じて8週以降，装具装着も必要に応じて追加する．

エキスパートオピニオン

手術療法のオプションとして，単純な距骨下関節固定術，distraction arthrodesis を含む矯正を伴う距骨下関節固定術，腓骨筋腱剥離術，様々な程度の自家骨移植術，外側壁切除術，踵骨矯正骨切術，などを必要に応じて組み合わせることになる[6]．

距骨下関節の処置に関しては，関節が拘縮している場合が多いので何らかの拡大器具（スプレッダー）を用いるとよい．いずれにせよ現時点での手術療法は遺残障害を完全に除去することは困難で，骨折初期の適切な治療こそが重要であると考える．また，踵骨骨折は労災事故によるものが多いので，遺残障害がある症例には後遺症診断を行って，社会的補償を行うことも必要である．

文献

1) Berberian W et al: Displacement of the sustentacular fragment in intra-articular calcaneal fractures. J Bone Joint Surg Am **95**: 995-1000, 2013
2) 笹島功一：踵骨関節内骨折に対する Extended lateral approach によるプレート固定法の有用性．日足の外科会誌 **35**: 145-150, 2014
3) Radnay CS et al: Subtalar fusion after displaced intra-articular calcaneal fractures: Does initial operative treatment matter? J Bone Joint Surg Am **91**: 541-546, 2009
4) Stephens HM et al: Calcaneal malunions: Results of a prognostic computed tomography classification system. Foot & Ankle International **17**: 395-401, 1996
5) Dwyer FC: Osteotomy of the calcaneum for pes cavus. J Bone Joint Surg Br **41**: 80-86, 1959
6) 倉 秀治：踵骨骨折後の遺残疼痛とサルベージ手術．整形外科 Surgical Technique **6**: 539-545, 2016

6 外傷後遺残変形

【キーワード】
遠位脛骨斜め骨切り術，遠位脛骨関節内骨切り術，関節内骨切り術，骨性不安定性，関節全面接触

A 疾患概念・病態

下腿，足関節，足部の外傷後遺残変形には，骨折後の偽関節や変形癒合，下腿外来筋の癒着や瘢痕，下腿や足部のコンパートメント症候群による足部変形があげられる．これらに，高エネルギー損傷後の挫滅創や，骨接合術後の感染などが加わると，病態がさらに複雑になり，治療を困難にする．外傷後遺残変形症例を治療するには，各症例の病態を正確に把握することが，予後を改善するのに最も重要である．変形を原因で分類する．

1）骨折後の変形癒合

これまで外傷後の変形癒合には，関節外の変形の矯正理論である Paley [1] の提唱した CORA (center of rotation angulation) を用いる矯正が行われてきた．しかし，変形性足関節症に対する関節内骨切り術 (intra-articular osteotomy) が行われるようになり，下肢の変形は関節内変形 (intra-articular deformity) と関節外変形 (extra-articular deformity) とに分けて理解されるようになってきた．関節内変形は，足関節では脛骨関節面と腓骨関節面の軟骨含めた変形を，距骨下関節では踵骨骨折後の距骨下関節面の変形癒合を指している．一方，関節外変形とは足関節・距骨下関節以外の下腿や踵骨の変形癒合である．良好な下肢のアライメントを得るためには，関節内変形に対しては関節内骨切り術 (intra-articular osteotomy) による矯正が，関節外変形の矯正には関節外骨切り術 (erxtra-articular osteotomy) による矯正が必要である．近年，関節内の変形は，LTOなどの関節外骨切り術では矯正されないことが理解されるようになってきた．遠位脛骨斜め骨切り術 (distal tibial oblique osteotomy：DTOO) などの関節内骨切り術は足関節の全面接触を目指した骨切りで，足関節は広範囲の接触が得られるようになり，荷重は分散され，足関節面に対する負荷は軽減される．さらに，関節面の接触が得られることで足関節の不安定性は改善し，骨切り部分を開大矯正することで足部のアライメントも矯正される[2〜4]．しかし，外傷後の変形では，個々の症例で合併する軟部組織の瘢痕や拘縮の状態が違う，その複雑な病態を正確に理解することが良好な治療成績を得るためには必須である．

エキスパートオピニオン

関節内骨切り術では足関節の骨性安定性 (bone stability) の獲得が重要である．足関節の不安定性は 3-dimentional instability で，その原因は靱帯性不安定性 (ligament instability：靱帯断裂により生じる不安定性) と骨性不安定性 (bone instability：関節面形態の異常により生じる不安定性) に分けられる．関節内骨切り術は骨性不安定性 (bone instability) を改善する術式で，DTOOでは距骨外側関節面は腓骨内側関節面に適合するように回旋し，距骨の方向は腓骨によりコントロールされる[2,3]．

2）外傷による軟部組織損傷に由来する変形

a．下腿外傷による変形

下腿骨折では，骨折部での下腿外在筋の拘縮や癒着により足部の変形が生じる．下腿骨折の変形癒合に，足部変形が合併していることも多い．骨折がない軟部組織の損傷でも足部変形は生じ，開放骨折などの治療の経過のなかに，軟部組織の拘縮により徐々に変形が進行することもある．最も外傷で起こりやすいのは下腿三頭筋拘縮による尖足変形であるが，凹足，claw toe 変形などを合併しやすい．しかし，まれには踵足変形も起こる．尖足は下腿外在筋の阻血や拘縮で生じることが多い．屈筋には腓腹筋，後脛骨筋，腓骨筋，長母趾屈筋，長趾屈筋があるが，これらの筋や腱の癒着や拘縮を引き起こす下腿のコンパートメント症候群により生じることが多い．凹足は足部内反筋とされている腓腹筋，後脛骨筋，長母趾屈筋，長趾屈筋などの拘縮により生じる．後足部の内反に伴って足部全体が回外するが，plantigrade になろうとして，前足部は代償性に回内し，足部内側列が底屈して凹足変形を形成する．claw toe 変形などの足趾変形は長母趾屈筋，長趾屈筋と伸筋，intrinsic muscle などのバランスにより生じてくる．最も理解しにくいのが踵足である．踵足が生じるのは基本的には下腿三頭筋不全が原因である．下腿三頭筋不全の原因の多くは下腿三頭筋の麻痺で，正常な前脛骨筋の緊張とのアンバランスで踵足が生じる．陳旧性アキレス腱断裂も同様に下腿三頭筋不全の状態であるが，前脛骨筋とのアンバランスが麻痺の場合ほど大きくないので，起こりにくい．

b．足部外傷による変形

もうひとつの原因は，足部に起こる骨折で，踵骨骨

折の変形癒合は最も多い原因である．腓腹筋は足関節・距骨下関節に対して作用するが，アキレス腱付着部の位置によって，下腿三頭筋不全が生じる．足関節中心から踵骨のアキレス腱付着部までの距離が短縮したり，踵骨骨折のときにアキレス腱付着部の骨片が上方転位したりすると，下腿三頭筋の筋力が伝わらず，下腿三頭筋不全の状態になる．さらに軟部組織の拘縮により二次的に足関節，距骨下関節，Chopart関節，Lisfranc関節，MP関節の可動域制限が起こり，経過とともに不良肢位が不可逆性となり変形を形成する．

エキスパートオピニオン

軟部組織由来の変形を理解するには，下腿外在筋の起始停止から考えた作用方向を理解することが最も重要である．距骨下関節の軸に対しての各筋の位置関係で，各筋肉の距骨下関節に対しての作用方向が決まってくる．変形のない正常の足部では距骨下関節の軸に対し，腓腹筋，後脛骨筋，長母趾屈筋，長趾屈筋は内側にあり，後足部に対して内返し筋として作用し，腓骨筋は外返し筋として作用する．しかし前足部の軸は第2中足骨軸と考えられるので，長母趾屈筋は回内筋であり，長趾屈筋は回外筋と考えられる．この作用方向を基準に足部の変形を考える必要がある．

B 診断評価

1) 症状

下腿骨折後の変形癒合では下肢アライメント異常による荷重ストレスの集中が起こり，二次的変化として変形性足関節症を生じる．骨折が関節内に及び，変形治癒すると荷重ストレスの集中が起こり，次第に関節内変形は増強して外傷性変形性足関節症となる．外傷性変形性足関節症の症状は，一次性変形性足関節症の症状に準じると考えてよい．変形の増強に従い，足関節痛も可動域制限も増強する．さらに足部の変形により，足底の胼胝の形成や，距骨下関節への関節症の波及が起こる．

2) 病歴

外傷治療において最も重要なものは受傷機転である．どのような肢位で，どのような方向に外力が加わったか推察し，確認する．また，陳旧例の場合，それまでの治療経過は重要で，開放骨折だったかどうか，感染の既往，手術中の所見なども詳細に確認しておく．

3) 身体所見

正確な病態の把握には，圧痛部位は特に重要である．特に足根洞や距骨下関節の圧痛部位の把握は重要で，初学者のうちは，解剖書を手元に置き，距骨下関節を動かしながら，位置関係を確認することを勧める．次いで，足関節，距骨下関節，Chopart関節，Lisfranc関節の可動性を確認する．また，隣接する膝関節，足関節，距骨下関節の肢位による影響を調べる．たとえば，膝関節の伸展−屈曲の動きが，尖足状態の足関節の可動域に及ぼす影響は代表的である．膝屈曲位で足関節の背屈が増加すれば腓腹筋が関係し，これを延長すれば可動域は改善する可能性があると考えられる．また，足関節の背屈時に母趾の屈曲が増強し，底屈することで改善されれば，長母趾屈筋の癒着が考えられる．

C 画像診断

外傷後の遺残変形を評価するするには正常の形態を熟知する必要がある．健側が残っていれば，正常側として比較基準にできるが，足関節の形態には個人差だけでなく左右差があり，形態variationの許容範囲も含めて理解する必要がある．これまで足関節の形態は脛骨天蓋面について議論されてきた．西井は足関節天蓋面を内側，外側に分けて測定し，正面天蓋角（TAS）は87.5°±2.0°，内側正面天蓋角（TAS medial）は83.4°±2.0°，外側正面天蓋角（TAS lateral）88.2°±2.5°，側面天蓋角は80.4°±2.8°と報告している．また，腓骨長の評価では，距骨滑車上面から外側突起先端までの長さ（TL）に対する外果関節面の長さ（Fi）の割合が重要な指標で，Fi/TL×100＝87.7％であるが，正常側でも腓骨長が20％以上短縮している例が約8％存在しており，決定的指標とはならない[5]．

トモシンセシスは，これまで評価できなかった立位での足根骨の評価に非常に有用である．立位での足関節の適合状態，横アーチの評価などに威力を発揮する．

CTは立位の評価はできないが，足関節の適合状態，嚢腫の部位，骨棘の位置や形，足部水平断における腓骨，脛骨，距骨の位置関係の把握には特に有用である．

MRIは骨挫傷の位置や程度，X線像ではわかりにくい周囲関節の関節症性変化の把握に特に有用で，足関節足部の変形の病態の把握には欠かせないものとなっている．

術前計画を立てるためには，足関節2方向撮影，トモシンセシス（できれば立位），足関節のストレス撮影（特に内反ストレス，外反ストレス，前方引き出し，牽引ストレスなど）および足関節CT画像が必要である．

術後の経過観察では，CTやMRIを定期的に行い術前と比較し改善の指標とする．特に嚢腫や骨棘の変化に注意する．

D 保存療法

1) 日常生活指導と運動療法

変形性足関節症の足関節痛が増強した場合，足関節

に過剰な荷重をかけず安静にするよう指導する．

2）装具療法

足底挿板，足関節固定用装具，脚長差のあるものでは補高用装具を用いる．楔状足底挿板は変形を矯正する方向で用いることが多いが，逆に変形を増強させる方向に楔状足底挿板を用いたほうが効果がある場合もある．shoe insertでアーチを支持すると症状が軽減するものもあり，症例に応じて外来で患者に聞きながら，症状の軽減するものを選んでいる．足関節の可動域が良好な症例でも，動きを固定すると症状が軽減する場合，簡易型の固定用装具は有用である．手術をすぐにできない場合などにはスキーブーツ式のトータルコンタクト固定用装具を用いることもある．基本は日常生活を極力支障のないようにと考えている．

E 手術療法（▶動画⑫）

足関節の変形癒合は果部骨折や天蓋骨折で起こりやすく，特にPER型では腓骨の短縮が生じやすく，天蓋骨折では腓骨と天蓋関節面の関係が問題となる（図1）．腓骨変形癒合のない症例は脛骨遠位部で骨切りし関節面を外反し，距骨と腓骨を適合させる（図2，図3）．腓骨内反の症例にはまず腓骨を骨切りし，この腓骨に対して距骨を適合するように，脛骨遠位部で骨切りし関節面を外反する．腓骨が外反短縮した例では，腓骨を延長内反する（図4）．足部の凹足変形に対しては距骨下関節の温存の目的で，3関節固定はなるべく行わず，踵骨骨切り，足根骨骨切り，中足骨骨切り術を合併して対処している．踵足変形に対しては，踵骨の延長と下方移動術を行い，下腿三頭筋のレバーアームを長くして筋力が，効果的に作用するようにした．

重度変形例に対しては，まれに足関節固定術，距骨下関節固定術を行ってきた．

足関節固定術では固定肢位が重要で，正常の足関節中間位ではなく，足部のクリアランスをよくするため，足関節はやや外旋位で固定する．また，矢状面では脛骨の骨軸延長線上に距骨滑車が位置するよう配慮し，距骨が前方偏位しないよう留意が必要である．

エキスパートオピニオン

足関節の関節内変形に対しては，腓骨を含めた関節内骨切りによる矯正が基本である．最も足関節の骨折治療で問題となるのは腓骨の変形癒合で特に回旋異常を遺残しやすい．この変形に術者自身が気づいていないことが多く，足関節骨折の整復方法・骨接合法を見直すべきであると感じている．

文献

1) Paley D: Principles of Deformity Correction, Springer-Verlag, 2002
2) Teramoto T et al: The changes in the instability of the ankle joint after distal tibial oblique osteotomy performed for the treatment of osteoarthritis of the ankle joint. J J AEFLL **20**: 119-126, 2009
3) Teramoto T et al: Operative methods of arthroplasty used

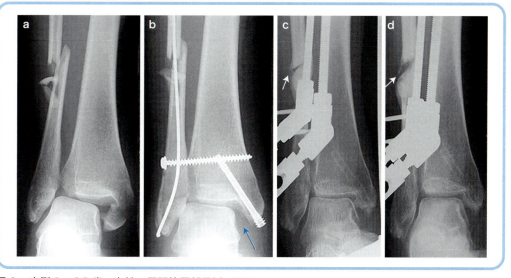

図1　症例1．26歳，女性．足関節果部骨折．PER type
　交通事故にて受傷後（a），他医にて骨接合を受けるも（b），腓骨の整復不良で変形癒合，腓骨は短縮，外反し，距骨は外側にシフトし，内側関節裂隙は開大していた．腓骨を骨癒合部で部で骨切りし（c），Ilizarov創外固定器を用いて，徐々に5mm延長したあと，内反矯正を行い矯正終了する（d）．術後足関節の不安定性は消失し足関節痛はなくなった（白矢印は延長部分，青矢印は内側関節裂隙の開大）．

Ⅱ．アドバンストピックス —— 1．外傷性疾患

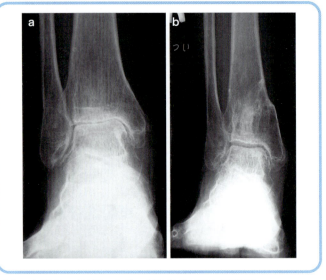

図2　症例2．47歳，女性．外傷性変形性足関節症
　20年前に受傷，足関節骨折の診断で他医で手術施行された．20年後，足関節痛を訴えて来院した（a）．術前側面X線で距骨は脛骨に対して前方移動していた．脛骨遠位斜め骨切り術（DTOO）を施行するも，背屈時距骨は足関節内に整復されなかった．アキレス腱を延長すると，距骨は背屈時にも整復された，術後5年足関節痛はなく，走るのも可能である（b）．

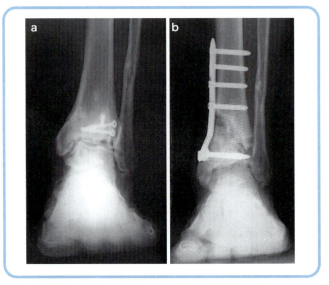

図3　症例3．40歳，男性．外傷性変形性足関節症
　3年前に受傷，天蓋骨折で他医で手術施行された．3年後足関節痛を訴えて来院した（a）．脛骨遠位斜め骨切り術（DTOO）を施行するも，患者が創外固定器を希望せず，プレート装着するため，内果部の内側を骨切除し，プレート装着，骨移植した．術後6ヵ月，疼痛はなくなり，ジャンプ，ランニング可能となり，重労働に復帰した（b）．

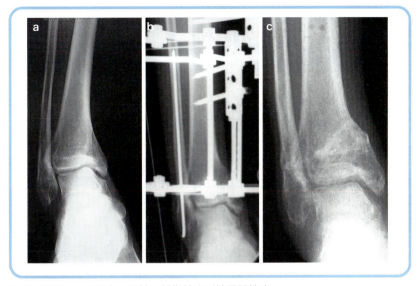

図4　症例4．44歳，男性．外傷性変形性足関節症
　8年前に受傷，足関節果部骨折での診断で他医で手術施行された．8年後足関節痛が増強し来院した（a）．腓骨の内反変形に対して，腓骨の外反骨切り施行，脛骨の関節面の内反変形に対して遠位脛骨斜め骨切り術（DTOO）を施行，腓骨はKirschner鋼線による髄内固定，脛骨はIlizarov創外固定器で固定，骨移植を追加した（b）．術後，足関節痛はなくなり，ジャンプ，ランニング可能となり，現職に復帰した（c）．

by intra-articular osteotomy of the knee joint and ankle joint-tibial condylar valgus osteotomy and distal tibial oblique osteotomy. J J AEFLL **25**: 169-176, 2014

4) 寺本　司ほか：変形性足関節症に対する遠位脛骨関節内骨切り術の臨床成績及び有用性．日足の外科会誌 **35**: 132-136, 2014

5) 寺本　司：足関節における外果の役割，腓骨を考える．vol.01, p.1-12. Dupuy Synthesis Japan 2014

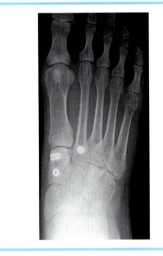

図4 Lisfranc 靱帯解剖学的再建術(LARS)後の足部単純 X 線像

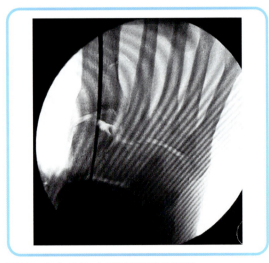

図5 イメージによる不安定性の確認

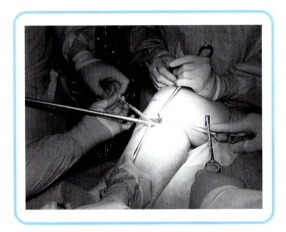

図6 同側膝内側より薄筋腱を採取

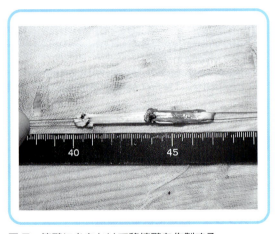

図7 筋腱に糸をかけて移植腱を作製する

的な評価を行い不安定性について評価を行う．

b．移植腱の準備

同側の膝内側から，薄筋腱 12 cm 以上を採取し(図6)，一方向を折り返し 4 cm のシングル側と 4 cm のダブルバンドル側の腱を作製する．これは Lisfranc 靱帯が太いために腱を重ねることにより太さを獲得する(図7)．

両側は，糸が抜ける状態にしておく．

c．足部の展開

第 2 中足骨背側に約 2 cm の皮切を置き，第 2 中足骨基部を展開する．第 1 中足骨第 2 中足骨の間には，足背動脈や，深腓骨神経が走行するため展開には注意が必要である．特に，陳旧症例では軟部組織の癒着が高度のため，細心の注意が必要である．

d．骨把持鉗子を用いての Lisfranc 関節の整復位確保

第 2 中足骨基部を展開し，第 2 中足骨と第 2 楔状骨で形成される関節を 23〜25G 針などを用いて確認する．同時に関節面の方向も確認する．続いて離開部の整復を行う．新鮮例では介在物を除くと，比較的容易に整復を得ることができる．陳旧症例では，離開した Lisfranc 関節に瘢痕組織が挟まり込むため，これらを取らないと骨把持鉗子を使用しても整復位が得られにくい(図8)．

e．第 2 中足骨への骨孔の作製

インターフェランススクリューのガイドワイヤーを刺入し，第 2 中足骨の足根中足関節から 6 mm 遠位に靱帯の中心が位置するよう深さ 15 mm の骨孔を作製す

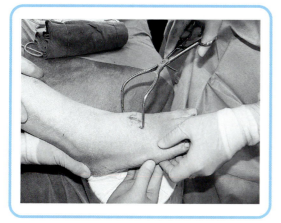

図8　鉗子を用いての整復

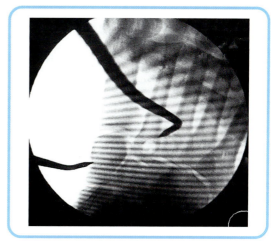

図9　第2中足骨基部に骨孔を作製

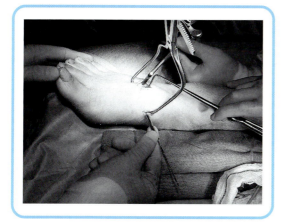

図10　第1楔状骨からガイドワイヤーを刺入

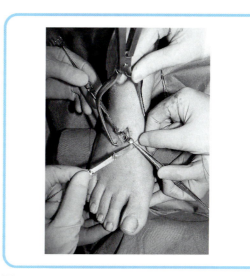

図11　インターフェランススクリューで移植腱を固定

る．骨の幅に対して骨孔の大きさがあるため，骨折に十分注意して骨孔を作製する（図9）．

　f．第1楔状骨から第2中足骨基部への骨孔の作製

　第1楔状骨内側に2cmの皮切を置き，前脛骨腱を損傷しないように注意しながら第1楔状骨に達する．第2中足骨骨孔に向けて足底と水平方向にガイドワイヤーを刺入する．ガイドワイヤーが適切に刺入されると，足部背側よりガイドワイヤーが，第2中足骨基部に作製した孔より確認ができる．深さも直視することができるので，確認をする（図10）．

　g．Lisfranc靱帯の再建と固定

　薄筋腱のダブルバンドル側を骨孔に通しインターフェランススクリューで，最初に第2中足骨基部を，次に第1楔状骨内側の順番で骨移植・固定する（図11）．

　h．背側靱帯の再建と固定

　最後に第1楔状骨背側に1cm皮切を置き，背側靱帯を固定するため，第1楔状骨背側面の位置をイメージで確認する．1cmの皮切を置き，足背の血管神経束と長母趾伸筋腱の下を通し背側の靱帯を作製し，第1楔状骨背側よりインターフェランススクリューで固定する．

　i．イメージでの動的な評価

　イメージでスクリューの固定性と離開がないことを確認する（図12）．

4）Lisfranc関節固定による治療法

　靱帯損傷など軟部組織損傷や靱帯再建術を行う．転移が大きく疼痛が残存する症例では関節固定も考慮する．Lisfranc関節部アライメント不良での固定は足底部に胼胝形成など疼痛残存の原因となるので注意が必

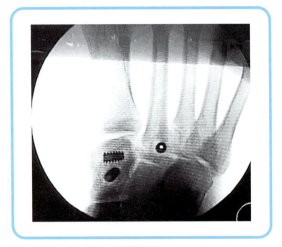

図 12　イメージでの最終確認

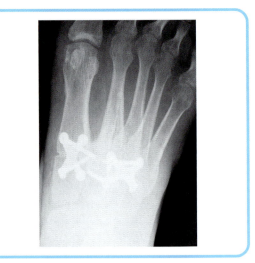

図 13　Lisfranc 関節固定術後単純 X 線像

要である（図 13）．

文献

1) Myerson MS et al: Fracture dislocations of the tarsometatarsal joints: end results correlated with pathology and treatment. Foot Ankle **6**: 225-242, 1986
2) Hirano T et al: Newly developed anatomical and functional ligament reconstruction for the Lisfranc joint fracture dislocations: a case report. Foot Ankle Surg **20**: 221-223, 2014
3) Hirano T et al: Anatomical considerations for reconstruction of the Lisfranc ligament. J Orthop Sci **18**: 720-726, 2013

8 足関節の靱帯損傷 — 1. 総論

【キーワード】
足関節，靱帯，捻挫，前距腓靱帯，踵腓靱帯，脛腓靱帯，三角靱帯

A 疾患概念・病態

1）解剖

　足関節の靱帯は，外側靱帯，内側靱帯および遠位脛腓靱帯に分けられる．足関節外側靱帯は前距腓靱帯（anterior talofibular ligament：ATFL），踵腓靱帯（calcaneofibular ligament：CFL）および後距腓靱帯（posterior talofibular ligament：PTFL）よりなる．内側靱帯はその形状から三角靱帯とも呼ばれる．内果から起始し，舟状骨・距骨・踵骨に付着する．表面から観察できる浅層と，関節内から観察される深層に分けられる．遠位脛腓靱帯は前下脛腓靱帯と後下脛腓靱帯および骨間靱帯に分けられる．

2）病態

　足関節外側靱帯損傷は，足関節靱帯損傷のなかで最も多い損傷である．外側靱帯損傷は底屈内返し捻挫により起こる場合が多い．まず，ATFLが損傷され，さらに強い力がかかるとATFL，CFLの複合損傷が起こる．損傷の重症度は様々な分類があるが，Ⅰ度ATFの部分断裂，Ⅱ度ATF完全断裂，Ⅲ度ATF，CFの完全断裂として表現されることが多い．重度靱帯損傷，損傷の繰り返し，不適切な治療やアライメント異常などの様々な要因により，新鮮損傷から陳旧性損傷に移行し，足関節不安定症の要因となる．

　内側靱帯は強靱な靱帯であるため，高エネルギー外傷での受傷が多い．単独での完全断裂はまれであり，遠位脛腓靱帯損傷，果部骨折，腓骨近位骨折などを合併する場合が多い（図1）．スポーツ選手などにおいて，まれに深層のみの損傷が起こる場合がある．損傷後の滑膜増生や瘢痕形成などにより，内側インピンジメント症候群の原因となる場合がある．

　遠位脛腓靱帯損傷は足関節に外旋ストレスがかかった場合に受傷する．果部骨折，腓骨近位骨折や内側靱帯損傷を合併することが多い（図1）．スポーツ選手などにおいて，まれに前下脛腓靱帯の単独損傷がみられ，外側靱帯損傷と鑑別が必要となる．前下脛腓靱帯下端の損傷は距骨と干渉することにより，前方インピンジメント症候群の原因となることがある．

　陳旧性足関節靱帯損傷の症状は，初期は繰り返す捻挫や損傷靱帯部の疼痛のみであるが，病状が進行する

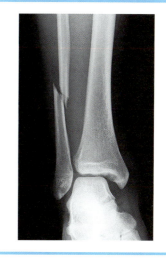

図1　内側靱帯損傷，脛腓靱帯損傷，腓骨骨折の合併損傷例
腓骨骨折とともに内側関節裂隙および脛腓間開大がみられる．

と運動時の疼痛を自覚するようになり，軟骨損傷や骨棘形成に伴う関節炎症状や足関節インピンジメント症候群を併発するようになる．さらに変形性関節症に進行すれば，可動域制限や歩行時の疼痛もみられるようになる[1]．

B 診断・評価

1）問診

　新鮮損傷の場合，受傷時の外力のかかり方と肢位を確認する．最も多い，内返し捻挫の場合は外側靱帯損傷の可能性が高い．外返し，または外旋ストレスにより受傷した場合は，内側靱帯や遠位脛腓靱帯損傷の可能性がある．内側靱帯，遠位脛腓靱帯損傷は外側からタックルを受けるなどの強い外力により受傷する場合が多い．新鮮損傷の場合でも，以前から陳旧性損傷があった可能性があるため，過去の受傷歴を確認する．

　陳旧性損傷の場合，捻挫を繰り返すことを主訴とする場合が多い．最初の受傷時期，捻挫の頻度，捻挫時の肢位を確認する．病状が進行し，軟骨損傷や関節炎症状がみられる場合は，運動中，運動後の足関節痛が

主訴となる場合もある．

2）身体所見

a．腫脹，皮下出血

軽症新鮮損傷で早期の場合は腫脹と皮下出血の部位から損傷部位の確認ができる．受傷後時間が経過すると，皮下出血が足底側に移動するので注意が必要である．重度損傷の場合は皮下出血が広範囲にみられ，関節内血腫などにより，足関節全体が腫脹するため，損傷靱帯の識別が難しくなる．陳旧性損傷では腫脹がみられないことも多い．再受傷後の受診の場合は新鮮損傷と同様の所見となるが，初回損傷より腫脹と皮下出血は軽微な場合が多い．関節炎症状がある場合は足関節全体が腫脹する．

b．可動域

新鮮損傷では疼痛を伴う可動域制限を認める場合が多い．外側靱帯損傷では内返し制限，内側靱帯損傷では外返し制限がみられる．陳旧性損傷の場合も同様の可動域制限を認めるが，疼痛による制限は新鮮損傷より少なくなる．罹病期間が長い場合は，足関節インピンジメント症候群や関節炎症状により底背屈制限がみられるようになる．

c．圧痛点

圧痛点により損傷靱帯の部位を推測することができる．外側靱帯損傷の場合はATFL，CFLそれぞれの圧痛点の有無を確認する．前下脛腓靱帯とATFLは互いに近いが，圧痛による鑑別が概ね可能である．足関節近位まで圧痛がみられる場合は前下脛腓靱帯損傷を疑う．外側靱帯損傷には内側の軟骨損傷を伴う場合があり内果周囲の圧痛の有無も確認する．

d．ストレステスト

外側靱帯損傷を疑った場合，前方引き出しテストによりATFLを評価する．検者が下腿を片手で保持して，もう片方の手で踵または前足部を前方へ引き出す（図2）．動揺性が確認できれば，ATFLが断裂していると判断できる．前方引き出しテストは健側も行い，動揺性を比較する．前下脛腓靱帯損傷を疑った場合，外旋ストレステストを行う．検者が片手で下腿近位を保持して，もう片方の手で前足部を持って足関節を外旋させる（図3）．前下脛腓靱帯損傷に一致した疼痛が誘発されれば前下脛腓靱帯損傷が強く疑われる[2]．

3）画像所見

単純X線画像ではまず骨折の有無を確認する．荷重が可能であれば立位単純X線画像を撮影し，アライメントと関節症性変化を評価する．正面像では足関節内反角，関節裂隙狭小化，脛腓間開大の有無を確認する．脛腓間距離は必ず健側も撮影して比較する（図4）．側面像では関節裂隙，骨棘形成，遊離体，三角骨の有無を確認する．外果部剥離骨折やos subfibulareは通常の足関節正面側面像では確認しにくい．これらを疑う

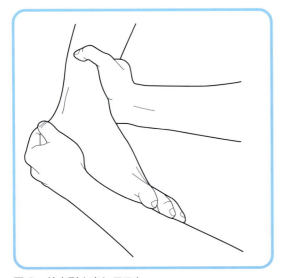

図2　前方引き出しテスト

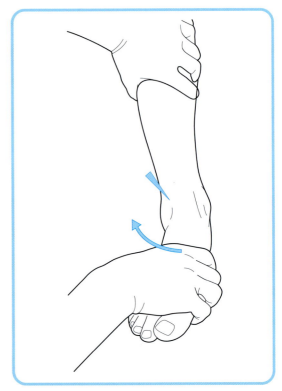

図3　外旋ストレステスト
片手で下腿を固定し，もう一方の手で足に外旋ストレス（矢印）をかける．前下脛腓靱帯損傷がある場合に疼痛が誘発される（矢頭）．

場合は Haraguchi らの撮影方法で撮影を行うと確認することが可能である（ベーシックトピックス画像診断の項（p.19）を参照）．遠位脛腓靱帯損傷が疑われる場合は，腓骨近位部骨折を合併している可能性があるため，下腿近位部に疼痛がある場合は，同部の X 線撮影も行う．

ストレス X 線画像では正面像で内返しストレスによる距骨傾斜角，側面像では前方引き出しストレスによる前方引き出し距離を計測する[1]（図5）．健側の計測値は患者による差が大きいため，計測値は健側と比較して評価することが望ましい．撮影時の肢位，ストレスの力と方向，患者の疼痛の有無などにより，計測値にばらつきが生じるため，信頼性に疑問はあるものの，現時点においては，足関節不安定性を定量的に計測することのできる貴重な検査のひとつである．

CT は骨性要素の評価のために有効である．剥離骨片，過剰骨，遊離体，骨棘，三角骨などの位置や大きさを確認することに優れている．腱・靱帯を三次元 CT で再構成すれば，骨片と靱帯の位置関係を確認することもできるため，術前計画に有効である．脛腓間の転位は，CT により前後方向の転位の評価も可能であり，単純 X 線画像より詳細な評価が可能である．

MRI は T2 強調像により靱帯損傷が描出可能である．内側靱帯，脛腓骨靱帯は比較的描出は容易であり，靱帯断裂の診断に有効である．外側靱帯損傷のうち ATFL 損傷の描出は可能であり診断に有効である（図6）が，CFL 損傷は通常の撮影では描出が困難である．CFL 損傷がある場合，腓骨筋腱周囲の浮腫像がみられることから損傷が推測されるが，現状においては信頼できる結果を得ることは難しいと思われる．靱帯損傷に合併する骨軟骨損傷，関節内遊離体，腱損傷などを検出するために MRI は非常に有効である．

超音波により ATFL は比較的容易に描出することができる（図7）．外来において靱帯損傷の有無を画像で確認でき，ストレスをかけながら動体での評価も可能である．しかし，CFL は腓骨筋腱の深層にあるため描出は難しい．今後，診断手技が確立され，CFL 損傷の診断精度が上がれば有効な検査になりうると期待される．

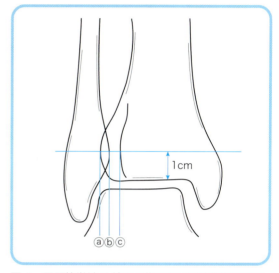

図4　足関節単純 X 線正面像における遠位脛腓関節の評価
ⓐ：腓骨切痕前縁，ⓑ：腓骨の内側縁，ⓒ：腓骨切痕後縁
脛腓間の離開がある場合，ⓐⓒに対してⓑⓒの割合が拡大する．

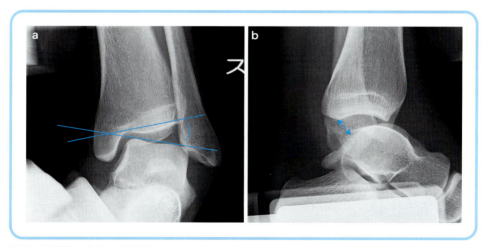

図5　足関節ストレス X 線像
　a：内反ストレス撮影
　b：前方引き出しストレス撮影
　内反ストレスでは距骨傾斜角，前方引き出しストレスでは前方引き出し距離を計測する．

Ⅱ．アドバンストピックス ── 1．外傷性疾患

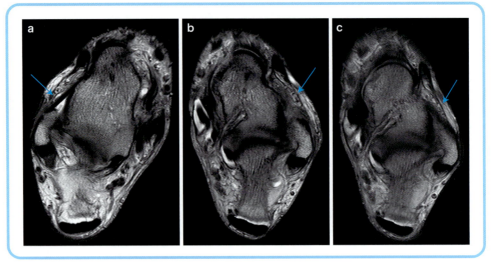

図6　前距腓靱帯の MRI T2 強調像
　a：正常像．前距腓靱帯が低輝度の線維として描出される（矢印）．
　b：新鮮損傷像．靱帯の線維が不明瞭となる（矢印）．
　c：新鮮損傷後6ヵ月．修復された靱帯線維が描出されている（矢印）．

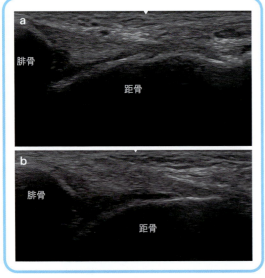

図7　前距腓靱帯の超音波画像
　a：正常像．前距腓靱帯は腓骨と距骨をつなぐ直線として描出される．
　b：陳旧損傷例．靱帯線維が肥厚し，腓骨側で線維の走行が不明瞭となっている．ストレスをかけると靱帯断端が腓骨から離れる様子が観察できる．

エキスパートオピニオン

足関節外側靱帯損傷が陳旧性となる要因や変形性足関節症に移行する要因として，足関節果部内反変形が考えられている．このため，足関節靱帯損傷の診察をする場合は，関節症性変化の有無と下肢アライメントの評価を行う必要がある[3]．

C 保存療法

1）足関節外側靱帯損傷

　新鮮足関節外側靱帯損傷に対して，受傷直後は RICE 療法を行い，その後固定，機能的訓練を行う．固定期間は重症度により判断する．不安定性のないⅠ度損傷の場合は装具を装着する．不安定性を伴うⅡ度以上の損傷の場合はギプス固定を行う．荷重は疼痛の程度に応じて可能な限り早期から行うようにする．ギプス除去後は半硬性装具を装着して筋力訓練と可動域訓練を行う．初期は底屈内返しを制限した背屈中心の訓練を行い，靱帯修復期間を待って底屈内返し訓練を行う．Ⅱ度以上の損傷の場合，装具は少なくとも受傷後3ヵ月は装着する．再発予防のために，腓骨筋を中心とした足関節周囲の筋力強化，バランスボードなどを用いたバランス訓練を行う[1]．
　陳旧性足関節外側靱帯損傷に対しては装具やテーピングによる保護，可動域訓練，足関節周囲の筋力訓練，バランス訓練を行う．足関節内反がみられる場合は，外側ウェッジの足底板も有効である．

エキスパートオピニオン

新鮮足関節外側靱帯損傷に対しては，かつて手術療法が多く行われてきたが，保存療法の有効性が多く報告され，近年は保存療法が基本となっている．早期復帰を目指すスポーツ選手に対しては，ギプス固定を行わずに早期機能的訓練を行うことが望ましいが，厳密な管理下での訓練が必要となる[3]．治療環境が整わない場合は，早期にギプス固定を行ったほうが安全である．われわれはⅡ度損傷には1週，Ⅲ度損傷には3週のギプス固定を行っている．

2）足関節内側靱帯損傷

単独での完全断裂は少なく，単独損傷では部分損傷である場合が多い．不安性のない単独損傷は保存的加療の適応となる．不安定性があっても，単独損傷で徒手的に解剖学的整復が可能な場合は保存的加療が可能である．1〜3週のギプス固定後に腫脹と疼痛が軽快してから半硬性装具を装着する．荷重は疼痛の程度に応じて可能な限り早期から行う．初期は外返しを制限し，靱帯の修復を待って外返し訓練を行う．受傷後約3ヵ月装具装着を行う．

3）脛腓靱帯損傷

骨折，不安定性を伴わない場合は保存的加療を行う．背屈により脛腓間が開大するため，初期の固定は中間位から軽度底屈位で行う．疼痛腫脹が軽減してからギプスを除去し，半硬性装具を装着して可動域訓練を行う．背屈が可能となってから，疼痛の程度に応じて荷重を行う．全荷重が可能となったあとに徐々に背屈訓練を行う．

D 手術療法

1）足関節外側靱帯損傷

新鮮足関節外側靱帯損傷に対する手術適応は，若年の重症例に限定される．陳旧性損傷では前述の保存療法により改善がみられない場合に手術適応となる．現在多く行われている手術は修復術，補強術および再建術に分けられる．かつて，腓骨筋腱を用いた腱固定術が多く行われていたが，非解剖学的な制動のため長期成績に問題があるため，現在は行われることは少なくなった．修復術（Broström 法）は残存靱帯の強度が十分な場合に選択される（図8）．修復術には残存靱帯を一度切離して縫縮する方法と腓骨付着部から剝離し，引き上げて腓骨に縫着し直す（前進法）がある．修復術はこれまでに良好な長期成績が報告されている．残存靱帯の強度に不安がある場合は補強術を施行する．補強には下伸筋支帯が用いられることが多い．下伸筋支帯後縁を剝離し，外果前縁に縫着する Gould 法が有名であり，Broström と合わせて用いられる場合が多い（図9）[2]．近年，関節鏡視下に Broström 法および Gould 法が行われるようになり，良好な短期成績が報告されている[4]．

再建術については後項にて詳細を説明する．

> **エキスパートオピニオン**
>
> 足関節靱帯損傷には軟骨損傷を伴うことが多く，予後に影響する．このため，手術の際には，修復術の前に，必ず足関節鏡を行う．われわれは靱帯の展開の際，関節包と腓骨骨膜を一体としてL字に切開し，ATFLを腓骨付着部より剝離して翻転する．これにより，靱帯実質を傷つけることなく，展開することができる．また，os subfibulare がある場合も関節包側から靱帯実質を温存して切除することが可能である（図10）．Gould 法は非解剖学的な補強となるため，われわれは補強術が必要な場合，下伸筋支帯の中央を短冊上に切離し，遊離移植片として補強に用いている（図11）[5]．

2）足関節内側靱帯損傷

足関節内側靱帯損傷は他の損傷を伴う場合が多く，他の損傷と同時に手術が行われる場合が多い．骨折および脛腓間の整復固定後，解剖学的に整復されていない場合は観血的整復と縫合が行われる．内果先端を中心に縦切開を加える．深層を観察するために，浅層を線維方向に縦切開し深層を観察して縫合する．深層を縫合後，浅層を縫合する．

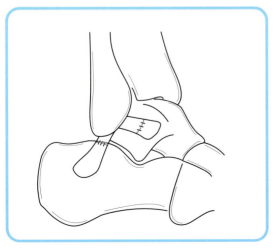

図8 Broström 法

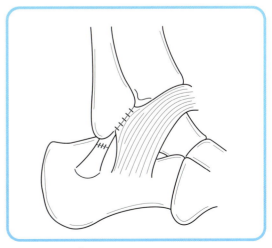

図9 Gould 法

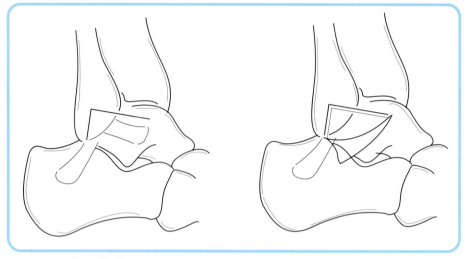

図10　足関節外側靱帯のL字切開による展開

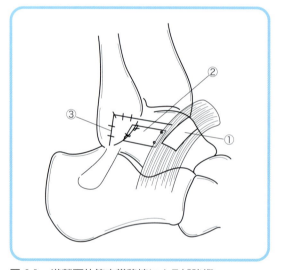

図11　遊離下伸筋支帯移植による補強術
　①下伸筋支帯より遊離移植片を採取
　②遊離移植片を移植して前距腓靱帯補強
　③関節包を靱帯とともに引き上げて縫合

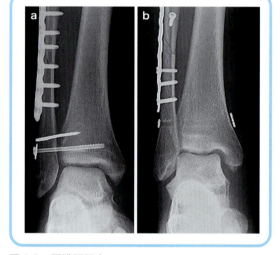

図12　脛腓間固定
　a：スクリュー固定（前方のステープル固定を併用）．図1と同一症例．
　b：ワイヤー固定

3）遠位脛腓靱帯損傷

　脛腓間の転位が明らかな場合は手術療法が選択される．脛腓間スクリュー固定を行うことが一般的であるが，荷重による折損の可能性があるため，荷重前に抜釘が必要である（図12a）．早期に抜釘すれば脛腓間が開大することもあり，荷重時期が遅れることが，早期復帰を目指すスポーツ選手には問題であった．近年，抜釘を行わずに荷重可能な脛腓間ワイヤー固定が行われるようになっている（図12b）．ボタンを用いた脛腓間ワイヤーはスクリューと同等の強度を有し，整復不良を起こしにくい利点がある．長期成績は明らかではないが，今後，有用な手術法となると考えられる[2]．

　前下脛骨腓骨靱帯単独損傷に伴う前方インピンジメント症候群に対しては，関節鏡視下での前下脛腓靱帯遠位部切除が有効である．

文献
1) 杉本和也：足関節靱帯損傷．図説 足の臨床，第3版，高倉義典（監修），田中康仁，北田　力（編），メジカルビュー社，p.279-304, 2010

2) Clanton TO et al: Athletic injuries to the soft tissue of the foot and ankle. Mann's Surgery of the Foot and Ankle, 9th Ed, Coughlin MJ et al (eds), Elsevier Saunders, p.1531-1659, 2014
3) Sugimoto, K et al: Chondral injury of the ankle with recurrent lateral instability: an arthroscopic study. J Bone Joint Surg Am **91**: 99-106, 2009
4) Sugimoto K et al: Recent development in the treatment of ankle and subtalar instability. Open Orthop J **11**: 687-696, 2017
5) 杉本和也：重症度に応じた足関節外側靱帯再建術. 関節外科 **19**: 94-101, 2000

Ⅱ．アドバンストピックス ── 1．外傷性疾患

8 足関節の靱帯損傷 ─ 2．術式：解剖学的外側靱帯再建術

【キーワード】
二重束代用靱帯，解剖学的代用靱帯設置，生理的運動性，外側靱帯再建術，薄筋腱

A 疾患概念・病態

　前距腓靱帯は，外果前方に起始部があり距骨滑車の前外側縁に停止部がある．60％の足関節では，上方線維束と下方線維束に二分しており，上方線維のほうが太く，底背屈時には長さ・変化量も大きい（図1）．前距腓靱帯が断裂すると，内側の三角靱帯を軸として，距骨滑車は内旋しながら前方に偏位する[1]．前距腓靱帯に加えて踵腓靱帯も断裂すると急激に不安定性が増大し，距骨は内反しながら前方に亜脱臼する（図2）．

　踵腓靱帯の起始部は，外果前方の前距腓靱帯起始部の直下にあり，腓骨遠位関節最下端の後方に位置する（図3）．踵腓靱帯の単独損傷はまれであり，切離しても距腿関節の不安定性の増大は軽度である．しかし，重度の外側靱帯損傷のあと，踵腓靱帯の機能不全のみが遺残することがあり，距骨下関節不安定性の一因となっている．

　足関節に不安定性があると，足関節天蓋や距骨頚部内側に負荷が増大して，骨棘を形成し，しばしばインピンジメントの原因となる．

B 診断・評価

1）症状

a．関節痛

　足関節外側靱帯不全の最も多い症状は，内果と距骨滑車との関節面の圧痛である．不安定性があると高率に関節損傷と滑膜炎が起こっている．

b．不安定性

　繰り返す内返し捻挫とその不安感がある．スポーツ選手では急激な方向転換やフェイント動作ができなくなり，受傷前の「キレのある動き」が失われる．

c．腓骨筋の疲労

　下腿外側に1日の終わりには重苦感があり，外果後方に腓骨筋腱鞘炎がみられる．

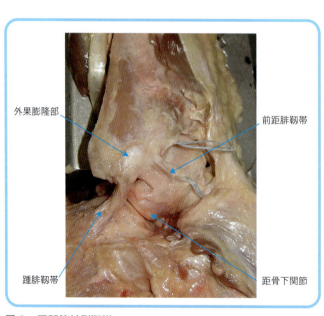

図1　足関節外側靱帯
　外果前面にある膨隆部の関節面側に，腓骨遠位関節面最下端があり，前距腓靱帯はその前上方に，踵腓靱帯はその後下方に位置する．

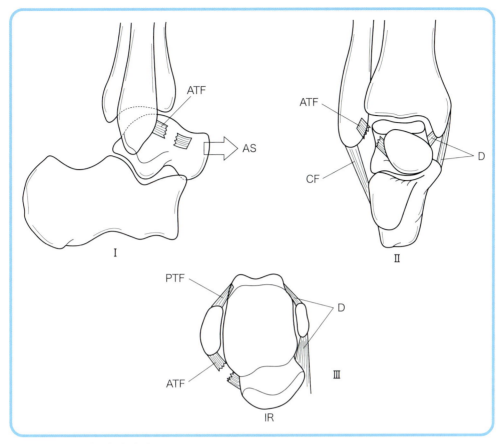

図2 前距腓靱帯の切離実験
前距腓靱帯を切離すると距骨滑車は内旋しながら前方に偏位する.
(Sarrafian's Anatomy of the Foot and Ankle, 3rd Ed, Kelikian AS (ed), Lippincott Williams & Wilkins, p.523を参考に作成)

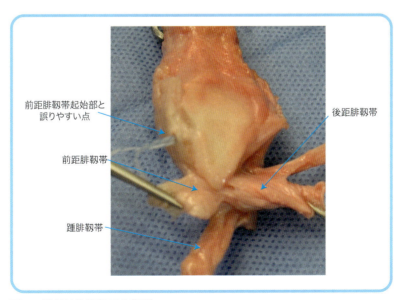

図3 腓骨遠位関節面と靱帯
腓骨遠位関節面側から観察すると,関節面最下端の前方に前距腓靱帯が,後方に後距腓靱帯の起始部があり,踵腓靱帯の起始部は前距腓靱帯の起始部の後下方に位置する.

2）診断
a．不安定感の確認
触診では前方引き出しテスト時の外果前方の移動量やdimple sign，超音波画像での滑車の移動量，ストレスX線写真での前方引き出し量や距骨傾斜角が有用である（図4）．

b．踵腓靱帯不全の確認
踵腓靱帯に指を当て，足部を底屈位で回内外旋する（pronation-external stress test）と痛みや不安感を誘発できる[2]．

c．合併損傷評価
距骨骨軟骨損傷の合併に頻度は高く，術前にMRIを撮っておく．

3）評価
① 機能評価には，日本足の外科学会機能評価法後足部を用いる．
② 自己評価にはSafe-Qを用いる．
③ 客観的評価には，診断で用いた超音波画像での滑車の移動量，ストレスX線写真での前方引き出し量や距骨傾斜角が有用である．

C 手術療法 （▶動画⑬）

1980年代半ばまではWatson-Jones法やChrisman-Snook法などの腱固定手術が行われていたが，バイオメカニクス研究の進歩により，日本では早期から解剖学的位置への再建術が試みられてきた[3]．筆者らの開発した術式は，最も早期から解剖学的再建術を目指した術式であるが，本項では術式の概要について記載する[4,5]．

1）術式のカギ
① 足関節の可動性と良好な安定性を獲得するためには，a）再建部位，b）再建材料，c）固定方法が重要な因子である．
② 外果前方に前距腓靱帯と踵腓靱帯の起始部は近接して存在し，腓骨外側関節面の最下端が両靱帯起始部を分けている．
③ 足関節外側靱帯は15～20mmと短いため，十分な初期張力をかけないと不安定性を遺残しやすい．

2）手術手技
a．関節鏡視下操作
内果側の距骨頚部や天蓋外側の骨棘を切除し，炎症性滑膜を切除後，遺残靱帯の状態を評価し，腓骨外側関節面の最下端に2.4mmのガイドワイヤーで印をつける．

b．二重束移植材料
脛骨の鵞足停止部に4cmの切開を加え，薄筋をストリッパー（open tendon stripper）で採取し，80mmずつ2本に分ける．U字状に2つ折りして，断端側を2-0テトロンで縫合しポリエステルメッシュ（LK-5）をループに通して40mmの二重束自家腱からなる移植材

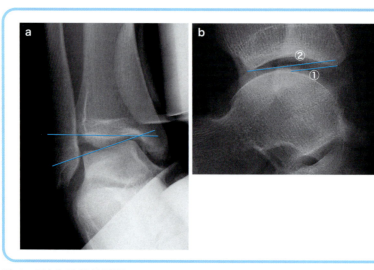

図4　ストレスX線写真
　a：距骨傾斜角
　b：前方引き出し率
　Ant. Drawer＝①/②×100
　（Normal＜65%）
　Telos deviceで150Nかけた内反ストレスと前方引き出しのX線写真を撮影する．

料を作製する(図5).

c. 外果骨孔の作製

皮切は外果前方膨隆部を通る4cmの斜切開を用い，前距腓靱帯の起始部から外果後方の上腓骨筋腱支帯近位に向けてガイドワイヤーを刺入する．前後方向に外果を貫通する径5.5mmの前距腓靱帯再建のための骨トンネル(1)をつくる．次いで，外果前方の骨孔後縁から腓骨近位に向けてガイドワイヤーを刺入し，径5.5mmのドリルで外果の皮質に当たるまで踵腓靱帯再建のための骨トンネル(2)を切削する(図6)．外果外側からこのトンネルに向けてガイドワイヤーを刺入し径5.5mmのドリルで開窓してトンネル(2)を貫通させる．

d. 距骨骨孔の作製

前距腓靱帯は距骨外側関節面の前縁に停止する．2.4mmのガイドワイヤーを3mm程関節内側に移動して距骨頚部に向けて刺入し，径5.5mmのドリルで深さ15mmのソケットを作製する(図7).

e. 踵骨骨孔の作製

腓骨筋腱を後方にレトラクトして，踵腓靱帯停止部を展開し径2.4mmのガイドワイヤーを内後方側に向けて刺入し，径5.5mmのドリルで深さ15mmのソケットを作製する(図8).

f. 靱帯停止部の固定

Twinfixアンカーの1本の糸を引き抜き，もう1本をその穴に通してωループ状のアンカーにして，踵骨

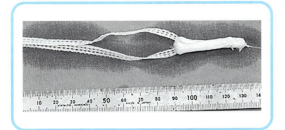

図5 二重束ハムストリングの代用靱帯
薄筋腱を主に使うが，腱を二重束にして径5mm，長さ40mmの代用靱帯をつくる．固定のためLK-5をリーダーとして連結する．

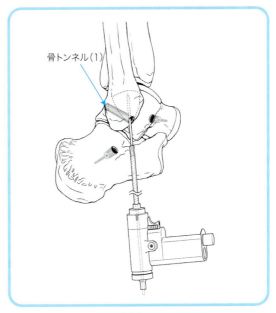

図6 外果骨トンネル作製
踵腓靱帯用の骨トンネルは，刺入部を後方に偏位させることで，外果前方の骨孔を縦長の楕円形にする．

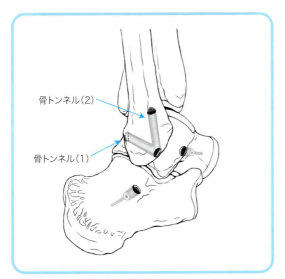

図7 外果骨トンネルと停止部のソケット
外果には入口を共有する2本の骨トンネルを，靱帯停止部には径5.5mmで深さ15mmのソケットを作製する．

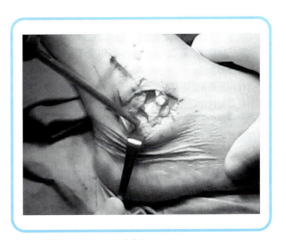

図8 踵骨ソケットの作製
踵腓靱帯の停止部は，長短腓骨筋腱を後方に避けると展開しやすい．

Ⅱ．アドバンストピックス ― 1．外傷性疾患

8 足関節の靱帯損傷 ― 3．術式：鏡視下外側靱帯再建術

【キーワード】
足関節外側靱帯，前距腓靱帯，踵腓靱帯，靱帯再建術，最小侵襲手術

A 術式の選択と適応

術式の選択は，術前および術中に行う残存靱帯の性状評価により行う．靱帯線維が残存している場合は，これを再建組織として用いる Arthroscopic Broström 法を行う．一方，大きな os subfibulare を伴う場合は，鏡視下にこれを処置するのは難しいため，open Broström 法[1]を行う．靱帯線維が残存していない場合は，自家薄筋腱を再建組織として用いる Antiroll 法を行う．Antiroll は，足関節外側靱帯の解剖学的再建術式であり，Anatomical reconstruction of the lateral ligaments of the ankle の下線部をとり，Dalhausie 大学の Mark Glazebrook 教授により命名された．Antiroll は関節鏡視下に行う Arthroscopic Antiroll（A-Antiroll）[2]と経皮的に行う Percutaneous Antiroll（P-Antiroll）[3]に分けられる．A-Antiroll は，関節内合併病変を直視下に診断・治療できる利点があるが，手技的に難易度が高い．P-Antiroll では関節内を観察することはできないが，A-Antiroll に比べて手技は容易である．したがって，距骨骨軟骨損傷や足関節前方インピンジメントといった関節内合併病変の処置が必要な場合は前者を，靱帯再建のみを行う場合は後者を選択している．本項では Arthroscopic Broström 法については動画で紹介し（▶動画⑭），本文では A-Antiroll について論述する．

エキスパートオピニオン
ストレス超音波検査[4]は，関節鏡評価の結果とよく相関しており，術前に術式を決定するのに有効なツールである．

B 手順と要点

肢位は仰臥位とし，患肢の下腿を leg holder で保持する．駆血帯は，通常用いないが，出血により視野が妨げられる場合に使用するため大腿に装着しておく．

1) Step 1：ポータルの作製

medial midline（MM）portal，accessary anterolateral（AAL）portal および subtalar（ST）portal を用いる．関節内合併病変の処置を行う場合は，anterolateral

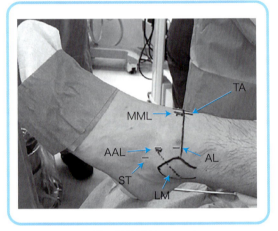

図1　A-Antiroll 法で使用する portal
TA：前脛骨筋腱（tibialis anterior tendon），LM：外果（lateral malleolus），MML：medial midLine portal，AAL：accessory anterolateral portal，ST：subtalar portal，AL：anterolateral portal

（AL）portal を追加する（図1）．

2) Step 2：自家薄筋腱の採取と移植腱の作製

まず，移植腱として用いる自家薄筋腱を採取する．患肢の股関節を屈曲外旋位，膝関節を屈曲位とし，膝内側面が上方に向く肢位とする．薄筋腱脛骨付着の直上に約3cmの縦切開を置き，軟部組織を剥離して薄筋腱を展開し，tendon harvester を用いて自家薄筋同腱を140mm 以上の長さに採取し，図2に示すようなY字状の移植腱を作製する．

3) Step 3：骨孔の作製

腓骨骨孔の作製には，viewing portal として MM portal を，working portal として ST portal を使用する．腓骨関節面の遠位端外側部を3.5mm 電動シェーバーや組織蒸散システムを用いて掻爬し，ATFL 付着と CFL 付着の境にある小結節（fibular obscure tubercle：FOT）を展開する（図3a）．ここから，腓骨長軸に対し約30°近位後方に向かい基部に小孔のあるガイ

8. 足関節の靱帯損傷 — 3. 術式：鏡視下外側靱帯再建術

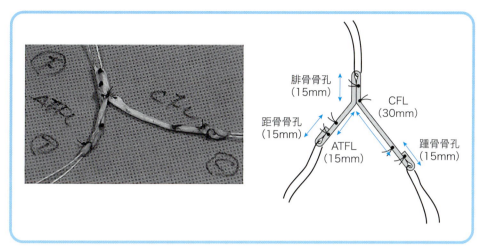

図2 A-Antiroll Step 1：移植腱

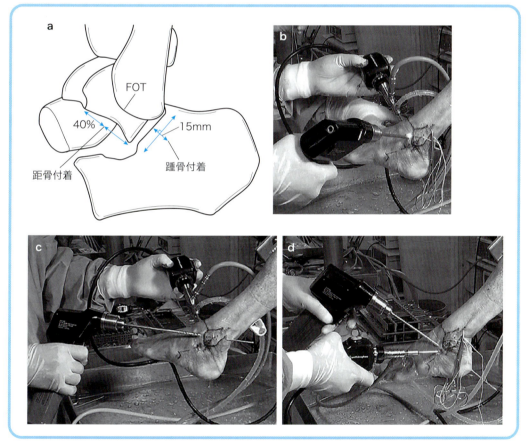

図3 A-Antiroll Step 2：骨孔の作製
　a：ATFL付着とCFL付着の境にある小結節（fibular obscure tubercle：FOT）を展開する．
　b：FOTから，腓骨長軸に対し約30°近位後方に向かいガイドワイヤーを刺入し対側の皮膚を貫いたあと，径6mm，深さ20mmのオーバードリリングを行う．
　c：ATFLの距骨付着部から内果遠位端に向かいガイドワイヤーを刺入し対側の皮膚を貫いたあと，径6mm，深さ20mmのオーバードリリングを行う．
　d：CFLの踵骨付着部より約5mm近位から踵部後正中に向かいガイドワイヤーを刺入し対側の皮膚を貫いたあと，径6mm，深さ30mmのオーバードリリングを行う．

Ⅱ．アドバンストピックス ── 1．外傷性疾患

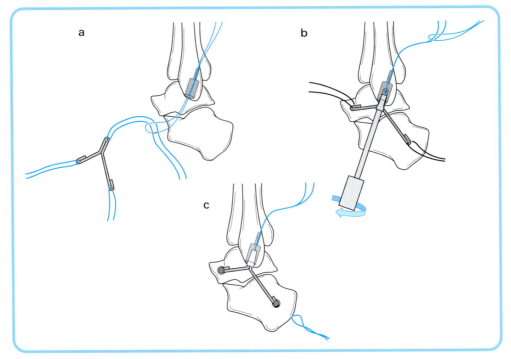

図 4　A-Antiroll Step 4：移植腱の骨孔への導入と固定
　a：腓骨骨孔を貫く糸の AAL portal 側のループに移植腱の F に装着した糸を通す．
　b：inside-out 法にて移植腱を 15 mm 長の位置まで腓骨骨孔内に導入したあと，径 6 mm，長さ 20 mm のインターフェランススクリューにて移植腱を腓骨骨孔内に固定する．
　c：距骨骨孔および踵骨骨孔への移植腱の導入と固定．

ドワイヤーを刺入し，対側の皮膚を貫く．径 6 mm，深さ 20 mm のオーバードリリングを行ったあと（図 3b），ガイドワイヤーを糸に置き換えておく．

距骨骨孔の作製には，viewing portal として MM portal を，working portal として AAL portal を使用する．ATFL の距骨への付着部は距骨滑車前外側縁から約 10 mm 遠位にある．ここから，内果遠位端に向かい基部に小孔のあるガイドワイヤーを刺入し，対側の皮膚を貫く（図 3c）．骨孔の方向が内果より前方に向くと距骨前方の皮質を損傷するリスクが，また後方に向くと脛骨神経や後脛骨動脈を損傷するリスクがあるので注意する．径 6 mm，深さ 20 mm のオーバードリリングを行ったあと，ガイドワイヤーを糸に置き換えておく．

踵骨骨孔の作製には，viewing portal として ST portal を，working portal として AAL portal を使用する．CFL の踵骨付着部は，側面からみた後関節面の垂直二等分線上で，後関節面から約 15 mm 遠位にある．一方，この位置に骨孔を作製すると腓骨筋腱を損傷するリスクがあるため，これより約 5 mm 近位，すなわち後関節面から約 10 mm 遠位の位置から踵部後正中に向かいガイドワイヤーを刺入し，対側の皮膚を貫く（図 3d）．径 6 mm，深さ 30 mm のオーバードリリングを行ったあと，ガイドワイヤーを糸に置き換えておく．

4）Step 4：すべてのガイド糸を AAL ポータルへ集結

この時点で腓骨骨孔を貫いている糸のみ ST portal が刺入点となっている．MM portal から鏡視し，AAL portal から挿入した鉗子でこの糸を把持し，ST portal から AAL portal に刺入部を移動させる．この操作により 3 つの骨孔を貫く糸の刺入点はすべて AAL portal となる．

5）Step 5：移植腱の骨孔への導入と固定

次に，移植腱を骨孔に導入する．まず，腓骨骨孔にインターフェランススクリューのガイドワイヤーを ST portal から刺入する．腓骨骨孔を貫く糸の AAL portal 側のループに移植腱の F に装着した糸を通し（図 4a），inside-out 法にて移植腱を 15 mm 長の位置まで骨孔内に導入する．その後，径 6 mm，長さ 20 mm のインターフェランススクリューにて移植腱を骨孔内に固定する（図 4b）．次に，距骨骨孔において同様の操作を行い移植腱を骨孔内に導入したあと，足関節を 0° 中間

位とし，移植腱のTに通した糸に徒手的に適度な緊張を加えた状態で径6mm，長さ20mmのインターフェランススクリューにて移植腱を骨孔内に固定する．最後に，踵骨骨孔において距骨骨孔と同様の操作を行い，移植腱を骨孔内に固定する（図4c）．

術後は，2日間の弾性包帯固定とし，全荷重歩行は手術翌日から疼痛に応じて開始する．ジョギングとproprioceptive training は術後4週から，外固定なしでのスポーツ復帰は術後6週以降を目標とする．

エキスパートオピニオン

足関節外側靱帯の鏡視下再建術が発展したのは足関節靱帯損傷に特化した国際的な研究グループである Ankle Instability Group が結成された2013年以降であり，未解決の問題点も多々残されている．多くの研修者や臨床家によるさらなる研究，開発が必要とされる分野である．

文献

1) Takao M et al: Arthroscopic anterior talofibular ligament repair for lateral instability of the ankle. Knee Surg Sports Traumatol Arthrosc **24**: 1003-1006, 2016
2) Takao M et al: Ankle arthroscopic reconstruction of lateral ligaments (Ankle Anti-ROLL). Arthrosc Tech **4**: e595-e600, 2015
3) Glazebrook M et al: Percutaneous ankle reconstruction of lateral ligaments (Perc-Anti RoLL). Foot Ankle Int **37**: 659-664, 2016
4) 笹原　潤：運動器エコーの実践—足関節．わかる！運動器エコー　ビギナーズガイド，新興医学出版社，p.137-152, 2016

II. アドバンストピックス ── 1. 外傷性疾患

9 アキレス腱断裂（陳旧例を含む）

【キーワード】
アキレス腱，保存療法，手術療法，新鮮アキレス腱断裂，陳旧性アキレス腱断裂

A 疾患概念・病態

　アキレス腱断裂の発生数は近年増加の傾向にある．男性では30〜40歳代で最も多く受傷しており，女性では40〜50歳代で多く受傷している．アキレス腱断裂の基盤には腱の変性が存在する．断裂腱には組織学的に腱の変性が存在するという報告[1]や正常腱と比較してアキレス腱症の腱やアキレス腱断裂の腱は組織学的に変性が高度であるという報告がある．このようにアキレス腱断裂における腱の変性の存在は明らかであり，変性腱に過負荷がかかり，腱が断裂すると考えられる．また，薬剤のなかにはアキレス腱断裂を誘発する可能性のある物質が存在する．フルオロキノロン，シプロフロキサシンなどの抗菌薬は，特に高齢者でステロイドを併用している場合には断裂を誘発する可能性が高く，注意が必要である．アキレス腱断裂と高脂血症の関連は現時点ではエビデンスレベルの高い論文はなく，その因果関係は証明できないが，アキレス腱断裂発生の誘因として濃厚と考えられる．

エキスパートオピニオン

　30歳未満のアキレス腱断裂例には再断裂率が高いという報告[2]もあり，若年例のアキレス腱断裂は再断裂に注意を要する．その原因が治療後の活動性が高いことに起因するのか，受傷前から腱実質の変性が強いことに起因するのかは不明である．若年例のアキレス腱断裂には腱に高度の変性が存在することや，高脂血症を合併することが多いとの報告もあり，若年例のアキレス腱断裂の術後に早期運動療法を行う場合は，腱延長や再断裂に注意が必要である．われわれは術前の血液検査でのコレステロール値や術中の腱の組織所見での変性の程度を参考に後療法を決定し，術後のMRI所見にて腱の良好な組織修復を確かめて，スポーツ復帰を許可している．

B 診断・評価

　新鮮アキレス腱断裂は，ジャンプや蹴り出しのときに膝関節伸展位で下腿三頭筋が急激に収縮して起こることが多い．受傷時には「アキレス腱部を後ろから棒で叩かれたと思った」などの特徴的なエピソードがある．身体所見ではアキレス腱部に腫脹を認め，断裂部には陥凹を触れる．腹臥位で下腿三頭筋を握ると足関

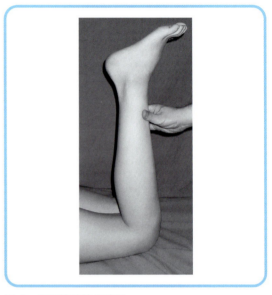

図1　足関節肢位の確認
　足関節は20°〜30°の底屈位をとる．

節が底屈するのが正常であるが，アキレス腱断裂の場合はこれがみられない（Thompson test 陽性）．また，腹臥位における膝関節90°屈曲位での足関節肢位は正常では20°〜30°の底屈位であるが（図1），断裂例では中間位や軽度背屈位となる．この角度は診断のみならず，腱の縫合時や後療法中の腱長の指標にもなり，術前および術後経過観察中に角度計を用いて計測し，健側と比較することが重要である．画像検査として，単純X線検査，超音波検査，MRIなどがあげられる．単純X線検査は踵骨の裂離骨折との鑑別のためには重要である．超音波検査では断裂部は明瞭に描出され（図2），足関節底背屈時の腱断端の動きも確認できる．MRIは腱の修復過程を客観的に評価する際に有用である．

　一方，陳旧性アキレス腱断裂は一般に受傷後4週間以上経過したアキレス腱断裂を指す．アキレス腱断裂が陳旧化する原因として放置例以外に診断の見逃し例も多いため注意を要する．陳旧化すると痛みを伴わないこともあるが，腱延長による足関節底屈筋力低下のため，患健側の蹴り出しに差が生じ跛行を呈する．ま

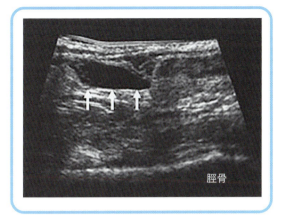

図2 超音波像
断裂部のギャップが低輝度領域として描出される.

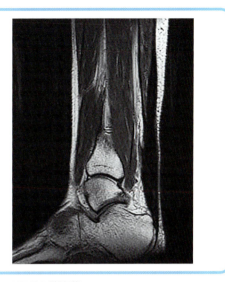

図3 MRI T2強調像
修復腱は肥厚し，腱内は均一の低信号を呈している.

た，患側での片脚つま先立ちが不能となる．アキレス腱部に陥凹を触知する例もあるが，腱が肥厚している例もある．足関節可動域については過背屈を呈する例があり，腹臥位における膝関節90°屈曲位での足関節肢位は健側に比較して底屈角度が減少し，腱延長の所見を呈する．画像診断ではMRIが有用である．腱は連続しているが，腱断端間の瘢痕組織は紡錘状に肥厚している場合と細くなっている例があり，T2強調像で瘢痕部の高信号変化を認める例が多い[3].

アキレス腱の評価については，主観的評価と客観的評価があり，それらを総合的に評価する際には，各項目を点数化する場合が多い．主観的評価としては歩容，痛み，アキレス腱の硬直，仕事やスポーツへの復帰状況などがあげられる．客観的評価としては足関節可動域，両脚および片脚つま先立ちの回数や維持時間，下腿周長差，足関節底背屈の筋力測定などを行うのが一般的である．その他，アキレス腱断裂の場合は重要な臨床評価項目のひとつに再断裂率があげられる．また，近年は検者間信頼性の問題がなく，患者各個人レベルでの機能障害を評価するために種々の患者立脚型評価質問票が開発され，その妥当性も報告されるようになった．その代表的な評価方法がAchilles Tendon Total Rupture Score (ATRS) である．アキレス腱断裂後の自覚症状について，筋力低下，疲労感，硬直，疼痛，日常生活，凹凸面の歩行，階段および坂道の素早い上がり，ランニング，ジャンプ，重労働の10項目（各10点）をアンケート評価し，最高点は100点として点数化した患者立脚型評価法である．ATRSはアキレス腱断裂の患者に対して高いreliability, validity, sensitivityが証明されている．患者立脚型の質問項目も少ない実用的な評価法であり，今後はアキレス腱断裂患者への使用が推奨される．

エキスパートオピニオン

診断については受傷機転やThompson test, アキレス腱部の陥凹を触知することなどで可能であるが，単純X線検査は踵骨裂離骨折だけでなく，腱内の骨化も確認できるため，治療の際には必須の検査といえる．MRIは治療経過中の腱の形状だけでなく質的診断が可能であり，腱が紡錘状に肥厚し，T2強調像での高信号変化の消失を確認して，スポーツ復帰を許可している（図3）．スポーツ復帰の際には症状や身体所見に加えて，画像診断により腱の良好な組織修復すなわち腱が成熟していることを確認する必要があると考えている．また，陳旧性アキレス腱断裂においては，術前後にMRI検査を必ず行い，腱の質的評価を行っている[3].

C 保存療法

アキレス腱断裂に対する保存療法は良好な治療成績が得られるが，一般に手術療法と比較して，再断裂率が高いと報告されてきた．しかし，近年，早期運動療法を行えば，手術療法と保存療法の再断裂率に差はないという報告が多く[4]，手術療法の合併症を考慮すれば，アキレス腱断裂の治療においては保存療法が標準的な治療といえる．しかし，長期の外固定や免荷は保存療法の成績を悪化させるため，早期運動療法を併用することが重要である．外固定には短下肢ギプスまたは短下肢装具（図4）が使用されるが，装具の場合は補高用のパッドを数段重ねて装着する．診察時に腱の延長所見がないことを確認して1段ずつパッドを外していく．外固定期間は約4週間のギプス固定ののち，装具を約4週間装着するが，ギプスを2週間ののち，装

Ⅱ．アドバンストピックス ── 1．外傷性疾患

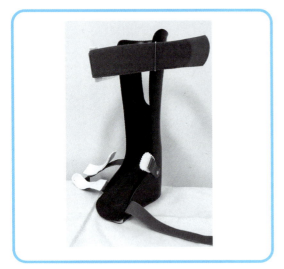

図4　短下肢装具
補高用のパッドを数段重ねて装着する．

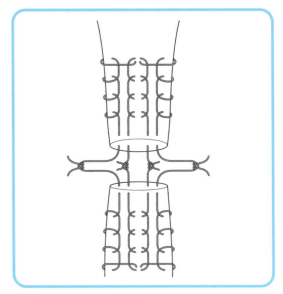

図5　Krackow法
2号の非吸収糸を用いている．

具を6週間装着する場合もある．3週目から部分荷重を許可するが，1週目から荷重を開始してもよいという報告もある．Hutchisonらは超音波検査により保存療法の適応と固定肢位を決定し，2週間のギプスののち，装具療法と早期運動療法を厳格な管理下で行った．211例にこの保存療法を行い，再断裂は2例（0.9%）と低い再断裂率が報告されている[5]．

エキスパートオピニオン

われわれの保存療法はギプスを4週間，その後は装具療法を4～6週行い，装具に変更後は部分荷重を開始し，6週で全荷重としている．再断裂率は2.4%であり，その治療成績は良好であった．近年の報告では保存療法を選択しても早期運動療法すなわち早期の荷重や早期可動域訓練が推奨されている．一次治癒と二次治癒という創傷治癒の観点からみると，腱断端を縫合しない保存療法は，瘢痕組織を介した腱の二次治癒を期待するものであり[3]，この二次治癒の過程に早期運動療法を取り入れることでさらに良好な腱修復が期待できる．保存療法を行う際の注意点は断裂部に間隙ができ，腱延長が生じることである．腱延長が生じれば底屈筋力低下だけでなく，腱の力学強度の低下により再断裂も危惧される．保存療法中は腹臥位での足関節底屈角度（図1）を診察ごとに必ずチェックし，腱延長に注意する必要がある．保存療法における早期運動療法は患者側の理解とともに厳格な管理下に行う必要があり，経験の少ない医師による早期運動療法は再断裂率を高めることが予想され，注意を要する．

D 手術療法

アキレス腱断裂に対する手術療法の利点は，腱断端部を強固に固定し，縫合部の初期強度を上昇させることにより，術後に早期運動療法を行っても腱断端にギャップを生じることなく，良好な腱修復が得られることがあげられる．スポーツ復帰については手術をすれば復帰が早くなるというエビデンスはないが，仕事復帰については手術療法のほうが復帰は早いという論文が多数みられる．また，足関節底屈筋力については1，2年後ともに数値としてはわずかであるが手術療法のほうが統計学的に有意に大きいという報告もあり，トップアスリートに手術を行う医学的根拠となっている．近年は手術による感染などの合併症率を低下させるため，断裂部のみに切開を入れる小侵襲手術も普及している．また，エリートアスリート17例に経皮縫合法による手術を行い，平均4.8ヵ月でスポーツ復帰できたという報告もある．手術を行う場合は縫合強度の高い術式を選択し，後療法については保存療法と同様に外固定期間を短縮し，装具下に早期荷重を行うことが重要である．Uchiyamaらは断裂部をまず津下法で固定し，断端部近位を3束，遠位を2束にそれぞれBunnell法でまとめて，近位，遠位の束を挟み込むように緊張を加えて縫合するmini half-Bunnell法を100例のスポーツ選手に行い，術後1週で歩行ギプス装着下に全荷重とした．再断裂率は2%であり，ハイレベルの競技スポーツ選手は術後5ヵ月で完全復帰したと

報告している[6]．われわれは手術例にはKrackow法（図5）（▶動画⑮）を用い，2週間は膝下ギプス固定で免荷している．その後，装具下に部分荷重を開始し，術後3～4週間で全荷重歩行としている．

エキスパートオピニオン

受傷から4週間以上経過した陳旧性アキレス腱断裂例は痛みのない例でも底屈筋力低下により跛行を呈し，スポーツ活動のみならず，日常生活にも支障をきたすため，手術適応となる例が多い．腱断端部に瘢痕組織が介在することにより腱延長をきたしているが，この瘢痕組織は組織学的には良好な腱修復像を呈している．このため，瘢痕組織を部分的に切除して（図6），足関節20°～30°底屈位で両断端を縫合する術式（図7）を行っている（▶動画⑮）．われわれは30例に対して本法を行い，再断裂例はなく良好な臨床成績が得られ，術後MRIは全例において良好な腱修復像を示した．術後合併症も少なく（3％），陳旧性アキレス腱断裂に対して有用な術式と考える[3]．近年，多血小板血漿などの生物学的治療が注目されている．動物実験では多血小板血漿は腱修復を促進させるが，臨床報告では後療法が一定していないこともあり，その成績にも報告により差がみられる．アキレス腱断裂の基礎研究では多血小板血漿投与により腱修復の炎症期が短縮し，増殖期における腱修復は促進し，リモデリング期が早期に始まると報告されている．今後は多血小板血漿などの生物学的治療に術後早期運動療法を併用することにより，腱の組織治癒を早めることができれば，アキレス腱断裂例に対して，さらに早期のスポーツ復帰が期待できる．

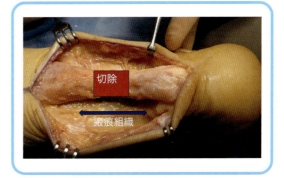

図6　陳旧性アキレス腱断裂例
瘢痕組織を部分切除する．

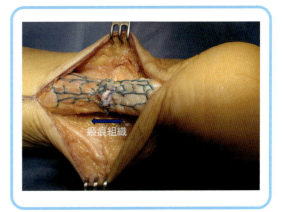

図7　陳旧性アキレス腱断裂例
腱断端をKrackow法で縫合する．

文献

1) Kannus P et al: Histopathological changes preceding spontaneous rupture of a tendon. J Bone Joint Surg Am **73**: 1507-1525, 1991
2) Rettig AC et al: Potential risk of rerupture in primary Achilles tendon repair in athletes younger than 30 years of age. Am J Sports Med **33**: 119-123, 2005
3) Yasuda T et al: Direct pepair of chronic Achilles tendon ruptures using scar tissue located between the tendon stumps. J Bone Joint Surg Am **98**: 1168-1175, 2016
4) Soroceanu A et al: Surgical versus nonsurgical treatment of acute Achilles tendon rupture: a meta-analysis of randomized trial. J Bone Joint Surg Am **94**: 2136-2143, 2012
5) Hutchison AM et al: The treatment of a rupture of the Achilles tendon using a dedicated management programme. Bone Joint J **97-B**: 510-515, 2015
6) Uchiyama E et al: A modified operation for Achilles tendon ruptures. Am J Sports Med **35**: 1739-1743, 2007

II．アドバンストピックス ── 1．外傷性疾患

10 腓骨筋腱脱臼

【キーワード】
腓骨筋腱脱臼・亜脱臼，腱鞘内亜脱臼，Das De 変法，腱溝形成術，腓骨筋滑車障害

A 疾患概念・病態

長腓骨筋腱は腓骨頭と腓骨近位外側 2/3 に起始し，外果後方から足底を斜めに走って内側楔状骨および第 1 中足骨基部の底側に停止している．短腓骨筋腱は腓骨外側遠位 1/2 に起始し，第 5 中足骨基部外側に停止する（図 1a）．腓骨遠位部後面には腓骨筋腱溝が存在して腱の脱臼を防ぎ安定させている．腱溝は骨の形態によるよりも，periosteal cushion と上腓骨筋支帯付着部の fibrocartilaginous ridge（FCR）という線維軟骨によって形成されている．

腓骨筋腱は外果後方レベルでは 1 つの腱鞘内に両腱が存在するが腓骨筋腱滑車部では別々の腱鞘に二分される．腓骨筋滑車は踵骨の外側面で短と長腓骨筋腱の間に 2 つの腱を分けるように存在し，長腓骨筋腱が底側へ方向を変える際の支点として働く．

腓骨筋腱脱臼は，比較的まれな疾患だが外傷性腱脱臼のなかでは最も多い．スキー，サッカーなどでの受傷が多く，足関節背屈位での足部内転強制や，足部が固定されての下腿外旋強制で受傷する．原因は腓骨筋の筋力が大きく，遊離腱部が長く，足関節背屈位では外果後方で約 90°となる急激な走行変化をしているためである．脱臼はこの腱を押さえている上腓骨筋支帯（superior peroneal retinaculum：SPR）が腓骨から剥離あるいは断裂して生じる．より後外側の浅層に位置する長腓骨筋腱の単独脱臼が多く，短腓骨筋腱が脱臼する場合は亜脱臼が多く，時に腱内に縦断裂を伴うこともある．

エキスパートオピニオン

腓骨筋腱脱臼は足関節捻挫や外側靱帯損傷として見逃されやすく，足関節外側の疼痛がある場合には常に念頭に置いて鑑別すべき疾患である．また，脱臼・亜脱臼や縦断裂など他の病態が重なっていることも珍しくない．

B 診断・評価

1）症状・病歴・身体所見

歩行や運動時に足関節外果部後方の疼痛を訴える．通常は安静時の疼痛は少ない．

新鮮な外傷では外果部の疼痛，腫脹，皮下出血などを主訴とする．歩行できるので，受傷早期に受診することが少なく，多くは陳旧性の習慣性脱臼となって来院する．新鮮例では，来院時には腱は通常整復されているが，外側靱帯損傷とは腫脹や疼痛・圧痛の部位が

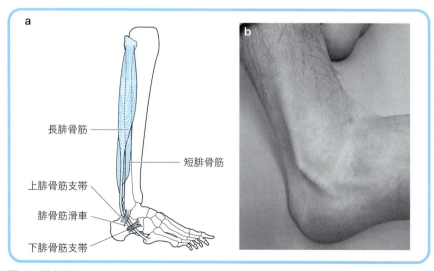

図 1 腓骨筋
　a：腓骨筋の解剖図
　b：腓骨筋腱脱臼．肉眼所見

異なり外果の後方にある．足関節脱臼骨折，踵骨骨折などに合併することもあり，腫脹などで見逃しやすいので注意が必要である．陳旧例では，日常生活やスポーツ動作で脱臼を起こし，疼痛，脱力感，不安定感でスポーツ継続が困難となる．腱の脱臼や弾発音の自覚や再現，あるいは外果上に索状物を触れる場合には診断は容易である（図1b）．診察では，足関節の不安定性・可動域・筋力の評価も行う．

> **エキスパートオピニオン**
> 脱臼が再現できれば診断は容易であるが，明らかでない場合は慎重な診察と補助検査から判断する．

2）分類

EckertらはSPRがFCRを残して剥げたGrade 1，SPRがFCRをつけて剥がれたGrade 2，外側縁の剥離骨折のGrade 2に分類した[1]．他にOdenがSPRの損傷部で4型に分類した報告がある．

3）画像診断

診察で腱脱臼を確認すれば診断はつくので，画像は補助検査となる．新鮮例の単純X線やCTでは外果に剥離骨折を認めることがある（図2a）．MRIでは剥離した支帯，仮性嚢，腱の縦断裂や変性などの所見がある（図3）．CTは腱溝形成不全などの骨性の評価に有効である．3D-CTのVRモードでは軟部組織の描出も良好で，脱臼位にある腱や破格腱の描出も可能である（図2b～d）．超音波検査でも非侵襲的に脱臼した腱やその動態を観察できる．特に，腱の縦断裂や腱鞘内亜脱臼のような病態の診断のためには超音波による動態検査が有用である（図4）（▶動画⑯）．

> **エキスパートオピニオン**
> 明らかな脱臼が認められなくても腱の位置の入れ替わりにより生じている障害もある．腓骨筋腱腱鞘内亜脱臼（intrasheath subluxation）はまれな病態であるが，腓骨筋腱が腱鞘内でスイッチングして弾発症状を生じる病態で，短腓骨筋腱の縦断裂あるいは第4腓骨筋腱などの破格腱や筋腹の低位を伴っていることも多い．診断には超音波が有用である（図4）（▶動画⑯）．Raikinらは，縦断裂がないtype Aと縦断裂のあるtype Bに分類している．手術は通常の脱臼と同じように腱鞘の縫縮，腱や低位筋腹の部分切除と腓骨溝の深化などを行う[2]．

C 保存療法

1）保存療法と手術適応

新鮮例では，外果部をパッドで圧迫した軽度底屈位ギプス固定を4～6週間ほど行うが，保存療法では再脱臼率が高く，免荷がないとさらに高率とされる．そこで新鮮例でも，早期に復帰を求めるスポーツ選手や活動性の高い場合には手術が推奨される．ただし陳旧例となっても，手術成績はどの術式でも比較的安定している．新鮮例で剥離骨折を伴う場合は保存療法を試してみる価値がある（図2a）．

> **エキスパートオピニオン**
> 診断が遅れた陳旧例が多く，保存療法の成功率が低いため，疼痛・脱臼感・不安定性などの症状がある場合は手術治療の適応である．

D 手術療法

腓骨筋腱脱臼に対する手術方法は，種々の報告があ

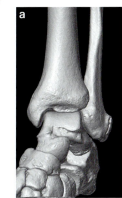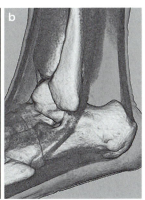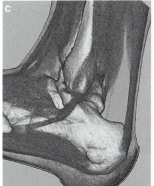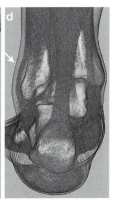

図2　3D-CT像
 a：24歳，男性．サッカー．3D-CT．上腓骨筋支帯剥離骨折．保存療法成功例．
 b，c：37歳，女性．ボルダリング．3D-CT．VRモードによる腱脱臼確認．整復時（b），足関節背屈外反で長腓骨筋腱のみ脱臼（c）．
 d：外果上に乗り上げている長腓骨筋腱（矢印）．

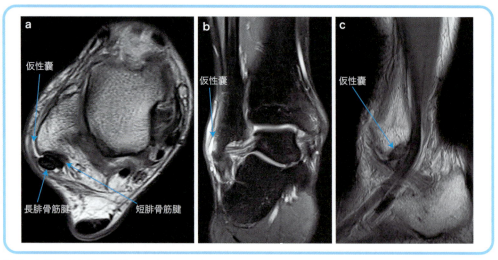

図3 MRI. 20歳, 男性. アルペンスキー
腱脱臼による仮性嚢の形成.
a：水平断
b：冠状断
c：矢状断

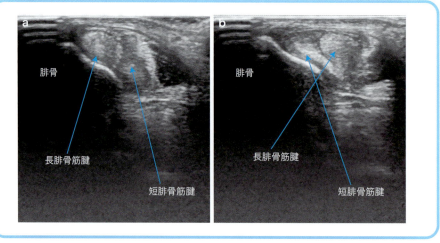

図4 超音波画像. 20歳, 男性. サッカー
腱鞘内亜脱臼. 長腓骨筋腱と短腓骨筋腱のスイッチング.
a：正常時
b：スイッチング時

るが，いずれの報告でも術後成績は比較的良好である．軟部のみの手術で制動するもの，骨片移動や骨溝を作製することで骨形態を変えて制動効果を上げる方法，に大きく分けられる．

軟部のみの手術では，SPR の縫合や修復をする方法（支帯修復術で仮性嚢閉鎖術である Das De 法など），他の軟部組織で SPR 再建する方法（アキレス腱を使う Jones 法など），腱の走行を変えて他の軟部組織で制動する方法，などに分けられる．最近では，鏡視下に SPR の修復を行った報告も増えてきている・

骨性制動術には Du Vries 法に代表される骨切り移動術と腱溝を作製する Zoellner & Clancy 法などがある．

1）Das De 法—支帯修復術（仮性嚢閉鎖術）の代表として[3]

a．概略

剥離した SPR を修復・再建する術式は数多く報告されているが，Das De 法も仮性嚢（false pouch）閉鎖に着眼した SPR 形成術のひとつであり，この支帯をもとの位置に縫着して可及的に軟骨縁も残す術式が，最も

10. 腓骨筋腱脱臼

解剖学的な修復といえる．最も低侵襲で適応も広く成績も安定している術式で，多くの変法も報告されているので詳細を動画で示す[4]（図 5）（▶ 動画⑯）．

① 外果後方の弧状の縦切開 4～5 cm で展開，上腓骨筋支帯の性状，仮性嚢，長・短腓骨筋腱とその損傷や脱臼，破格腱の有無を観察する．新鮮例でも多くは上腓骨筋支帯が骨膜とともに剥離して仮性嚢を形成しており，このなかに腱が脱臼している（Eckert 分類 Grade 1）．陳旧例では支帯や骨膜はむしろ肥厚していることが多い．

② Das De 原法では仮性嚢の後方で切開するが（図 5a），縫合部が 2 箇所で縫合部が 2 列になってしまう（図 5b）．外果上で弧状前方切開をすれば（図 5a），腓骨への縫着と嚢の閉鎖を同時に 1 箇所で行える（図 5d）．外果の後縁の FCR（rim = 軟骨縁）の損傷，腱溝の形成不全，筋腹の低位などを観察し，主に短腓筋腱が軟骨縁で縦断裂していれば縫合あるいは部分切除する．

③ 仮性嚢の底部の腓骨外側面を新鮮化し，上腓骨筋支帯の腓骨付着部で脱臼制動に最も重要な部分である後方骨性突出部の上下に 2 つのソフト（縫合糸）アンカーを軟骨縁の直前に打ち込む（図 5a, b）．さらにその間と上下に 5 mm 程度の間隔で全部で 5 個から 6 個の骨孔を作製する．後方の骨孔位置は腓骨の後外縁に合わせ，腱鞘内が狭くなり過ぎないようにする．

④ 作製した嚢が狭くなって腱の滑動を妨げないような適切な部位で，切開した後方の支帯にそれぞれの糸を通して結紮し ridge 後方で線状に強く骨性稜に縫着させる．

⑤ 腱溝が浅い場合や，再脱臼例では腱溝形成や骨性制動術を併せて行う．

⑥ 腱溝の適正な深さは，両腱＋短腓骨筋筋腹のボリュームとの相対的なものなので，主に短腓骨筋筋腹の低位や第 4 腓骨筋腱などの破格腱がある場合には切除してボリュームを下げるか，腱溝を深くする．

⑦ 新鮮例で仮性嚢壁も損傷したり薄過ぎる場合には，可及的に支帯を修復し，König 法に準じた骨膜弁反転で補強する（図 5e）．

b．適応・予後

他の組織を犠牲にしない解剖学的修復であり，新鮮例・陳旧例どちらでもほとんどの症例で適応となる．明らかな腱溝低形成例はほとんどなく，骨性制動と比べて一般には早期の復帰が可能で術後早期の腱鞘炎も少なく，骨片移動による骨性制動では骨片突出による疼痛や経時的な骨片の吸収の報告があり，骨溝低形成など解剖学的異常のある例には骨溝形成を追加することも可能である．最近では soft anchor を使用する報告や，鏡視下に行う報告も増えている．

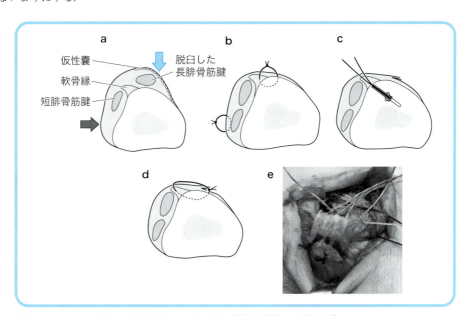

図 5　Das De 原法と前方切開による変法（脛骨下端での断面図）
　a：仮性嚢内に脱臼した長腓骨筋腱（黒矢印：Das De 原法での切開部，青矢印：前方切開部）．
　b：Das De 原法．仮性嚢の閉鎖と後方の支帯の再縫合．
　c：軟骨縁前方への soft anchor 刺入．
　d：前方切開で骨孔を通した非吸収糸による縫合．
　e：König 法に準じた骨膜弁反転で補強した症例．

Ⅱ．アドバンストピックス ── 1．外傷性疾患

エキスパートオピニオン
陳旧例，新鮮例のどちらでも仮性囊壁がしっかりある場合には，Das De 法に準じた仮性囊閉鎖術（SPR 修復術）が最も解剖学的な修復で，成績も安定しており，スポーツ復帰も早いので第一選択としてよい．

2）鏡視下手術
a．概略
open 手術前の補助診断的腱鞘鏡視とさらにそのまま脱臼の制動まですべて鏡視下で行う場合がある．この部位の腓骨筋腱の腱鞘鏡（tendoscopy：tendon sheath scopy）は，通常 SPR の近位と遠位の 2 ポータルで行う．腱鞘内鏡視は，診断の確定と治療法の選択のためには有効であり，狭窄因子の解除，滑膜や腱の部分切除，骨溝の掘削などは可能であるが，腱の縦断裂の縫合などは難しい（▶動画⑯）．近年増加している鏡視下脱臼制動手術の報告の多くは，鏡視下に仮性囊底部を新鮮化し，soft anchor や knotless anchor を用いて腓骨の後外側に SPR を修復する方法である．

b．適応・予後
腱の縫合などの処置が必要なく，骨性の制動などの解剖学的な修正が必要でない症例は，適応になりうる．短期では従来の open 手術と同等の成績も報告されているが，いまだ長期成績は不明である．皮下の浅いところであり，より確実で強固な縫着ができる open 法と比べて皮切の大きさの差も少ないので，技量と経験に応じて，症例を選択すべきであろう．

3）Du Vries 法 ── 骨性制動術の代表として
a．概略
腓骨骨切りをして後方に移動固定した骨片で脱臼を制動する術式である（図 6a）．外果先端から 1 cm 近位で約 10 mm × 15 mm で厚さ 5 mm 程度の骨片を前方を広い底部とする台形に作製して，後方に 5 mm 以上スライドしてスクリューで固定，あるいはセルフロック（Kelly 変法）や骨膜縫合（岩原・加藤法）によって安定させる．

b．適応・予後
骨性制動術の利点には，腱溝の低形成がある例にも対応できることであるが，一方で骨片突出による疼痛，骨折や骨吸収，偽関節の問題がある．また骨切りの高位決定，骨片のデザインや移動方向がやや難しく，手術に習熟を要する．再脱臼率もむしろ Das De 法のほうが高いとの報告もある．

4）腱溝形成術
a．概略
様々な術式が報告されているが，腱溝を直接削る方法（図 6b），Trapdoor のように片開き式に腓骨後方の皮質を開いてその下を掘削後に戻して圧着させる Kollias 法などがある（図 6c）．遠位のみの深化の場合は，できるだけ溝底部の軟骨は残して溝を深くするために，外果の先端から 5 mm 程度のドリルで孔を作製しそこに向けて鈍的に溝を深くする方法もある（図 6d）．

b．適応・予後
掘削する範囲・程度・方法や軟部の処置については報告者により様々であるが，骨性の制動術としては，各種の骨切りよりも合併症が少なく，鏡視下にも行えることから，最近では多くなりつつある．腱鞘内のスペースを拡大して，骨性に脱臼を制動できるため，再発例や腱鞘低形成のある症例には有効な選択肢である．腱溝形成術を選択した場合も，できるだけもとの解剖学的位置にしっかりと SPR を修復することも重要である．

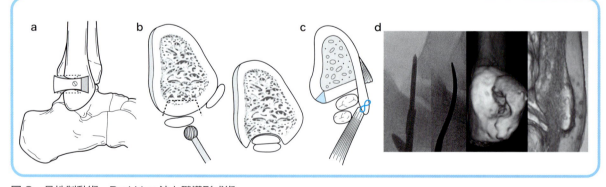

図 6　骨性制動術．Du Vries 法と腱溝形成術
　a：Du Vries 法
　b：直接バーで削る
　c：Kollias 法
　d：バーで削ってから溝形成する

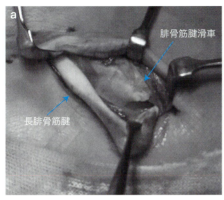
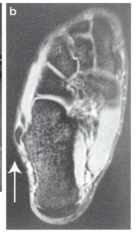

図7 腓骨筋腱滑車障害
a：術中所見
b：MRI. 滑車に乗り上げて脱臼した長腓骨筋腱

エキスパートオピニオン

Dijkらによるレビューでは，腱溝形成術に支帯修復を追加した術式が最も再脱臼率が低くスポーツ復帰率も高いとされているが，支帯修復のみと比べても大きな差はなくどちらも良好な成績である[5]．腱溝形成術を全例に行う必要があるかどうか，どの症例にはどの程度の骨溝形成を併用すべきかは，今後の課題である．

E 後療法

術後は足関節軽度底屈位で2週間固定免荷し，次に1〜2週間荷重シャーレで可動域訓練を開始．その後は軟性装具を装着して，6週でジョギング開始術後2〜3ヵ月でスポーツ復帰を許可する．軽度の腱溝形成術を追加した症例でも同様のプログラムとするが，より大きな骨性制動を行った例ではさらに遅らせる．

F 腓骨筋腱滑車障害

踵骨外側の腓骨筋腱滑車部では，靴などによる圧迫や過形成が原因となり，長腓骨筋腱の狭窄性腱鞘炎，外側足背皮神経障害などが生じる．また外傷・腱鞘炎・ステロイド注射などによりこの部位で下腓骨筋支帯や線維軟骨の腱鞘が損傷し，遠位での脱臼ともいえる病態となることがある．CTやMRIが診断には有用であり，治療は腱の制動よりも腓骨筋腱滑車の切除を行うという報告が多い（図7）．

エキスパートオピニオン

腓骨筋腱脱臼では，まず見逃されていないか慎重に診察することが重要であり，手術治療に際しては種々の合併する病態が混在していることを理解し，SPR下のトンネル内のボリュームを調整する手段として各術式を理解し，腓骨筋腱の確実な制動とできるだけ正常な滑走の再現を目指すべきである．

文献

1) Eckert WR et al: Acute rupture of the peroneal retinaculum. J Bone Joint Surg **58-A**: 670-673, 1976
2) Raikin SM et al: Intrasheath subluxation of the peroneal tendons. J Bone Joint Surg **90-A**: 992-999, 2008
3) Das De S et al: A repair operation for recurrent dislocation of peroneal tendons. J Bone Joint Surg **67-B**: 585-587, 1985
4) 荻内隆司：腓骨筋腱脱臼・断裂．別冊整形外科 **69**: 225-228, 2016
5) van Dijk PA et al: Return to sports and clinical outcomes in patients treated for peroneal tendon dislocation: a systematic review. Knee Surg Sports Traumatol Arthrosc 2015 Oct 30

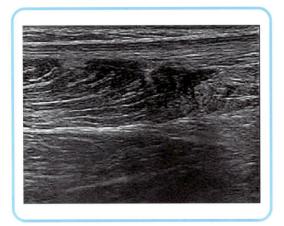

図3　ヒラメ筋肉離れと血腫
18歳，女性．エコー画像

2）ストレッチング

　急性期が過ぎたら痛みの許す範囲でストレッチングを開始する．自動背屈運動のみから開始し，ある程度の可動性が獲得できたら立位でも行う．立位でのストレッチングはヒラメ筋（膝屈曲位）と腓腹筋（膝伸展位）の両方を行うことが必要である（▶動画⑰）．重症度にもよるが3〜4週で通常の可動性に戻ることが多い．

3）筋力トレーニング

　急性期の初期治療と初期のストレッチングが順調にいき，ある程度の可動域が獲得できたら等尺性運動を許可し，スタンディングカーフレイズも開始する（▶動画⑰）．筋肉の柔軟性と筋力の回復が健側の60〜70％程度得られたらゆっくりしたジョギングから開始し，痛みがないことを確認しながら徐々にスピードアップする．80％以上に回復したらダッシュやジャンプを許可する．

4）スポーツへの復帰

　最終的には，カーフレイズを段差を使って踵部が水平より下がる位置まで支える遠心性筋トレーニングができるようになってから競技別の専門練習を再開するようにする．下腿をバンデージで圧迫するほうが，復帰が早いという報告もある[4]（▶動画⑱）．

5）予後と予防

　腓腹筋肉離れの予後は，一般的には良好であり適切な治療を行えば日常生活やスポーツ活動での支障もほとんどなく治癒する．しかし，柔軟性と筋力や損傷組織の十分な回復が得られないうちに復帰を急ぎ過ぎると，再発を繰り返すことになる．加齢と運動不足による筋腱の柔軟性の低下も関与しているので，日常や準備運動として腓腹筋のストレッチングを念入りに行い，スポーツの前後に十分なウォーミングアップとクーリングダウンを習慣とする．復帰を焦らずに適切な期間を守るとともに，筋の粘弾性が低下しないような対策，サーフェスの摩擦に応じた適切なシューズの選択，練習量の調整，インターバル間のストレッチング，患部のセルフマッサージなども必要である．

エキスパートオピニオン

　初期の圧迫，免荷が不十分だと腓腹筋・ヒラメ筋の筋膜間などに血腫が拡がって観察されることがある（図2a）．大きな血腫には，エコーガイド下の血腫穿刺術も，可動域の早期改善などに有効である．高気圧酸素治療（hyperbaric oxygen therapy：HBO）は，腫脹・疼痛の軽減と，実験レベルでの骨格筋損傷の回復の促進が報告されている[5]．多血小板血漿（PRP）注入療法の報告もあるが，有効性にはいまだ議論がある．

D 手術療法

　血腫が大きく凝固していて穿刺で除去できない場合には，切開による血腫除去術が行われることもある．重症例でハイレベルのスポーツ選手の場合には断裂部の縫合術の報告もあるが，一般には手術が行われることはほとんどない．

文献

1) Powell RW: Lawn tennis leg. Lancet **2**: 44, 1883
2) 高澤晴夫ほか：肉離れ―競技種目別特徴．臨スポーツ医 **11**: 22-25, 1994
3) 奥脇 透：トップアスリートにおける肉離れの実態．日臨スポーツ医会誌 **17**: 497-505, 2009
4) Kwak HS et al: Ruptures of the medial head of the gastrocunemius ("tennis leg"): clinical outocome and compression effect. Clin Imaging **30**: 48-53, 2006
5) Oyaizu T et al: Hpperbaric oxygen reduces in ammation, oxygenates injured muscle, and regenerates skeletal muscle via macrophage and satellite cell activation. Sci Rep **8**: 1288, 2018

12 足部・足関節周辺への皮弁

【キーワード】
皮膚欠損，足背，足底，島状皮弁，遊離皮弁

A 疾患概念

　足部は比較的外傷を受けやすい部位である．しかしながら種々の解剖学的特徴によりその被覆に難渋することが多い．たとえば足背の皮膚は薄く，皮下に伸筋腱が走行しているため，皮弁による再建を要する場合が多く，足底は荷重に耐えられる皮膚の再建が必要であり，加えて知覚も重要といわれている．そのため足部再建においては様々な皮弁を使い分ける必要がある．

B 診断・評価

　皮膚欠損においては部位，大きさ，深達度の判断を的確に行う必要がある．肉眼的に可能なものもあるが，場合によっては麻酔下にデブリドマンを行い，その深さをチェックする必要がある．足背において腱が露出している場合は，皮弁による被覆が必要になる．また，大きさによって使用できる皮弁を検討しなければならない．感染が疑われる場合や滲出液が多いときは，まず陰圧閉鎖療法（一般的にはKCI社のシステムを使用したVACシステムを用いる）により滲出液を減らし，移植床の状態を改善させてから，植皮あるいは皮弁により閉鎖を行う．血行障害による壊死も時に他科より紹介を受けるが，糖尿病の場合は主幹動脈が温存されている場合が多く，症例によっては皮弁による閉鎖が可能である．その際は下腿から遠位の血管造影（MRアンギオ，CTアンギオでも可）を施行し，患肢温存が可能か否かを判断する．たとえ外傷例でも遊離皮弁を検討している場合は，術前に血管造影を行うことは必須である．

エキスパートオピニオン

　皮弁を用いなくて済むように陰圧閉鎖療法を長々と行うことは慎まなければならない．無理に不良肉芽で覆うことにより，関節の拘縮をきたす場合がある．また，逆に感染を長引かせることもある．小さな欠損に対してはこの治療法で対処できるが，大きな欠損に対しては陰圧閉鎖療法はあくまでも補助として考えるべきである．

C 皮弁の分類

　皮弁は局所皮弁と遠隔皮弁があり，古くは有茎で移行を行っていたが，マイクロサージャリーならびに解剖学的な研究の発展により，遊離皮弁や島状皮弁が多く用いられるようになった．本項においてでは主に遊離皮弁と島状皮弁に関して解説する．

　皮弁に関しては種々の分類がある．解剖学的な構成要素による分類では，皮膚，皮下組織だけのものを皮弁（skin flap），筋肉とともに用いるものを筋皮弁，筋肉だけのものを筋弁，筋膜と皮膚が構成要素のものを筋膜皮弁，筋膜だけのものを筋膜弁，脂肪と筋膜をいっしょに用いた場合は脂肪筋膜弁，骨と皮膚が構成要素のものを骨皮弁などである．血管による分類では，古くは有軸型皮弁（axial pattern flap）と無軸型皮弁（random pattern flap）に分かれていた．最初は前者が遊離皮弁として用いられた．その代表は鼠径皮弁や足背皮弁である．無軸型皮弁であっても下の筋肉とともに採取し，筋肉の血管柄を用いて移植する筋皮弁の開発により，いろいろなドナーが遊離皮弁として用いられるようになった．整形外科領域で最も多く用いられているものは広背筋皮弁である．形成外科領域においては皮弁の血行に関する研究が進み，筋間中隔から立ち上がってくる皮膚穿通枝を栄養血管とする中隔皮弁が主流を占めるようになった．その代表は前腕皮弁や後骨間皮弁，そして腓骨皮弁である．この皮膚穿通枝は筋間中隔だけでなく身体のいろいろな場所に存在することがわかり，現在ではこの皮膚穿通枝を栄養血管とした穿通（枝）皮弁（perforator flap）というものが，形成外科領域を中心に広く使用されている．ただこの概念には多少混乱もあり，腓骨動脈穿通枝皮弁は従来の腓骨皮弁であり，後骨間動脈穿通枝皮弁や背側中手動脈穿通枝皮弁は従来の中隔皮弁と同様なものと考えられる．しかしながら穿通皮弁を理解することにより，従来ならば遊離皮弁や島状皮弁の適応であったような皮膚欠損に対して，欠損部周囲の部位から皮膚穿通枝を血管茎として挙上し，プロペラのごとく回転させて皮膚欠損を修復する，いわゆるプロペラ皮弁がひとつの修復手段として用いることができる[1]．したがって，整形外科医といえども穿通皮弁を理解することにより，軟部組織欠損に対する多くのツールを得ることができ

Ⅱ．アドバンストピックス ── 1．外傷性疾患

るので，是非ともマスターしていただきたい手術方法と考えている．

エキスパートオピニオン

皮弁の分類，あるいは種類に関しては，様々なものがあり過ぎて，すべてを理解そして実際に用いることは困難である．整形外科医としてある特定の皮弁あるいは筋皮弁をマスターし，それを用いて足部の皮膚欠損を修復するのがよい．整形外科医としての必須の皮弁（足部への移植）としては，遊離で用いる場合は，広背筋皮弁，腓骨皮弁，前腕皮弁，前外側大腿皮弁の4つと，できれば血管柄付き腓骨移植術ならびに大腿骨内上顆からの血管柄付き骨移植術が必要と考えている．島状皮弁としては内側足底皮弁および外側踵骨皮弁と腓腹皮弁をマスターすべきである．

D 皮弁による治療

1）足関節周辺

下腿遠位そして足関節周辺は開放性骨折による皮膚欠損の好発部位である．先にも述べたごとく，最近穿通皮弁による皮膚閉鎖の種々の方法が形成外科領域から数多く報告されている．代表的なものとしては後脛骨動脈穿通皮弁や腓骨動脈穿通皮弁があげられる．整形外科医が用いる皮弁として最も推奨できるのは腓骨皮弁である．これは腓骨動脈からの皮下穿通枝を含んだ皮弁をデザインして，腓骨動脈を血管柄として用い，通常は近位で腓骨動脈を結紮して，逆行性島状皮弁として足関節周辺に移行する（図1）．3～4cm幅ならドナー部位は一次縫縮可能であるが，それ以上の皮弁を採取した場合は植皮によって採取部を閉鎖する．もちろん腓骨を含めることによって，踵骨の再建なども可能である．特殊な例として短腓骨筋腱を皮弁に含めることにより，アキレス腱ならびに皮膚欠損に対して一期的な再建も行える（図2）[2]．腓腹皮弁は小伏在静脈と腓腹神経，ならびにその周辺の軟部組織を血管柄とする皮弁で，下腿近位から中央部にデザインして，腓腹神経と小伏在静脈を含んだ2～3cmの軟部組織を柄にすることにより皮弁を挙上して足関節周辺から足背にいたるまでカバーすることができる[3]．この皮弁は日ごろからマイクロサージャリーのトレーニングを行っていなくても挙上することが可能な皮弁であり，是非とも四肢の外傷を扱っている整形外科医にはマスターしていただきたい皮弁のひとつである．大きな皮膚欠損に対しては広背筋皮弁あるいは前外側大腿皮弁が推奨できる．前者は筋肉と皮膚を採取するため皮弁自体がバルキーである欠点を持つが，血管が長く，かつ皮弁の挙上が比較的容易なことから，最初に行う遊離皮弁としては勧められる皮弁である．

エキスパートオピニオン

腓腹皮弁において腓腹神経を含めないで挙上する方法も報告されているが，血行の面から考えると含めるほうが安全である．本皮弁の問題点は皮弁の茎がバルキーであるため，デザインによっては皮弁茎に植皮を行わなければならないことがあげられる．当然整容的に劣ることは否めない．その点，腓骨皮弁は腓骨動脈を血管茎とするために有茎での皮弁移行が容易に行うことができ，整容的にも問題が少ないが，腓骨動脈がかなり深層を走行しているため，血管の剝離などに高度の技術が必要である．

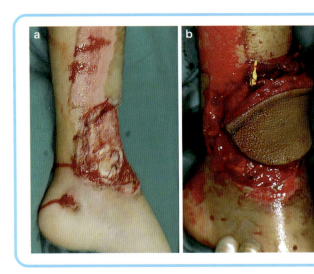
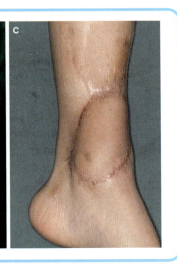

図1　9歳，女児．run over injury
　　a：受傷直後
　　b：逆行性腓骨皮弁で被覆
　　c：術後10ヵ月

2）足背（非加重部）

　足背の皮膚欠損として時にみられるのが，下腿から足部をタイヤに轢かれたいわゆる run over injury がある[4]．デグローブされた皮膚を戻しても生着しないので，皮下組織を除去して植皮として用いるか，あるいは皮弁による再建を行うことを余儀なくされる．用いる皮弁としては腓骨皮弁を逆行性島状皮弁として用いるか，前外側大腿皮弁を遊離皮弁として用いることが多い．足背の皮膚は非常に薄いので，後日除脂肪術を行うことがほぼ常である．その点，広背筋や薄筋などの筋弁を移植してその上に遊離植皮を行った場合は，移植した筋肉が萎縮するため，最終的にはかなり薄い皮膚が再建できる．もちろん感染がある場合は，広背筋皮弁や筋弁による再建が勧められる．先に述べた腓腹皮弁も足背の皮膚再建に用いることができる．

3）踵およびその周辺

　踵周辺は外傷や熱傷を受けやすく，またその皮膚の特徴から非常に再建が困難といわれている．アキレス腱周辺の小さな皮膚欠損に対しては外側踵骨皮弁が有用である（図3）[5]．この皮弁を挙上する際，lateral calcaneal artery が踵骨骨膜直上を走行しているため，かなり深部で皮弁を挙上する必要がある．踵の加重部に対しては，内側足底皮弁が最も優れており，現在のところゴールドスタンダードな再建法といわれている．その理由は皮膚の正常が類似していることと知覚皮弁

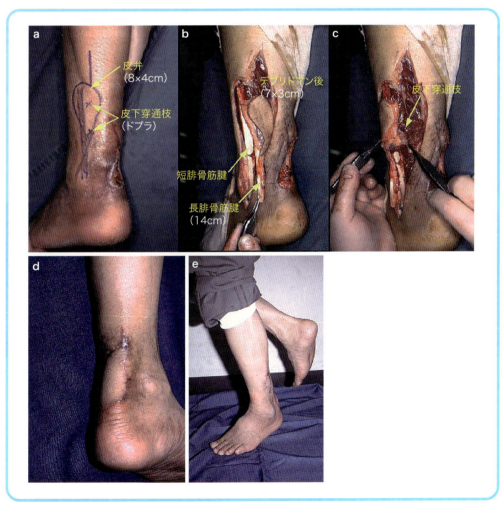

図2　57歳，男性．アキレス腱縫合後の感染
　　a：腓骨皮弁のデザイン
　　b：短腓骨筋腱を含めた皮弁を挙上
　　c：皮膚穿通枝を血管茎とする
　　d：術後9ヵ月の皮弁の状態
　　e：片足立ち可能

Ⅱ．アドバンストピックス ── 1．外傷性疾患

13 リング型創外固定法

【キーワード】
創外固定，Ilizarov

A リング型創外固定器の基本手技

1）リング型創外固定器の特徴

　創外固定器は，①片持ち式，②リング型，③混合型の3つのタイプに分けられる．このなかで，リング型創外固定器は，最も自由度が高く，最も強固な固定ができる器械である．ロシアのIlizarov GAが考案したIlizarov創外固定器が有名で，このタイプのほとんどがIlizarovを模倣したものである．現在，日本で使用できるのは，Ilizarov創外固定器（Smith & Nephew），TrueLok創外固定器（Orthofix）の2種類であるが，2018年よりHoffman LRFが発売予定である．

　リング型創外固定器の特徴を以下に述べる．骨に貫通した細い鋼線に張力をかけてリング型のフレームに固定し，リング間をロッドで連結する．

　最大の特徴は，フレーム内で，あるいはフレームごと骨を移動させる技術と，それにより変形矯正や骨延長など骨を自由自在に移動させうることである．細いワイヤーで固定が可能なので，スクリューやプレートで固定が困難な小さな骨片でも強固な固定が可能となる．病巣に直接金属を刺入せず固定ができるため感染にも強い．

　近年，フライトシミュレーションの技術を応用し，コンピュータシミュレーションを用いて三次元的矯正のできるHexapod型創外固定器［Taylor Spatial Flame（以下TSF, Smith & Nephew），TL-HEX（Orthofix），Ortho-SUV flame（S. H. Pitkar Orthotools）］が使用されるようになった．従来，リング型創外固定器は治療が複雑な症例に行われることが多く，馴染みのない医師には敬遠されがちであったが，Hexapod型創外固定器の登場により，より気軽に容易にリング型創外固定器を使用する機会が増えたと思われる．

　しかし，その反面，古典的なリング型創外固定器の基本的な理論や手技を習得しないまま，Hexapodを行う医師も増えており，トラブルシューティングの面でも基本を押さえておくことをお勧めしたい．

2）創外固定手術の適応疾患
　①あらゆる骨折：単純骨折，粉砕骨折，関節内骨折，閉鎖骨折，開放骨折など
　②四肢変形：変形矯正
　③四肢短縮：骨延長
　④骨欠損・偽関節：骨移動術，骨短縮
　⑤軟部組織延長：関節拘縮，神経欠損
　⑥感染性骨髄炎，感染性偽関節
　など

3）パーツ（部品）説明
　①フレーム：フルリング，ハーフリング（2つを連結して，フルリングとして使用可能）（図1a）．特殊なフレーム：5/8リング，フットプレート
　②ワイヤー固定ボルト：ワイヤーを挟んでリングに固定する．ワイヤーが穴のどの位置にあるかによって使い分ける．穴の中心から外れて位置するとき，溝付きボルトを使用する（図1b）．穴の中央に位置するときキャニュレイテッドボルトを使用することになっているが，溝付きボルトを使用しても問題ない．
　③ボルト：リングやポストの固定に使用する（図1c）．
　④ナット：ボルトやロッドに使用する（図1c）．
　⑤ロッド：リング間を連結する（図1d）．
　⑥鋼線（ワイヤー）：径1.8 mm，1.5 mmのスムースワイヤー，オリーブワイヤーがある．通常は1.8 mm，小児など細い骨では1.5 mmを使用する．通常スムースワイヤーを使用するが，後述するワイヤーテクニックで骨片の整復をするときや骨片の固定性を高めたいときにはオリーブワイヤーを使用する．
　⑦ハーフピン：貫通させたくない場所に用いる．
　⑧ハーフピン固定用部品：3，4，5，6 mm用（Ilizarov）ハーフピン固定ボルトが，ひとつのボルトで4～6 mmのハーフピンが固定できるスクリュー固定ボルト（TrueLok）がある．リングに直接固定したり，ポストから角度を振って刺入することができる．ランチョーキューブでハーフピンを固定することもできる（図2a）．

> **エキスパートオピニオン**
> ランチョーキューブは，リングに対して平行にしか刺入することができず，自由度が少ないが，その分初心者でも挿入しやすく，ボルトで固定するよりも固定力は強い．

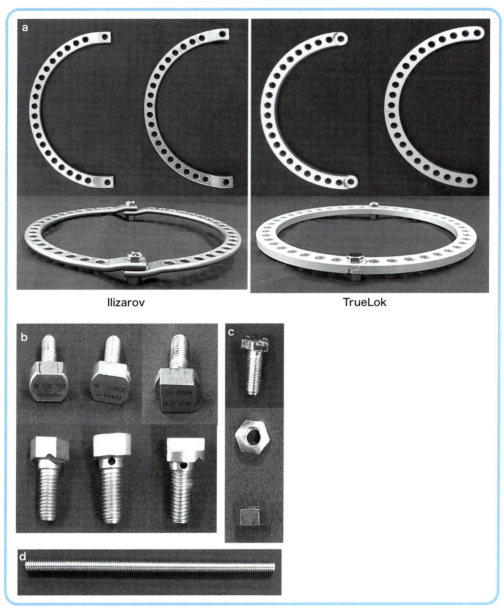

図1 パーツ
　a：ハーフリング．2枚を組み合わせてフルリングとして使用．左：Ilizarov (Smith & Nephew)．ハーフリングの両端が厚さの半分だけ高さがついている．互い違いに合わせるとリングの高さが揃う．連結部の両端に穴がないことに注意．右：TrueLok (Orthofix)．ハーフリングの両端の厚さが半分となっており，互い違いに合わせるとリングの高さが揃う．連結部の両端にも穴があり，Ilizarov より4穴多い．
　b：ワイヤー固定ボルト．右から溝付きボルト，キャニュレイテッドボルト，ユニバーサル/コンビネーションボルト．
　c：ボルト（上）とナット（下）．
　d：ロッド．

⑨ヒンジ：Ilizarov では2つのヒンジを合わせて作製する（図2b）．
⑩ユニバーサルジョイント（Ilizarov）/ユニバーサルヒンジ（TrueLok）：三次元的な変形の際に使用する．3つのヒンジを組み合わせて作製することも可能である（図2b）．
⑪プレート：異なる径のリングを連結するときに用いる（図2c）．
⑫ポスト：リングから離れたレベルのワイヤーやハーフピンを固定する（図2d）．

Ⅱ．アドバンストピックス ── 1．外傷性疾患

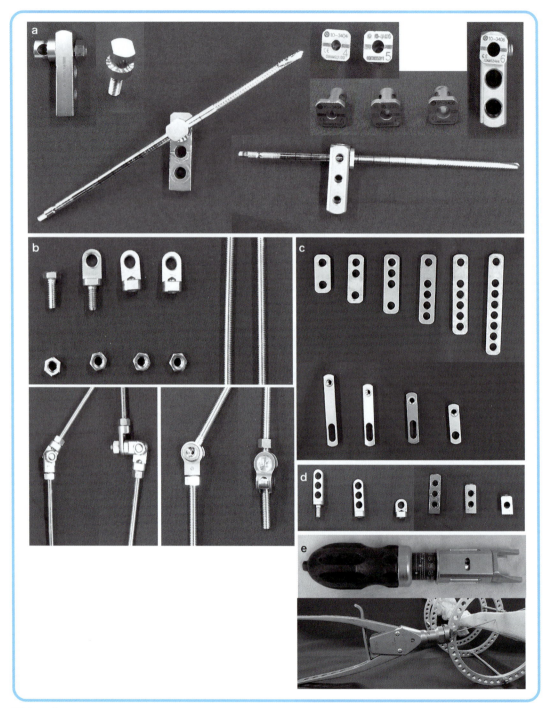

図2　パーツ
　a：ハーフピン固定ボルト．左：TrueLok 用．右：Ilizarov 用．
　b：ヒンジ．上：Ilizarov 用パーツ．左下：Ilizarov で組み立てたヒンジおよびユニバーサルヒンジ．右下：TrueLok 用のヒンジ．
　c：プレート．
　d：ポスト．
　e：テンショナー．上：Ilizarov 用．下：TrueLok 用．

⑬レンチ：各種レンチが用意されている．
⑭ワイヤーテンショナー：各メーカーからそれぞれ用意されている．TrueLok用のものは，一握りするだけで，簡単に緊張をかけることができる（図2e）．

> **エキスパートオピニオン**
> Ilizarovの器械は，基本的にJIS規格M6に準拠しており，六角の幅が10mm，ねじ山径が6mm，ピッチが1mmとなっている．病棟で調整するために，マイレンチを持つことをお勧めする．10mm幅のものであれば，ホームセンターや100円ショップのものでも十分使用できる．

4）創外固定器装着の基本手技

a．組み方の原則
1枚のフレームにワイヤーを2本刺入し，1つの骨片にフレーム2枚を装着し，ロッドで連結する．固定性を考えると，1つのフレーム内のワイヤーの刺入角度は直交が理想であるが，実際困難なことも多く，最低30°の角度をつけて刺入する．また，2枚のフレーム間距離は，できるだけ離したほうが高い固定性を得やすい．

b．鋼線刺入法
ワイヤーはなるべく手で触れず，アルコールガーゼなどで把持する．皮膚を貫き，ワイヤーを骨に当て，ワイヤー先端で骨の曲率を感じながら，骨の頂点から刺入し，刺小骨皮質骨と対側皮質骨を貫くようにする．低回転で，3秒に1回休みながら刺入する．この方法はワイヤーの清潔性を保ち，ワイヤーを冷却し，熱性壊死，感染を予防する．筋腱を貫通する際は，同筋腱を伸展させて刺入する．対側の皮質骨を抜いたら，軟部組織を巻き込まないようにするため回転させずハンマーなどで叩いて皮膚まで出す．

c．固定法
溝付ボルトで固定．一方を固定後，対側からtensionerを用いて張力をかけ固定する．オリーブワイヤーは，オリーブ側を先に固定する．張力は，フルリングかつスムースワイヤーの場合は110～130 kg，ポストを介して固定したとき，5/8リングやオリーブワイヤーを用いたときは90 kgとする．

d．リングサイズの選び方
前後左右に少なくとも1横指以上余裕のできるサイズを選択する．術後に組織が腫脹することを考えると，2横指開けることが望ましく，迷ったら大きいサイズを選ぶ．下腿の場合，前方を1横指，後方を2横指以上開けるようにする．足関節付近では，逆に前方を多く開けるようにする．

e．リングの設置位置
最も評価したい部位（骨折部や関節面など）にリングが位置しないようにする．骨折の場合，骨折部から3 cmほど離して設置する．関節内骨折の場合は，関節面を確認できる位置に設置する．ロッドの位置はX線正面，側面で対象部位と重ならないような位置（一般的には四隅）に設置する．

> **エキスパートオピニオン**
> 1本のロッドに対してフレーム2枚が基本である．骨移動を除き，3枚以上のフレーム間に1本のロッドを通すような組み方は，リング型創外固定器の自由度を減じ，術中の組み換えも大変となる．

5）刺入位置
原則：神経，血管，腱の走行を理解し，これらを避けるように刺入する．屈筋群に鋼線が貫通すると拘縮の原因となるため，避ける．

下腿，足部の解剖断面図と刺入推奨部位を示すので参照されたい（図3）．

6）骨片移動のテクニック（図4）

a．フレーム内での骨片の移動（ワイヤーテクニック）
①オリーブワイヤーを用いた移動法（図4a）：移動したい方向と対側からオリーブワイヤーを刺入し，テンショナーを用いてオリーブを引き寄せる．

> **エキスパートオピニオン**
> このワイヤーテクニックを使用するときは，微調整可能なIlizarov用のテンショナーを用いることが望ましい．

②ワイヤーのテンションを用いた異動法（図4b）：ワイヤーの両端を移動させたい方向に穴をひとつずつずらして固定する．テンショナーを両側につけ，両側から同時に緊張をかける．

b．フレームごとの移動
①縦方向の移動：ロッドを用いての延長短縮（図4c）
②横方向の移動：ロッドを用いた移動（図4d, e）．リングの穴は，ロッドの径より大きくできており，リングの厚さによっても異なるが，約14°の遊びがある．ロッドはナットを締めるとリングに垂直に固定される．一方のロッドを移動したい方向に差し込み，ナットを締めていく．この方向で軸偏位や回旋変形を矯正する．

7）術後管理
術後のピンサイトケアは施設ごとに様々であるが，近年オープンシャワー法が主流となっている．市販の石鹸と水道水を用いて，ピン刺入部を含めて創外固定器ごと洗う方法である．われわれは，術後1週間から，創があるときは抜糸後（約2週後）から，オープンシャワーを開始している．ピンサイトに滲出液や感染徴候がないときは自然乾燥させる．ピンサイトから滲出が

II．アドバンストピックス ── 1．外傷性疾患

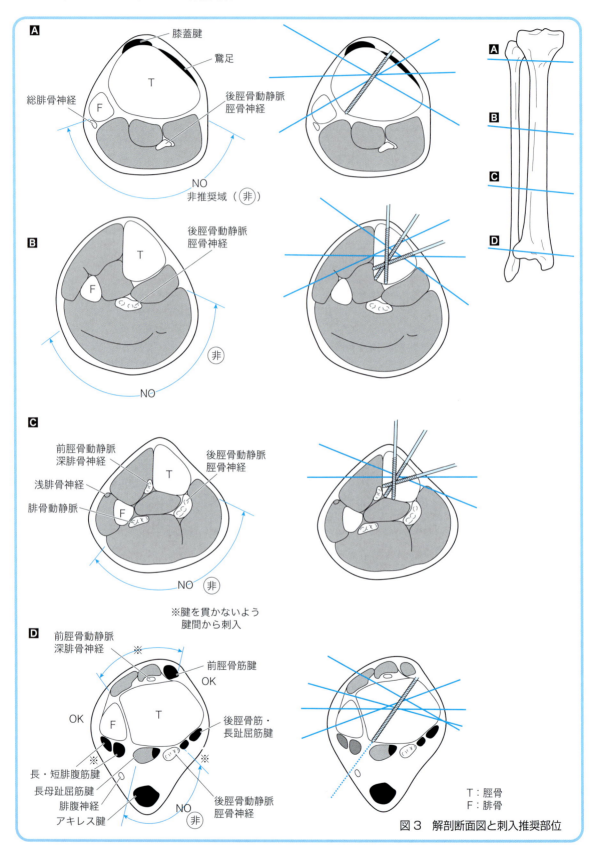

図3　解剖断面図と刺入推奨部位

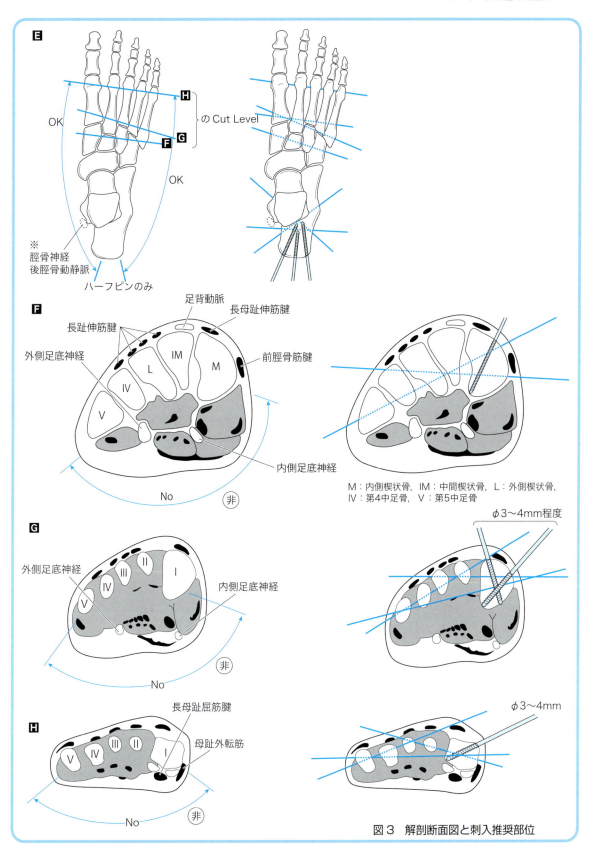

図3 解剖断面図と刺入推奨部位

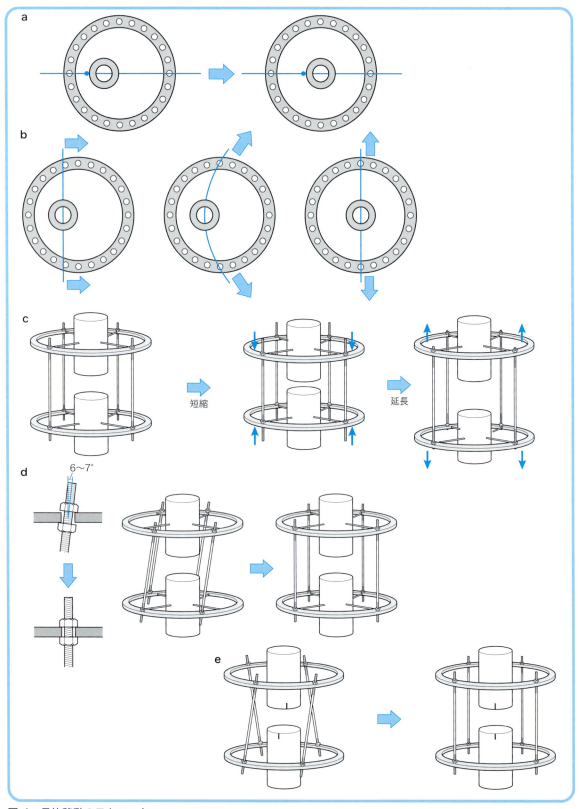

図4 骨片移動のテクニック
　a, b：ワイヤーテクニックのいろいろ，c：ロッドを用いた縦方向の移動，d：軸転位の矯正，e：回旋転位の矯正

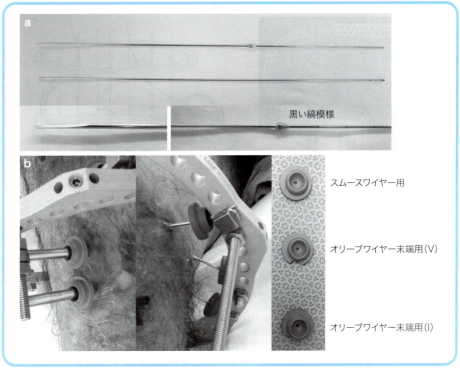

図5 ワイヤーの種類とピンサイトケアの工夫
 a：スムースワイヤーとオリーブワイヤー．オリーブワイヤーの末端側には，黒い縞模様がマークされている．
 b：ゴム栓．ガーゼを押さえるのに有用．切り込みを入れて，マークしておくと，抜去時に有用．写真はクルガン・Ilizarovセンターの切り方．

ある場合は，ミノマイシン軟膏またはヨード含有ゲルを塗布してガーゼを挟み滲出液を吸収するようにしている．この際，術中にワイヤーにゴム栓を通しておくと便利である．ゴム栓は使用済みの抗菌薬のバイアルのキャップを滅菌して再利用する．

ピン刺入部に皮膚の引き攣れがあると，感染の原因となるため，なるべく術中に皮膚切開をするが，術後に気づいた場合は，躊躇せず局所麻酔下に皮膚切開を入れる．

エキスパートオピニオン

オリーブワイヤーを抜去する際は，ワイヤーをオリーブ側の皮膚ギリギリで切ってしまうと抜けなくなるので，方向に注意する．オリーブワイヤーのオリーブ側には，1cm間隔の縞模様がついており，抜去の際の目印となる．時々模様がみえなくなっていることがあるので，X線をよく観察し，ゴム栓などにマークするなどの工夫をするとよい（図5a, b）．

B リング型創外固定器の足疾患に対する応用

1）足部への設置（図6）

足部アライメントが正常でないとき，前足部と後足部にそれぞれハーフリングを立てる．

a. 後足部

前方からでも後方からでもよいが，内外側のずれを予防するため，内外側からそれぞれオリーブワイヤーで挟み込むようにワイヤーを刺入する．狭角となると，捻れも生じやすくなるため，後方からハーフピンを刺入してもよい．脛骨神経，後脛骨動脈に注意する．

b. 前・中足部

原則として，屈筋腱側からは刺入しない．横アーチがあるため，第1〜第5中足骨すべてにワイヤーを通すことは困難である．したがって，第1と第5中足骨を狙う刺入と，はじめの数本刺入し途中で背側へ出してしまう方法がある．基本的な刺入は以下のとおりである．立方骨または第5中足骨基部から第1楔状骨または第1中足骨基部に向かい1本，第1中足骨遠位から第5中足骨遠位方向に1本刺入する．

II. アドバンストピックス ── 2. 慢性疾患

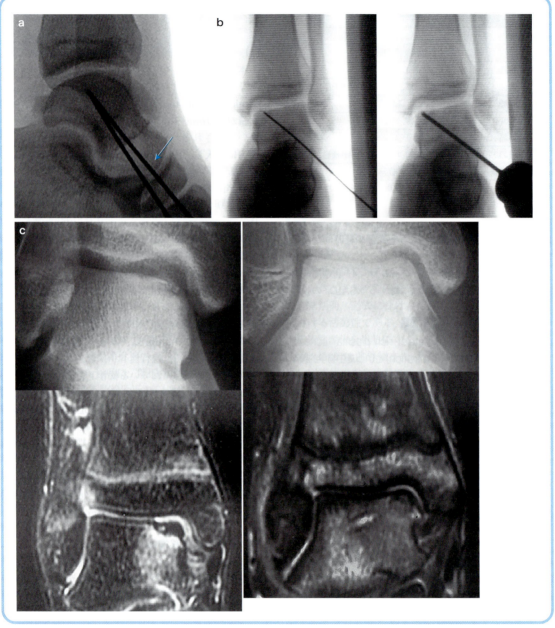

図1 逆行性ドリリング
a：multiple wiring 法．矢印：径 1.2mm Kirschner 鋼線．
b：オーバードリリング法．左：ガイドワイヤーの刺入，右：径 3.0mm 中空ドリルによるオーバードリリング．
c：術前後の単純X線像およびMRI．左：術前，右：術後 12 週．

4）骨軟骨片固定術

骨軟骨片が比較的大きくかつ軟骨の状態が良好に保たれている場合は，母床を郭清したあとに骨軟骨片を整復固定する（図3）．固定材には脛骨から皮質骨を採取して形成した自家骨釘や[4]，吸収性の素材でつくられたピンやスクリューが用いられる．母床を掻爬した際に大きな骨欠損が生じた場合には，母床に腸骨または脛骨から採取した自家海綿骨を移植してから同術式を行う．

5）自家骨軟骨柱移植術

術前のCT像で面積が 150mm² 以上または大きな軟

医療スタッフ必携，南江堂の好評書籍

今日の治療薬 2020 解説と便覧

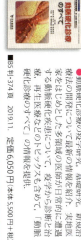

- 編集 浦部晶夫・島田和幸・川合眞一
- 章を新設．関節リウマチなどの膠原病関連疾患，炎症性腸疾患，乾癬などを薬理作用でまとめました．
- その他：①解説：「図で見る薬理作用」をピックアップ．②AGを後発品と区別．③「探しにくい新薬」（2019年11～12月現在承認の新薬）を新設．

■B6判・1,438頁 2020.1. 定価5,060円（本体4,600円＋税）

動脈硬化診療のすべて

日本医師会生涯教育シリーズ

- 編集・発行 日本医師会
- 動脈硬化診療の疫学研究，基礎研究，新規治療法の開発をはじめとする最新の情報から日常診療で遭遇する動脈硬化疾患について，授業から診療まで役立つエッセンスを盛り込んだトピックスを含めて，再生医療などのトピックスを含めて，「動脈硬化診療のすべて」の情報を提供．

■B5判・374頁 2019.11. 定価6,050円（本体5,500円＋税）

減塩のすべて 理論から実践まで

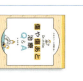

- 編集 日本高血圧学会減塩委員会
- 日本高血圧学会をはじめ，これまでに食品成分表示における食塩相当量表示義務化の実現や減塩食品の推進，減塩レシピなどの実践．多岐にわたる活動を行ってきた．本書はそれらの活動の集大成として，わかりやすく解説，付録には減塩食品リストも収載．

■B5判・142頁 2019.5. 定価2,640円（本体2,400円＋税）

輸液・栄養療法 もち歩きBOOK

- 著 伊東明彦

今日の処方（改訂第6版）

- 編集 浦部晶夫・島田和幸・川合眞一
- 各疾患ごとに，薬剤の投与量，投与方法などの具体的な例示，病型や病態，重症度に応じた段階的な処方例，今版では，一般名と商品名を限定して記載するなど，一般臨床医の相互連携に必要な知識を，専門医として盛り込んだ．

■A5判・904頁 2019.3. 定価7,150円（本体6,500円＋税）

なぜ？どうする？がわかる！便秘症の診かたと治しかた

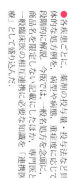

- 編集 中島 淳
- やさしく，コンパクトに，「令和時代の便秘症診療」のエッセンスを盛り込むため，診断と治療の現場で求められる疑問，特殊な便秘とその対処法まで網羅した．ラインだけでは味気ない，診療ガイドライン実践知識が詰まった一冊．

■A5判・180頁 2019.12. 定価3,080円（本体2,800円＋税）

エキスパートが答える Dr.小川の痔や傷あと治療Q&A

- 著 小川 令

■A5判・184頁 2019.4. 定価4,730円（本体4,300円＋税）

正解を目指さない！？ 意思決定⇄支援 人生最終段階の話し合い

- 著 阿部泰之

今日の臨床検査 2019-2020

- 監修 櫻林郁之介
- 編集 矢冨 裕・廣畑俊成・山田俊幸・石黒厚至
- 保険収載されている検査を網羅．主要病態の検討，病態のフローチャート，検査をはじめ，新たに「性感染症」「HIV感染症」などに対し，一般検体・検査対応物質などまとめた「解説」と，各検査項目の「解説」で構成．

■B6判・722頁 2019.2. 定価5,280円（本体4,800円＋税）

かかりつけ医もここまで診られる！肛門部外来診療マニュアル

- 著 栗原浩幸
- 他院で外来患者が実は肛門の痛みや排便異常で悩んでいることは少なくない．そこで本書は，病院のロコモを，写真で説いた．頻用的な処方を肛門指診の病態を写真で通観的な処方を肛門指診の病態を写真で通常の肛門診療から工キスパートが行える処置まで，エキスパートが外来で行える処置まで，外来のためにやさしく解説．

■B5判・118頁 2019.5. 定価4,620円（本体4,200円＋税）

病態栄養専門管理栄養士のための病態栄養ガイドブック 改訂第6版

- 編集 日本病態栄養学会
- 同学会による「病態栄養専門管理栄養士」認定のための教育セミナー指定テキスト．資格取得・更新および継続的な知識の維持・向上に応え，2016年に公表された新たな治療の考え方を含む，診断基準やガイドラインの更新，臨床研究，倫理研討に関する項目が新設された．

■B5判・414頁 2019.6. 定価4,290円（本体3,900円＋税）

薬物療法に活かす糖尿病を聴く技術と話す技術

- 著 松本一成

書籍案内

痛みの考えかた —しくみ・何を・どう効かす 第3弾！
- 著 丸山一男
- A5判・366頁 2014.4.
- 定価3,520円（本体3,200円＋税）
- **発売中**

人工呼吸の考えかた —いつ・どうして・どのように 第2弾！
- 著 丸山一男
- A5判・284頁 2009.7.
- 定価3,520円（本体3,200円＋税）

周術期輸液の考えかた —何を・どれだけ・どの速さ 第1弾！
- 著 丸山一男
- A5判・198頁 2005.2.
- 定価3,850円（本体3,500円＋税）

酸塩基平衡の考えかた —故（ふる）きを・温（たず）ねて・Stewart シリーズ第4弾！
- 著 丸山一男
- A5判・278頁 2019.3.
- 定価3,520円（本体3,200円＋税）
- **New**

遊びごころに満ちたイラストと解説を読み進めるうちに「考えかた」が身につく。「しくみと」「考えかた」から世界が広がる。

「考えかた」シリーズ第4弾！
データの読みによる病態の把握、さらに治療へと繋がる道筋という"考えかた"をもとに解説。難解にみえる概念や計算式もすんなり頭に入ってくる。

「○○は専門ではないけれども「○○を診る機会がある」あなたへ
むかしの頭で診ていませんか？

循環器診療をスッキリまとめました
- 編集 村川裕二
- A5判 2015.8.
- 定価4,620円（本体4,200円＋税）

血液診療をスッキリまとめました
- 編集 神田善伸
- 2017.10.
- 定価3,520円（本体3,200円＋税）

呼吸器診療をスッキリまとめました
- 編集 滝澤 始
- 2017.11.
- 定価2,860円（本体2,600円＋税）

糖尿病診療をスッキリまとめました
- 編集 森 保道・大西由希子
- 2017.12.

神経病診療をスッキリまとめました
- 編集 宮嶋裕明
- 2019.6.
- **New**

腎臓・高血圧診療をスッキリまとめました
- 編集 長田太助
- 2019.6.
- **New**

膠原病診療をスッキリまとめました
- 編集 三村俊英
- 2019.10.
- **New**

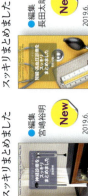

日常の診療に役立つ、知っておくと便利な各領域の知識をスッキリとまとめた書。①各項目の冒頭に結論を掲載し、②一般臨床医が遭遇する可能性の高い病態に絞って解説、③「具体的にどうするのか」「なぜ考えかたが変わったのか」など、要点をギュッと凝縮。

■A5判 各定価4,180円（本体3,800円＋税）

3週間de消化器病理2 —臨床医のための病理のイロハ
- 著 福嶋敬宣
- A5判・200頁 2019.5.
- 定価3,960円（本体3,600円＋税）

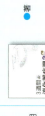

前書『3週間de消化器病理』とともに読み通すことで、臨床医が知っておきたい消化器病理の知識がさらに身につき、病態理解が深まる。待望の続編！

3年ぶりの改訂により最新のエビデンスを反映し、日本における糖尿病診療の指針を示した。

結核Up to Date Web付録つき —結核症・非結核性抗酸菌症・肺アスペルギルス症（改訂第4版）
- 編集 四元秀毅・倉島篤行・永井英明
- B5判・314頁 2019.6.
- 定価10,120円（本体9,200円＋税）
- **Web付つき**

この領域の著しい進歩を盛り込み、今後の結核診療に一層役立つ内容へとUp to Date。付録として掲載写真をwebにて公開。

今すぐはじめられる！心臓デバイスの遠隔モニタリング超入門
- 編著 鈴木 誠・三橋武司・寺田 健
- A5判・98頁 2019.4.
- 定価2,860円（本体2,600円＋税）

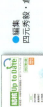

遠隔モニタリングシステム（RMS）の導入方法や運用のポイントをわかりやすく解説。

現場のお悩みズバリ解決！循環器の高齢者診療"術"
- 監修 代田浩之
- 編集 荒井秀典・大村寛敏
- A5判・262頁 2019.4.
- 定価4,620円（本体4,200円＋税）

高齢者の循環器診療において直面する悩みやセンシティブな課題をとりあげ、評価と管理、ケアに伴う倫理的課題に分類し、解説。

新たに登場したオピオイド系便秘治療薬に関する益と害のバランス、コストや患者の好みを踏まえ、日本を代表する専門家が診断・治療の指針とその専門医をめざす医師のみならず、緩和医療を専門と…望む医師、看護師、治療に携わる医療者等に……

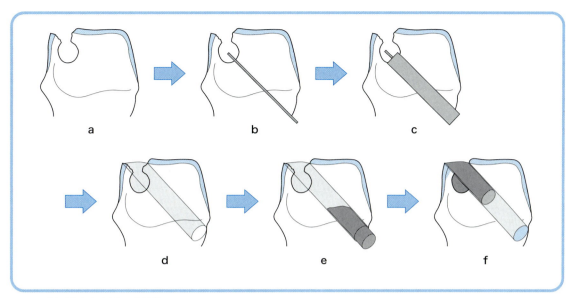

図2 逆行性自家海綿骨移植術
 a：術前
 b：ガイドワイヤーの刺入
 c：オーバードリリング
 d：オーバードリリング後
 e：自家海綿骨柱の挿入
 f：術後

骨下骨嚢腫を有する例や，他の術式で治癒にいたらない例に対して行われる．通常は，膝関節から採取した骨軟骨柱を，足関節内果の骨切りをして距骨滑車の病変部にアプローチして移植する．一方，術後高率に膝の疼痛や水腫，内果骨切り部の癒合不全や変性変化を生じるとの報告もあり，注意を要する．また，前述したとおり，膝と足関節の関節軟骨の性状は異なっており，異質な関節軟骨を移植することの是非については結論が出ていない．

OLTに対する他家骨軟骨柱移植術，自家培養軟骨細胞移植術，幹細胞を用いた治療法は，現状では日本においてほとんど行われていない．

エキスパートオピニオン

OLTに対する理想的な治療は解剖学的な再建であり，そのためには硝子軟骨による関節軟骨再生を目指す必要がある．2013年に再生医療法が制定され，2015年には膝の関節軟骨損傷に対する自家培養軟骨細胞移植術（ACI）が保険適用となった．一方，OLTはACIの適応とはなっていない．現在日本で行われているOLT治療のほとんどは，線維軟骨による修復に過ぎず，硝子軟骨による再生については有効な手段がないのが現状である．硝子軟骨による解剖学的な再建を実現するために，われわれはさらなる研究や開発を積み重ねていく必要がある．

文献

1) Choi WJ et al: Osteochondral lesion of the talus: is there a critical defect size for poor outcome? Am J Sports Med **37**: 1974-1980, 2009
2) Kono M et al: Retrograde drilling for osteochondral lesions of the talar dome. Am J Sports Med **34**: 1450-1456, 2006
3) Takao M et al: Retrograde cancellous bone plug transplantation for the treatment of advanced osteochondral lesions with large subchondral lesions of the ankle. Am J Sports Med **38**: 1653-1660, 2010
4) Kumai T et al: Fixation of osteochondral lesions of the talus using cortical bone pegs. J Bone Joint Surg Br **84**: 369-374, 2002

Ⅱ．アドバンストピックス ── 2．慢性疾患

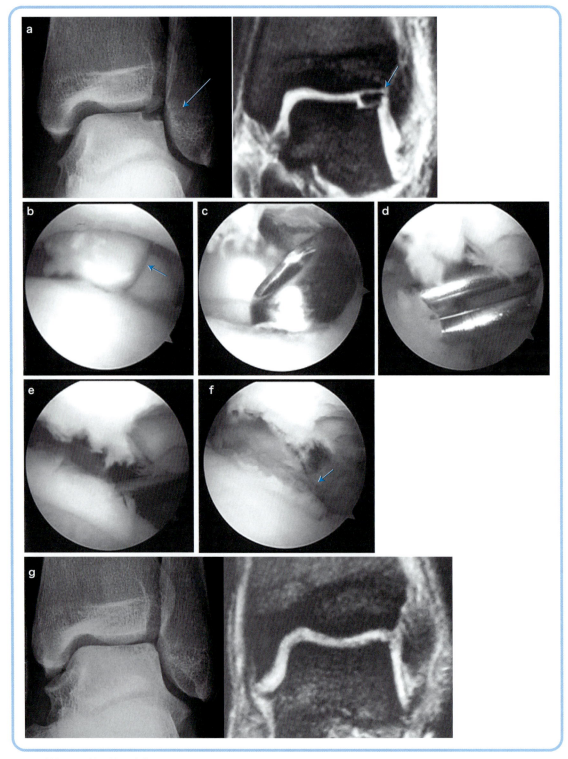

図3　鏡視下骨軟骨片固定術
　a：術前単純X線像およびMRI．矢印：転位翻転した骨軟骨片．
　b：術中関節鏡像．転位翻転した骨軟骨片．矢印：転位翻転した骨軟骨片．
　c：術中関節鏡像．母床の郭清．　d：術中関節鏡像．骨軟骨片の整復とKirschner鋼線による仮固定．
　e：術中関節鏡像．自家骨釘による内固定．　f：術中関節鏡像．術直後．矢印：整復固定した骨軟骨片．
　g：術後1年時の単純X線像およびMRI．

2 変形性足関節症

【キーワード】
足関節,変形性関節症,軟骨変性,骨切り術,人工関節置換術

A 疾患概念・病態

　変形性関節症(OA)は,関節軟骨摩耗と反応性骨変形に特徴づけられる運動器の代表的な退行性疾患である.発病・進行には様々な要因が関与するが[1],典型的には①軟骨器質の加齢による脆弱化をベースとして,急性負荷(外傷時の外力)や慢性負荷(オーバーユース,アライメント異常,関節不安定症による過大負荷)による②物理的損傷や,外傷性の炎症や炎症性疾患(関節リウマチ,痛風性関節炎,化膿性関節炎など)によって関節液内に放出されるサイトカインや酸化物質といった軟骨障害性物質による③化学的損傷によって発症し,①の進行とともに②と③の悪循環を繰り返しながら進行する.

　このような複合的要因で発症・進行するために明確な病因分類は困難であるが,便宜的には関節周囲の外傷に続発する「外傷性」,関節炎を誘発する全身疾患や非外傷性関節病変に続発する「二次性」,明らかな先行病態を持たない「一次性」に分類される.病因比率は,欧米では外傷性が大半(>70%)で一次性は少ない(<10%)とされるが[1],日本では外傷性は半数未満(45%)で一次性が比較的多い(28%)[2].

　外傷性変形性関節症の先行病態の代表例は脛骨天蓋関節面骨折(ピロン骨折)で,短期間に変形性関節症が進行しやすい[1].これは外傷時の物理的損傷に炎症に伴う化学的損傷も加わって初期に軟骨が大きくダメージを受け,関節不適合が残存するとさらに慢性的過負荷による物理的損傷を受けるためである[3].腓骨遠位部骨折後に残存した遠位脛腓関節離開や腓骨長短縮に伴う骨性制動性の低下や,靱帯損傷後に残存した靱帯性制動性の低下(慢性靱帯不全)は,長期的には変形性関節症発症の大きなリスク因子となる.関節面への直接的ダメージを伴わない脛骨骨幹部骨折でも,変形治癒によるアライメント不整は変形性関節症発症の要因となる.

　二次性変形性関節症の代表的な先行疾患である関節リウマチでは,滑膜炎に伴って関節液中に分泌される炎症性物質が軟骨障害を引き起こす.結晶性関節炎(痛風・偽痛風),血友病性関節血症,化膿性関節炎などでも,炎症の長期化や反復を生じると同様の機序で軟骨障害が進行する.特発性距骨壊死に伴う関節症や糖尿病などに伴う神経病性関節症も二次性に分類される(注:リウマチなどの炎症性疾患に続発する関節症は,疫学分類上は二次性に含まれるものの,病因や病態は大きく異なり,臨床上では区別して扱われる).

　足関節(距腿関節)における一次性変形性関節症は,膝・股関節と比較して発生頻度が低い[1].その理由としては,良好な関節適合性や直下に存在する距骨下関節の代償作用といった構造的な要因のほか,軟骨代謝が膝・股関節とは異なる点も指摘されている[1].一次性足関節変形性関節症の病因には先天的なアライメント異常が大きく関与するとされ,特に脛骨遠位端関節面の内反変形と前方かぶり不足(図1)は,本疾患のリスク因子と広く認識されている[1,4].

エキスパートオピニオン

関節面不適合やアライメント異常は,負荷の局所集中だけではなく,関節の骨性制動低下に伴う不安定化にもつながる.また,軟骨摩耗が進めばそれによっても関節適合は低下するため,靱帯損傷がなくても変形性関節症進行の原因となる関節運動異常が次第に増悪していく.

　一方で,上述の脛骨遠位端関節面の内反変形と前方かぶり不足(図1)は,捻挫後の慢性足関節不安定症のリスク因子であることも指摘されている.病因分類で「外傷性」とされる症例中には,こうした骨形態異常が原因で軽微な捻挫で関節が不安定化し変形性関節症発症につながった潜在的一次性変形性関節症が数多く含まれているはずである[2].

B 診断・評価

1) 症状

　初期症状は,他の荷重関節の場合と同様に「歩行に関連して出現する一過性の疼痛」が主で,歩きはじめの違和感や長時間歩行時の鈍痛を訴える場合が多い.慣れない運動や労働といった一時的な負荷増大で急性増悪が起きる.関節包の炎症や関節水腫に伴う腫脹と安静時痛が出現するが,炎症の鎮静化とともに軽快する.靱帯不全や関節適合の低下に伴い,不安定感を訴えることも多い.骨の破壊性変化が進行すると,動作時痛が強くなり安静時痛も訴えるようになる.

　炎症の反復により関節包の線維化が進むと可動域制限が出現し,骨棘形成が著明になるとさらに増悪する.

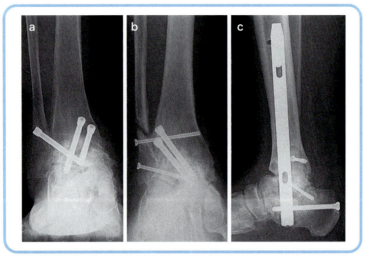

図5 関節固定術
　a：鏡視下固定術
　b：外果橋渡しグラフト法
　c：髄内釘を用いた距腿・距骨下同時固定

骨片間の固定は，原法ではリング創外固定器が使用されているが，ロッキングプレート固定も用いられる．

　b．対象・予後

対象は主に内反型で，LTOと同様の中等度進行例に加え，軟骨摩耗が天蓋に及ぶ高度進行例（Stage 3b～4）にも適応される．良好な短～中期の成績の報告はあるが，まとまった長期成績の報告はまだない．

> **エキスパートオピニオン**
>
> 骨性制動性と関節可動性のバランスがとれた状態を目指して距腿関節形態の再構築を行うため，3D-CT画像を用いた関節適合状態の分析により大まかな矯正方針は立てられるが，LTOのような術前計画は困難である．個々の症例の進行過程に伴う骨増殖性変化に対応する柔軟性が要求されるため，矯正程度は術中のX線透視画像と徒手検査で総合的に判断することとなり，足関節骨性安定性のメカニズムをしっかりと理解しておく必要がある．

注意すべき早期合併症として創癒合不全（遅延）があり，特にロッキングプレート固定後には創部循環障害が発生しやすい．術式開発者の寺本は，「この合併症を恐れるあまりに矯正不足となり術式本来の効果が得られなくなる可能性」を懸念して，安易なプレート固定の利用に警鐘を鳴らしている．しかし，早期荷重を可能とする強固な内固定には大きな魅力があり，創トラブルのリスクを避けつつ十分な固定強度の獲得を可能とする内固定法の開発が期待される．

4）関節固定術

　a．概略

足関節変形性関節症に対する標準治療とされてきた術式で，骨癒合が得られれば除痛効果が確実で，高度の負荷にも耐えられる支持性を獲得できる．変形が比較的軽度な場合には鏡視下固定術（図5a）が行われることが多い．アライメント矯正量が大きな場合には，前方骨柱埋め込み法[4]や外果骨切りで進入し切除骨を橋渡しグラフトとして用いる方法（図5b）も用いられる．距骨下関節にも破壊性変化が及んでいる場合には，髄内釘を用いた距腿・距骨下同時固定（図5c）が行われるが，後足部の衝撃吸収機能や斜面への適応機能は失われる．

　b．対象・予後

内反型では進行期症例（Stage 3b～4）が主体となる．外傷性変形性関節症で関節破壊が著明な場合には，比較的若年で活動性が高い症例（肉体労働者など）にも用いられる．距腿関節の可動性は失われるが，距骨下～足根関節の機能代償により底背屈合わせて20°～30°の可動性が残せれば，不整地歩行や傾斜面歩行にも大きな支障をきたさない場合が多い．長期的には，機能代償に伴う過負荷が周辺関節にかかるため，10年程度で距骨下～足根関節の変形性関節症が進行するため活動性が高い症例では注意を要する．

5）人工関節置換

　a．概略

変性・変形で破壊が進行した距腿関節面を，摺動性を持つインプラントと置換し，関節機能の回復と疼痛軽減を目指す．日本で現在使用可能なインプラントは，国産2機種のみと選択の幅が狭い．TNK型（日本メディカルマテリアル社製，図6a）は，アルミナ・セラ

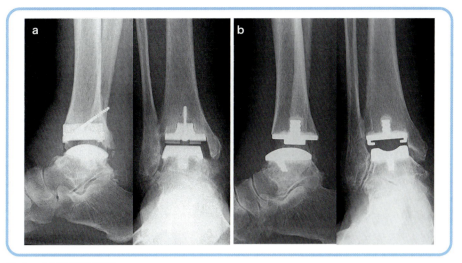

図6　人工関節置換術
　a：TNK型人工足関節
　b：FINE型人工足関節

ミックス製の2コンポーネント形式で，半拘束型の円筒形摺動面を持つ．同社のカスタム人工距骨との組み合わせ使用により，距骨側のルースニングに対応しやすい．FINE型（帝人ナカシマメディカル社製，図6b）は，脛骨側金属プレートのレール内でポリエチレンインサートが前後方向の可動性を持つモバイルベアリング（3コンポーネント）形式で，距骨側の摺動面でもある程度の内・外返し自由度を持つように設計されている．

b．対象・予後

主に活動性が低い進行期症例（内反型ではStage 3b〜4）に適応される．アライメント異常が大きいと，置換手技は難しくなる．リウマチ性関節症などで距骨下関節の可動性が低下している場合には，後足部機能温存の観点で上述の距腿・距骨下同時固定と比較して有利となる．早期リハビリテーションが可能で，速やかな除痛効果が得られるが，ルースニング率はいまだ高く[5]，活動性の高い症例への適応は慎重を要する．

エキスパートオピニオン

人工足関節は，股関節や膝関節における成功を受けて1970年代に開発されたが，この第1世代の臨床成績は散々なものであった．その後に開発された第2世代（国産2機種はこれに相当）は，一部の施設で限定された症例のみに用いられる「冬の時代」を過ごしてきた．こうしたなかでも，インプラントやジグの改良は徐々に進められ，欧米では2000年ころからこうした改良機種による有望な臨床データが蓄積されつつある[5]．日本でも人工関節の普及に向けて，こうした新機種の導入や，既存機種の積極的な改良が期待される．

文献

1) Blankenhorn BD, Saltzman CL: Mann's Surgery of the Foot and Ankle, 9th Ed, Coughlin MJ et al (eds), Elsevier Saunders, p.1037-1077, 2014
2) 栃木祐樹ほか：本邦における変形性足関節症の発生要因．日足の外科会誌 **36**: 173-175, 2013
3) Buckwalter JA et al: The Roles of Mechanical Stresses in the Pathogenesis of Osteoarthritis: Implications for Treatment of Joint Injuries. Cartilage 4, p.286-294, doi: 10.1177/1947603513495889, 2013
4) 高倉義典：図説 足の臨床，第3版，高倉義典（監修），田中康仁，北田 力（編），メジカルビュー社，p.110-116, 2010
5) Barg A, Saltzman CL. Mann's Surgery of the Foot and Ankle, 9th Ed, Coughlin MJ et al (eds), Elsevier Saunders, p.1078-1162, 2014

3 外反母趾と前足部変形—1. 総論

【キーワード】
外反母趾，槌趾，ハンマー趾，鉤爪趾

A 疾患概念・病態

1）外反母趾

a. 疾患概念

MTP関節で母趾の外反変形を呈する疾患である．母趾外反に伴い，第1中足骨頭内側は突出する．この軟部組織あるいは骨性の隆起はバニオンと呼ばれる．外反母趾の形態的特徴は，第1中足骨内反，バニオン，母趾基節骨の外転・回内変形，開張足である．これらの変形に伴って，種々の症状や足の機能障害をきたす．

外反母趾は前足部変形のなかで，最も多く日常診療にて遭遇する疾患である．女性に圧倒的に多く発症し，年齢とともにその頻度は増加する[1]．

b. 病態・病因

正常の母趾MTP関節では，筋肉や腱，靱帯などの軟部組織がバランスを保ち，関節の安定性や屈曲伸展機能を保っている（図1a）．靱帯組織としては側副靱帯と種子骨靱帯がある．また，基節骨基部内外側には母趾外転筋と母趾内転筋が付着し，MTP関節を安定させている．外反母趾ではこれらのバランスが崩れ，種子骨やそれに付着する短母趾屈筋や，長母趾屈筋，長母趾伸筋などが相対的に外側へ偏位する（図1b）．外側へ偏位した筋はさらに母趾の外反変形を助長する作用を有するようになる．さらに母趾外転筋は底側へ偏位し，基節骨を回内させる．内外側の筋バランスは崩れ，母趾内転筋も外反母趾変形の助長にかかわる．さらに関節の拘縮も伴うようになる．

外反母趾により母趾機能が低下すると母趾の荷重分担能力が減少し，第2趾以下への荷重負荷が増加する．中足骨頭底に胼胝を形成し，しばしば有痛性となる．また，外反した母趾は第2趾を圧迫し，ハンマー趾変形などの足趾変形を誘発する．

外反母趾の病因としては外的要因と内的要因に分けられる．外的要因としては靴の装着，特にハイヒールなどの先の細い靴の使用があげられる．内的要因としては外反母趾の家族内発症例の報告があることから，遺伝的要因が考えられる．また，その他の要因として，第1中足骨内反，足根中足関節（TMT関節）の不安定性，足趾の長さ（母趾が第2趾よりも長い），全身性関節弛緩などが指摘されている[1]．

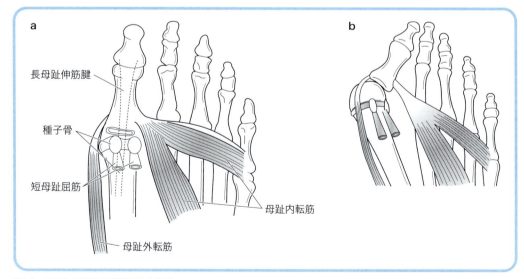

図1　母趾MTP関節周囲の構造
　a：正常
　b：外反母趾
　外反母趾では筋腱や種子骨が相対的に外側に偏位している．

c. 症状

主訴は疼痛である．疼痛はバニオン，足底胼胝，母趾と第2趾との重なり部分に主に生じる．また，関節拘縮による疼痛や，ハンマー趾変形に伴いPIP関節背側が靴にあたることによる痛みもある．外反母趾に伴うハンマー趾変形は第2趾に多く発生する．その他の症状としては，靴の装着困難，母趾機能低下（力が入らない）や，整容面での愁訴（変形やファッション性の高い靴が履けないなど）もある．また，バニオン部での趾神経圧迫のため，母趾内側部にしびれなどの知覚異常を生じることもある．以上のように外反母趾の症状は多彩なため，問診や触診にて主訴や疼痛部位を的確に把握する必要がある．

2）前足部変形
a. 疾患概念・用語

第2趾から第5趾（lessor toe）は種々の変形をきたす．これらの変形を表す用語には，過去の文献のなかで多少の混同がある．英語の「mallet toe」，「hammer toe」，「claw toe」について足の外科学用語集第3版では，それらの日本語訳とともに注釈が記載されている[2]．「mallet toe」は日本語訳が「槌趾」で読みは「つち［あし］ゆび」，「hammer toe」はそれぞれ「ハンマー趾」，「ハンマー［あし］ゆび」とされ，注釈に（malletは小さな槌，hammerは大きな槌）と記述がある．すなわちmallet toeはDIP関節の屈曲変形を，hammer toeはPIP関節の屈曲変形を表す．claw toeについては，「鉤爪趾」で読みは「かぎつめあしゆび（し）」で，（ハンマー趾に中足趾節関節の過伸展を合併）と記載されている．また，DIP関節とPIP関節の屈曲変形を示すcurly toeは，同義語として「curling toe」，日本語訳は「カール趾」，読みは「カールあしゆび」，日本語の同義語は「巻き趾（まきあしゆび）」である（図2）．

b. 病態・病因と症状

何らかの理由で筋のバランスが崩れたり，靱帯や関節包などの静的関節安定化機構が破綻したりすると，足趾変形が生じる．趾に付着する筋の主な作用としては，外在筋である長趾伸筋ではMTP関節の伸展であり，長趾屈筋では末節骨の屈曲である．一方，内在筋である骨間筋と虫様筋の作用は，基節骨の屈曲と趾節間関節の伸展である．神経障害などによって外在筋力が内在筋力に勝ると，これらの筋による作用のバランスが崩れハンマー趾や鉤爪趾変形をきたす．

①槌趾

トゥボックスやサイズの小さい靴を履くことによって足趾が屈曲し変形が生じる．発生頻度はハンマー趾よりは低く1：9と報告され，女性に多い．外傷や炎症性疾患でも生じることがある．症状は足趾先端やDIP関節背側の疼痛で，胼胝形成も認められる．

②ハンマー趾

女性に多く，その発生には槌趾と同様に靴が関与している．その他の原因として神経筋疾患（Charcot-Marie-Tooth病，脳性麻痺など）による筋のバランス異常，糖尿病，関節リウマチなどの炎症性関節炎などがあげられる．また，前述のように外反母趾に伴ってハンマー趾が生じることがある．主症状はPIP関節背側

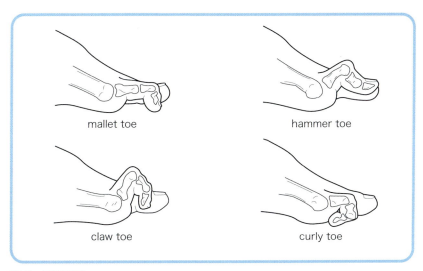

図2　足趾変形
　　mallet toe（槌趾）：DIP関節の屈曲変形
　　hammer toe（ハンマー趾）：PIP関節の屈曲変形
　　claw toe（鉤爪趾）：ハンマー趾にMTP関節の過伸展を合併
　　curly toe（カール趾）：DIP・PIP関節の屈曲変形

の疼痛で，胼胝形成も認められる．靴を履いた際に特に支障をきたす．

③鉤爪趾

原因として神経筋疾患，糖尿病などの代謝性疾患，関節リウマチなどの炎症性関節炎などがあげられる．原因が不明なこともあるが，この変形の発生には内在筋と外在筋の筋バランス不均衡が存在している．これは長趾伸筋と長趾屈筋の拘縮や，内在筋の機能不全が指摘されている．下腿の骨折やコンパートメント症候群などのあとに長母趾屈筋の拘縮が生じ，鉤爪趾様の変形をきたすことがある．この場合の変形発生趾は，長母趾屈筋腱が付着する趾の解剖学的バリエーションによって異なる．長趾屈筋腱は第2趾もしくは第3趾まで付着することが多いため，母趾に加えて第2趾や第2・第3趾まで屈曲変形を伴う例が多い（図3）．手術方法も他の鉤爪趾とは異なるので注意が必要である（後述）．主症状は変形に伴う疼痛である．PIP関節背側や中足骨頭底部に疼痛や胼胝を生じる．高度の場合には，足趾先端が靴底や床に圧迫されて有痛性胼胝を形成したり，胼胝部に潰瘍を生じたりする．

B 診断・評価

前述のように外反母趾の症状は多彩なため，問診では主訴（痛み，靴の装着困難，整容面など）を聞き出すことが重要である．さらに触診により痛みの部位を正確に把握する．身体所見として，母趾MTP関節の可動域や徒手整復の可否，足根中足関節の弛緩性，母趾外転筋の機能を評価する．

画像評価：単純X線像による評価が基本となる．足部背底像は荷重条件で評価する．外反母趾では外反母趾角（HV角），中足骨間角（M1M2角）を計測する（図4）．

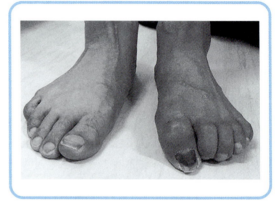

図3　下腿骨折後に生じた鉤爪趾様変形
左の母趾から第3趾まで屈曲変形がみられた．この変形は足関節底屈により軽減するという現象を認め，長母趾屈筋の拘縮が変形の原因であった．母趾爪下には過度の荷重による血腫を生じていた．

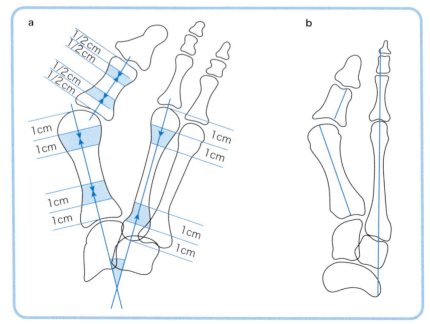

図4　外反母趾角，中足骨間角計測法
外反母趾角（HV角）：第1中足骨軸と母趾基節骨軸とのなす角度
中足骨間角（M1M2角）：第1・第2中足骨軸のなす角度
骨軸の決定方法に注意が必要である．
（a：文献3を参考に作成，b：文献4を参考に作成）

外反母趾診療ガイドラインでは，HV 角 20°以上を外反母趾と定義し，重症度については 30°未満を軽度，30°から 40°未満を中等度，40°以上を重度としている[1]．また，中足骨遠位関節面傾斜角（DMAA）(図 5)や変形性関節症，関節脱臼についても評価する．種子骨の偏位は足部背底像や軸射像で評価する(図 6)．荷重時足部側面像では扁平足や足趾の変形，脱臼の程度について評価する．

C 保存療法

1）外反母趾

靴の指導，運動療法，装具療法，薬物療法に大別される．ハイヒールなど先の細い靴は避けること，トゥボックスにゆとりがあり中足部や踵部はしっかり固定される靴を選ぶことを指導する．運動療法では母趾の自他動内反運動を行う．軽度から中等度の外反母趾では，これらの運動療法が除痛効果や若干の変形矯正効果があることが報告されている．両母趾にかけたゴムひもを引き合うことで母趾を内反させる Hohmann 体操も行われる(図 7)．装具療法は，アーチサポートや中足骨パッドを有する足底挿板，変形矯正装具，疼痛部位の除圧目的のパッドなどが使用される(図 8)．軽度から中等度の外反母趾がよい適応である．薬物療法では消炎鎮痛薬入り湿布や塗り薬が用いられる．

2）前足部変形

靴の選択が重要である．トゥボックスにゆとりのある靴や，中足骨パッド付で底側の疼痛部に軟らかい素材を用いた足底挿板を使用する．鶏眼や胼胝部に除圧用のパッドを当てることも有用である．変形が固定している場合には，保存療法にしばしば難渋する．保存療法に抵抗するものは手術療法が選択される．

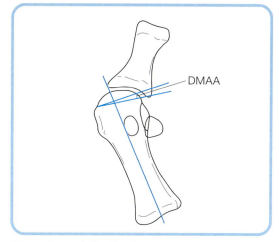

図 5　中足骨遠位関節面傾斜角（DMAA）
第 1 中足骨軸と中足骨頭関節面とのなす角である．特に手術の際に考慮すべき指標である．
DMAA : distal metatarsal articular angle

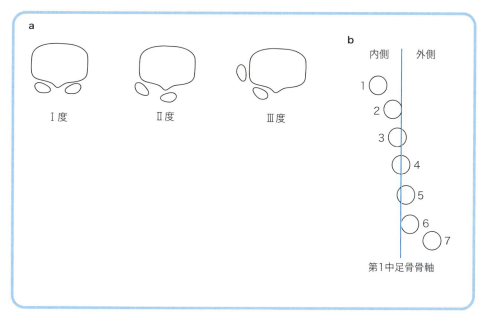

図 6　X 線像による種子骨偏位の評価
　a：種子骨軸底射像での評価（加藤の分類）（文献 5 を参考に作成）
　b：足部背底像での評価（内側種子骨の位置）（Hardy の分類）（文献 6 を参考に作成）
種子骨は外反母趾変形が強くなると外側に偏位する．

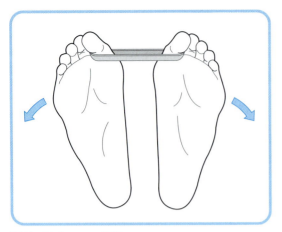

図7 Hohmann 体操
ゴムひもを両母趾にかけた状態で足を矢印の方向に動かすことで，母趾が内反される．

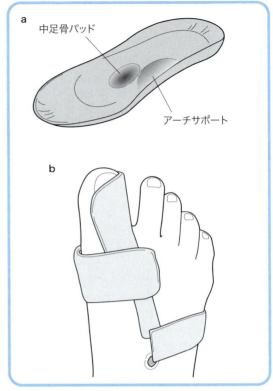

図8 外反母趾の装具療法
a：足底挿板
b：変形矯正用装具

D 手術療法

1）外反母趾

第1中足骨の骨切り術が中心である．母趾基節骨の骨切り術（Akin法）も行われることがある．第1中足骨頭内側の骨性隆起切除術，内側関節包縫縮術，外側軟部組織解離術/腱移行術などの術式もあり，これらは骨切り術に併用して行われることが多い．

第1中足骨骨切り術はその骨切り部位によって遠位骨切り術，近位骨切り術，骨幹部骨切り術に大別される．一般的な適応としては，軽度から中等度の例には遠位骨切り術，中等度から重度の例には近位骨切り術や骨幹部骨切り術が選択されることが多い．遠位骨切り術については，重度の例においても軟部組織解離術を併用することで良好な成績を得られたとの報告がなされている．また，近年は最小侵襲手術として，経皮的な第1中足骨遠位骨切り術の報告が増えている．骨頭下の小皮切から骨切りを行って骨頭を外側へ移動し，内固定としてKirschner鋼線をその骨頭内側に沿わせて近位の髄腔内まで刺入する方法が報告されている．

第1中足骨・内側楔状骨間関節に弛緩性や変形性関節症がある場合には，同部の固定術が適応となる（Lapidus法）．また，変形が特に重症な例や変形性関節症を伴っている場合には，関節固定術や関節切除形成術，人工関節置換術も考慮される．

McBride法に代表される軟部組織単独術式の報告は，最近は見当たらない．変形矯正力不足や再発の問題もあるため，外反母趾に対する本術式単独手術の適応は極めて限定される．

2）前足部変形

①槌趾

変形が固定されておらずに徒手的な矯正が可能である場合は，長趾屈筋腱の切離術が有効である．一方，変形が固定されている場合には，DIP関節の固定術と長趾屈筋腱の切離術が行われる．

②ハンマー趾

変形が固定されていない場合には，長趾屈筋腱の背側への移行術が適応となる．変形が固定している場合には，骨の処置が必要になり，基節骨骨頭の切除による切除関節形成術（condylectomy）やPIP関節固定術が選択される．

③鉤爪趾

変形が固定しているかどうかで軟部組織手術，もしくは骨の処置を伴う術式の選択をする．実際は両者を組み合わせて手術する場合が多い．軟部組織手術としては関節の解離術，長趾伸筋腱の切離/延長・移行術，骨の手術としては関節切除形成術，関節固定術，人工関節置換術がある．関節温存を目的に，中足骨短縮骨切り術も行われる．前述した下腿骨折後などに生じる長母趾屈筋拘縮による鉤爪趾様の変形に対しては，足

関節近位レベル（内果後方）での長母趾屈筋腱切離術か延長術でほとんどの症状が改善される．

文献

1) 日本整形外科学会診療ガイドライン委員会，外反母趾診療ガイドライン策定員会（編）：外反母趾診療ガイドライン 2014，第2版，南江堂，2014
2) 日本足の外科学会（編）：足の外科学用語集，第3版，2017
3) Coughlin MJ et al: Angular measurements in the evaluation of hallux valgus deformities: a report of the ad hoc committee of the American Orthopaedic Foot & Ankle Society on angular measurements. Foot Ankle Int **23**: 68-74, 2002
4) Tanaka Y et al: Radiographic analysis of hallux valgus in women on weightbearing and nonweightbearing. Clin Orthop **336**: 186-194, 1997
5) 加藤　正：外反母趾．整形外科 **37**: 371-375, 1986
6) Hardy RH et al: Observation on hallux valgus. Based on a controlled series. J Bone Joint Surg Br **33**: 376-391, 1951

3 外反母趾と前足部変形—2. 術式：遠位

【キーワード】
外反母趾，遠位骨切り術，合併症，最小侵襲手術，外側軟部組織解離

A 疾患概念・病態

外反母趾では，生理的範囲を越えた母趾の外反，第1中足骨の内反，母趾の回内に，しばしば第1中足趾節（MTP）関節外側軟部組織の拘縮を伴うことがこれまで広く知られている．また，最近では，母趾回内変形に第1中足骨頭の回内と種子骨偏位（第1中足骨の内反に伴い種子骨が中足骨の外方に位置してみえる現象）が関与することも明らかとなってきた[1]．外反母趾に対する手術では，こうした病態を踏まえたうえでの手法が選択されることになる．Lapidus法に代表される第1足根中足（TMT）関節の固定術を除き，一般には，第1中足骨の内反を矯正する目的での第1中足骨骨切りと，第1MTP関節周囲の軟部組織バランスの獲得を目的とした内側関節包の縫縮および外側軟部組織解離（拘縮を伴う例）が行われている．遠位骨切り術は，骨切り部位が中足骨の遠位にあるものを指す．最近ではこれらに加え，中足骨骨切り時に遠位骨片を意図的に回外方向へ回旋させ，術前の骨頭部回内変形を矯正する必要性も指摘されている．

B 術前に確認すべき項目

1）症状

痛みが主な症状であれば，その部位と程度，胼胝の有無を確認する．母趾痛（バニオン部や第1中足骨頭底側）が軽度でも，隣接中足骨底側の胼胝を伴う痛みや，隣接TMT関節の変形性関節症に伴う足背痛は，外反母趾手術により第1中足骨頭底側に十分な荷重がかかることで軽減する可能性が高い．歩行時の不安定感や転びやすいといった機能障害に伴う症状も，外反母趾に起因するものであれば手術での軽減が期待できる．また，隣接趾のMTP関節脱臼例では，外反母趾手術に加えて隣接中足骨の短縮骨切り術の併用が考慮される．遠位骨切り術後の合併症として中足痛があげられるため，隣接趾にMTP関節脱臼を伴わない中足痛を有する例に対しては，術後同部の痛みが増強しないよう注意する必要がある．

エキスパートオピニオン

外反母趾では，母趾以外の部位の疼痛や機能障害をきたすことがある．これらの病態が外反母趾に起因することを患者に丁寧に説明することは，治療を行ううえで患者，医師間の信頼関係を築く基本となる．

2）画像所見

単純X線足部荷重位背底像，側面像で，外反母趾（HV）角，中足骨間（IM）角，第1中足骨遠位関節面傾斜（DMA）角，round徴候の有無[1]，脛骨側種子骨の第1中足骨頭に対する位置（Hardy分類），扁平化の程度，母趾および隣接趾MTP関節，TMT関節の適合性や関節症性変化の有無を評価する．

3）母趾MTP関節外側軟部組織拘縮の評価

母趾MTP関節外側軟部組織が固い例に対しては，遠位骨切り術を回避するか遠位骨切り術に外側軟部組織解離を併用するかを検討する．通常，徒手的に母趾基節骨を第1中足骨に対して中間位ないしは内反位に動かせるか否かで外側軟部組織拘縮の有無と程度が判断される．しかし，加えるストレスの程度や抵抗性（固さ）の評価は，検者の主観によるところが大きい．荷重位X線撮影の際，徒手矯正を行い母趾MTP関節の適合性を確認する方法や[2]，第1，第5中足骨頭を側方から圧迫し，その際の母趾先端の位置を評価する方法[3]など，客観的に外側解離の必要性を評価する手法も考案されている（図1）．

4）第1中足骨頭周囲の血流

第1中足骨は，内側を走行する内側足底動脈の枝，外側を走行する第1背側中足動脈と第1底側中足動脈の3本の動脈で主に栄養されている．これらの動脈は頸部底側の関節包付着部付近（特に外側）で血管網を形成する．第1中足骨頭部はこの血管網からの血流で養われている[4]．遠位骨切り術では，血管網を損傷し遠位骨片の骨壊死をきたすことがないよう，骨切りの位置を選択する．

エキスパートオピニオン

外反母趾手術は高齢者に行うことが多いため，末梢動脈疾患（PAD）の合併がないか，足背動脈，後脛骨動脈の拍動を術前確認しておく必要がある．

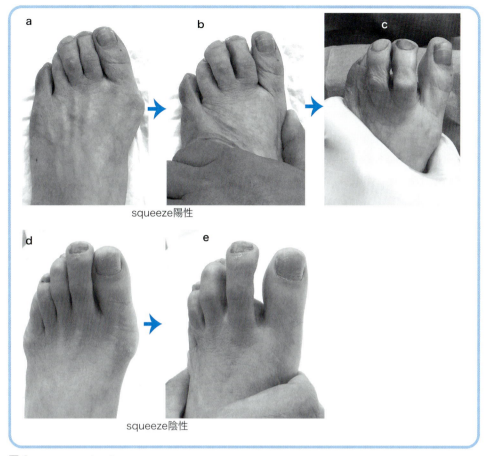

図1　squeeze test
　第1,第5中足骨頭を側方から圧迫し(a, d),母趾が第2趾と平行となれば陰性(e),平行とならなければ陽性(b)で外側解離の適応となる(c:徒手的に外側解離を施行後squeeze testが陰性となった).

C 手術適応

　保存療法を数ヵ月行っても外反母趾に起因する症状が軽減しない場合,手術を考慮する.一般に遠位骨切り術の最もよい適応は,HV角40°未満,IM角20°未満の軽度から中等度の外反母趾とされている[5].重度例への適応が制限される理由としては,遠位骨切り術では骨片同士の接触面を確保するため遠位骨片の外側移動量に限界があること,外側軟部組織解離を併用すると遠位骨片の骨壊死をきたすおそれがあることなどがあげられる.しかし,術式を工夫することで遠位骨切り術を重度例に適応可能とする報告も少なくない.

エキスパートオピニオン
　術式に習熟するまでは,遠位骨切り術は軽度から中等度例で外側解離不要例に適応することを推奨する[5].

D 遠位骨切り術の特徴

　遠位骨切り術は,①比較的低侵襲で行える,②母趾MTP関節近傍での手術となるため良好な関節面の適合性を獲得しやすい,③Mitchell法やDLMO法では,遠位骨片の自由度が高く回内外方向の調整が行いやすいなどの利点がある.一方,①隣接部中足痛が近位骨切り術より生じやすい,②重度例への適応が難しいことなどが問題点としてあげられる.

E 各手術法の特徴

　骨切り部を直視下に展開する従来法では,内側骨隆起の切除および骨片固定後の内側関節包縫縮が共通して行われる(図2).一方,小皮切下に施行されるBösch法やその変法(Magnan法,SERI法,DLMO法など)(最小侵襲法)では,原則内側骨隆起切除,内側関節包縫縮は行わない.通常の歩行を許可できるのは,

Ⅱ．アドバンストピックス ── 2．慢性疾患

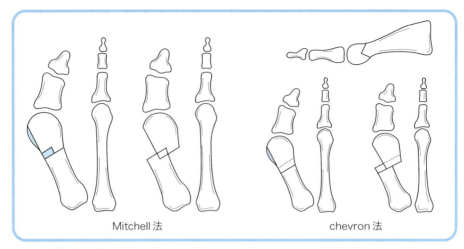

図2 遠位骨切り術のシェーマ
（外反母趾診療ガイドライン2014，第2版，南江堂，p.80-83，2014[5]を参考に作成）

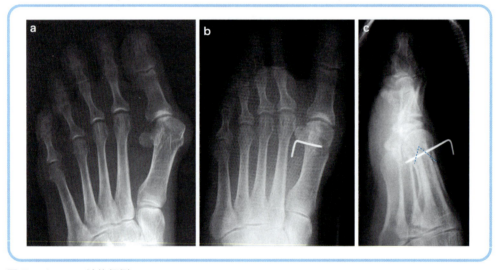

図3 chevron法施行例
中等度外反母趾（a）に対してchevron法を施行（b）．骨切り時底側近位で血管網を損傷しないよう，骨切り部と関節包の間をあらかじめ剝離しておく（c：青破線は骨切りラインを示す）．

従来法，最小侵襲法とも変わらず約2ヵ月後である．

1）chevron法

骨切り線の形状が「矢羽型肩章」に似ていることからこの名称がある．関節包内に骨切り遠位端を有し，近位背側，近位底側に脚を作製することで骨片間の接触面積が広く，骨片の安定性，固定性に優れた術式である（図3）．遠位骨切り術のなかでは最も遠位の骨切りであること，また関節包内に遠位骨片が存在することから，遠位骨片の移動は最大でも中足骨横径の1/2程度にとどまり，術前IM角の大きな例に適応すると IM角の矯正不足を生じる懸念がある．このため術前IM角は13°未満がよいとの意見もある．

エキスパートオピニオン

骨切り時骨片の骨折を起こさないよう骨切りの前に骨切り予定部位にKirschner鋼線で骨孔を穿つとよい．底側脚の骨切りを行う際，血管網を損傷しないよう近位出口部で関節包を骨から剝離しておく．

2）Mitchell法

最も広く行われている遠位骨切り術である．第1中足骨をほぼ横方向に骨切りするため，遠位骨片の自由

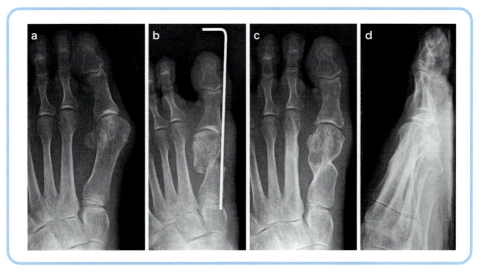

図4 中等度外反母趾に対するDLMO法
68歳,女性.術前HVA 33°,IMA 15°(a)の外反母趾にDLMO法を施行(外側解離なし)(b).
術後1年でHVA 7°,IMA 7°(c),側面X線像でも第1中足骨のアライメントは良好(d).

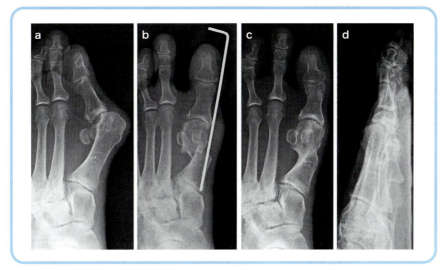

図5 重度外反母趾に対するDLMO法
64歳,女性.術前HVA 60°,IMA 26°(a)の外反母趾にDLMO法を施行(外側解離あり)(b).
術後1年でHVA 12°,IMA 8°(c),側面X線像で遠位骨片の背屈を認めるが(d),JSSFスケールは95である.

度は高く,骨片固定時の位置を調整することで関節面の適合性を良好にすることが可能である.骨片の安定性を増すため遠位骨片に凹みを作製するが,その量が多いと第1中足骨の短縮をきたし隣接部中足痛の原因となりうるため注意が必要である.術前,MTP関節の脱臼はないが隣接趾に中足痛を認める例には,遠位骨片をやや底側にシフトさせ固定するのがよい.

エキスパートオピニオン

内固定材料の進歩により,遠位骨片の外側移動を十分行っても骨片を固定できるため,重度の外反母趾に適応される機会が増えている.

3) DLMO法 (▶動画⑳)

外側解離が不要な例に,第1中足骨頚部内側に小皮切を加え,直線状に骨切りし,骨片を直径2mmの

II. アドバンストピックス ― 2. 慢性疾患

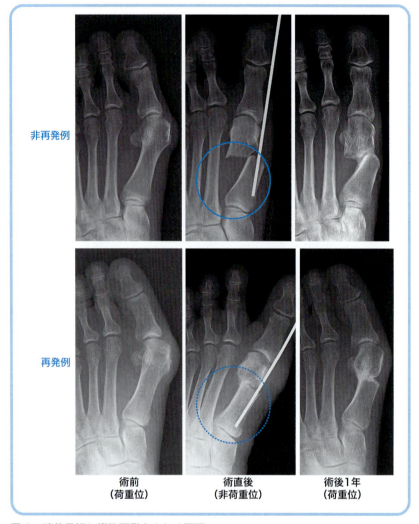

図6 遠位骨切り術後再発をきたす要因
DLMO法施行直後非荷重位X線で, 近位骨片が術前と同様内反位のまま遠位骨片が外方にシフトしている例では再発していないが（上段青丸実線）, 術直後中枢骨片の内反が少なくなっている例では, 抜釘後中枢骨片が再度内反し外反母趾が再発している（下段青丸破線）.

Kirschner鋼線1本で固定する単純な術式である（図4）. 侵襲が少ないため早期からの日常生活復帰が可能である. 低侵襲ゆえ, 遠位骨片が中枢骨片の外側に逸脱（骨切り面同士の接触がない状態）しても骨癒合が得られるため, IM角の大きな例にも適応できる（図5）. 外側解離の必要性はsqueeze testで判断し, 陽性例では外側軟部組織解離を併用する（図1）. 中枢骨片内壁直下にKirschner鋼線を挿入するため, 他の術式のように骨切り面内側を一直線に形成することができない. このため重度例では, 骨癒合後骨切り段差部の追加切除を要することがある.

エキスパートオピニオン

エジプト型足, 第2中足骨短縮を併用する例では, 骨切り線を外側近位に傾けることで, 第1中足骨を意図的に短縮することが可能である.

F 術後成績と合併症

軽度から中等度の外反母趾に施行された遠位骨切り術では, おおむね良好な成績が得られている. 術式間の違いでは, chevron法は他の遠位骨切り術に比べて若干矯正力が小さいとの報告が散見される. 重度例に適用された場合には, 近位骨切り術と同様に変形再発（HV角≧20°）の頻度は高くなる. DLMO法を施行し

た442足の検討では，術後再発率は術前軽度例で0%，中等度例で6.0%であったのに対して，重度例では18.9%であった[3]．再発をきたす最も重要な因子は，遠位骨片の移動が不十分なために生じるIM角の矯正不足である．chevron法やMitchell法では関節包の縫縮により，またDLMO法ではKirschner鋼線での固定により，遠位骨片の外側への移動が不十分でも術直後非荷重位X線で一見良好なアライメントが獲得できていることがある．しかし近位骨片が内反方向に戻る余地があると，骨癒合後第1中足骨の内反により再発を生じることになる(図6)．

そのほか遠位骨切り術に多い合併症として骨壊死と隣接部中足痛があげられる．前者では骨切り時の血管網の損傷，後者では第1中足骨の短縮や遠位骨片の背屈がその原因と考えられている．ただし，骨短縮や遠位骨片の背屈を生じても中足痛をきたさない例も多く存在するため(図5)，術後中足痛の詳細なメカニズムについてはさらなる検討が必要である．

エキスパートオピニオン

遠位骨切り術を重度の外反母趾に適応する場合には，術前のIM角から理想とする遠位骨片の外側移動量を設定し，選択する術式でそれが可能かを術前に十分検討しておくことが大切である．

文献

1) Okuda R et al: The shape of the lateral edge of the first metatarsal head as a risk factor for recurrence of hallux valgus. J Bone Joint Surg Am **89**: 2163-2172, 2007
2) 田中康仁ほか：外反母趾手術の術式選択における母趾内反ストレスX線撮影の有用性．日足の外科会誌 **16**: 159-164, 1995
3) 須田康文：外反母趾に対するDLMO法．整・災外 **58**: 1229-1237, 2015
4) Malal JJ et al: Blood supply to the first metatarsal head and vessels at risk with a chevron osteotomy. J Bone Joint Surg Am **89**: 2018-2022, 2007
5) 日本整形外科学会診療ガイドライン委員会，外反母趾診療ガイドライン策定委員会(編)：遠位骨切り術．外反母趾診療ガイドライン2014, 第2版, 南江堂, p.80-83, 2014

Ⅱ．アドバンストピックス ── 2．慢性疾患

3 外反母趾と前足部変形─3．術式：近位

【キーワード】
外反母趾，近位中足骨骨切り，ロッキングプレート，MTP 関節脱臼，バニオネット，内転中足症

A 概念

外反母趾に対する近位中足骨骨切り術は，基本的に遠位軟部組織処置，中足骨頭内側隆起の切除，そして第1中足骨近位部での骨切りからなる矯正術である[1,2]．遠位軟部組織処置は，主として母趾の外反と回内変形の矯正を目的とし，母趾 MTP 関節外側の母趾内転筋腱の切離に深横中足と靱帯の切離からなるが，これらの処置に加えて母趾内転筋腱の中足骨頭あるいは頚部への再縫着や外側関節包の切開などが追加されることもある．また，母趾 MTP 関節の内側関節包の切開に関しても横，Y 字状，L 字状，縦切開など多くの方法がある．中足骨頭の内側隆起は骨頭関節面を損傷しない程度に切除するのが一般的であるが，その必要性や切除範囲については明らかでない．第 1 中足骨骨切りは第 1 足根中足関節から遠位 2 cm 程度の範囲で行われ，第 1-第 2 中足骨間角の減少を目的とされてきたが，最近，第 1 中足骨回内の変形矯正も必要であるとの報告が散見されるようになり，第 1-第 2 中足骨間角の減少のみならず中足骨回内の矯正も行う術式が考案されるようになった[3]．骨切りの形状については多様であり，固定方法も多種にわたっている．このように近位中足骨骨切り術においては報告者間で手技の違いはあるが，その成績に関してはおおむね良好であり，術式間での成績の差については明らかでない．

エキスパートオピニオン
近位中足骨骨切り術において安定した成績を得るためには，まず術式の適応と限界をよく理解し，次に基本的な手技に習熟することが重要である．

B 種類と特徴

近位中足骨骨切りの形状には，一般的に三日月状（crescentic），閉じ合わせ楔状（closed wedge），開大式楔状（open wedge），山形状（chevron）があり，重度外反母趾（HV 角≧40°）に対してよく用いられているのは三日月状骨切りである．近位中足骨骨切りの最大の利点は第 1 中足骨内反に対する矯正力が遠位あるいは骨幹部骨切りに比較して大きいことである．一方で骨切り部への力学的負荷が大きいことから骨切り部での矯正損失や背屈変形が生じやすいという欠点がある．

そのため骨切り部の内固定にはこれまで用いられてきた螺子，Kirschner 鋼線に代わり，より強固な固定が期待できるロッキングプレートが用いられるようになってきている．

C 適応

一般に骨端線閉鎖後の中等度から高度外反母趾（外反母趾角≧30°または M1 M2 角≧13°）に適応されているが，外反母趾角および第 1-第 2 中足骨間角の下限に関しての厳密な規定はない．また，近位中足骨骨切りにより矯正される上限の外反母趾角および第 1-第 2 中足骨間角に関しても明らかでない．外反母趾変形の程度による成績の差については，重度外反母趾（外反母趾角＞40°または第 1-第 2 中足骨間角≧18°）の手術成績は，中等度外反母趾よりも劣る傾向にある．年齢層の違いによる成績の差については確認されていない．

D 禁忌

母趾 MTP 関節に高度の変形性変化や高度のリウマチ性変化を認める外反母趾は禁忌である．また，母趾 MTP 関節に高度の拘縮を認める例，あるいは第 1 足根中足関節に高度の不安定性のある外反母趾に対する適応については慎重に考える．

E 併存症に対する対策

高度外反母趾では第 2 または第 3 MTP 関節脱臼やバニオネット，内転中足症などの併存症を認めることが少なくない．そのため，外反母趾手術に際してはこれら併存症に対する対策も考慮しなければならない．

1）第 2 または第 3 MTP 関節脱臼

症状として中足骨頭部の有痛性胼胝や槌趾変形がある．術式としては観血的脱臼整復と靱帯再建があり，必要に応じて近位中足骨斜め骨切り短縮，短趾伸筋切離，または長趾伸筋延長を追加する[4]．脱臼趾に PIP 関節の高度な屈曲拘縮を伴った槌趾変形を認める例では軽度屈曲位での PIP 関節固定術を追加する．

2）バニオネット

外反母趾による症状に加えて，第5中足骨頭背外側に有痛性胼胝を認め，X線学的に第4-第5中足骨間角が大きい（10°以上）例に矯正術を適応する．術式として遠位，骨幹部，近位中足骨骨切り術があり，筆者は第5中足骨近位ドーム状骨切り術を行っている[5]．

3）内転中足症

内転中足を伴った外反母趾に対する矯正術では第2中足骨内転の程度を評価する．中等度から高度の内転中足症では第1-第2中足骨間角の矯正のみでは第1中足骨内反の矯正が不十分となり，前足部の内転変形が遺残するため内転した中足骨の矯正が必要となる．術式として第2，第3中足骨の近位外転骨切り術がある[6]．

F 手術手技（近位中足骨三日月状骨切り術）

1）遠位軟部組織処置と内側骨隆起切除

a．肢位
仰臥位として膝下に枕を置いて膝関節を30°～40°屈曲させて足部を安定させる．

b．母趾MTP関節内側の処置（▶動画㉑）
母趾MTP関節背内側に3～4cmの背側凸の弓状皮切を加える．内側では皮下と関節包の癒着を母趾外転筋腱が確認できるまで剥離する．背側では母趾の背内側を走行している足背趾神経を確認し，周囲組織から剥離して外側へ引いておく．同関節包の背内側に縦切開を加え，さらに内側関節包と内側側副靱帯の骨頭付着部を底側まで切離し，内側隆起を露呈させる．内側隆起は2～3mmの幅で骨頭関節面を損傷にない程度に切除する．

c．母趾MTP関節外側の処置（▶動画㉒）
第1と第2中足骨頭間に2～3cmの縦切開を加え，皮下脂肪組織を鈍的に剥離してMTP関節外側を展開する．外側種子骨と基節骨基部に付着している母趾内転筋腱の斜頭と横頭を確認し，これを単鈍鉤にて引き上げて切離する．さらにこの深層にある深横中足靱帯も切離するが，このとき同靱帯の直下を走行している神経血管束を損傷しないように注意する．次に関節の背外側へ偏位している外側種子骨のやや背側で関節包に2cm程度の縦切開を加える．その後，母趾MTP関節の内側関節包を中枢かつ背側方向に牽引し，母趾の外反と回内変形が矯正されることを確認する．矯正が不十分であれば拘縮した軟部組織の解離を少しずつ拡げる．

> **エキスパートオピニオン**
>
> 重度外反母趾では外側関節包や外側側副靱帯などの軟部組織の拘縮が強いため外側解離を過度に行いやすい．これは術後の内反母趾変形の主な要因となる．筆者は，外側解離の範囲の目安として，用手的に母趾の外反を矯正した際に，外反母趾角で0°から-10°程度で硬い抵抗を感じ，それ以上に内反しない程度として外側解離を行っている．

2）三日月状骨切り（図1）（▶動画㉓）

第1足根中足関節背内側から第1中足骨近位部に4cmの縦切開を加える．長母趾伸筋腱の内側に沿って第1中足骨基部から骨幹部にかけて骨膜を縦切開し，これを全周性に十分剥離する．第1足根中足関節から15mm遠位部をマーキングしたあと，弯曲した骨鋸を用いて末梢凸の骨切りを行う．骨切り方向は冠状面では足底に垂直に，矢状面では第1中足骨長軸に対して

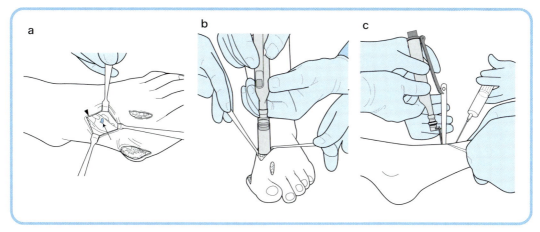

図1　中足骨近位三日月状骨切り
　a：第1TMT関節（矢頭）から1.5cm遠位部にマーキング（矢印）する．
　b：冠状面で電動骨鋸を足底に垂直に立てて骨切りする．
　c：矢状面で電動骨鋸を第1中足骨軸に対して垂直からやや後方に傾斜させて骨切りする．

垂直からやや後方に傾斜させて行っている．冠状面で骨切り方向を垂直から内方あるいは外方へ傾斜させて行うと遠位骨片の移動時にそれぞれ背側あるいは底側に中足骨頭が偏位する傾向があるため骨切り方向を誤らないように注意する．

3）骨切り部での矯正と仮固定（図2）
（▶ 動画㉔A）

エレバトリウムを用いて，第1中足骨近位骨片をできるだけ内反させた状態で，遠位骨片の長軸が第2中足骨長軸と平行となるように外反させる．さらに回外を加えて第1中足骨頭外側縁の形状が角型となるように矯正する．この矯正位を保持して1.5mm径のKirschner鋼線にて仮固定を行う．背底のX線透視像にて矯正位を，側面像にて骨切り部のアライメントをそれぞれ確認し，良好であれば骨切り部をもう1本のKirschner鋼線にて固定する．

エキスパートオピニオン

第1中足骨遠位骨片を近位骨片に対して内反さらに回外させるときにカーブ状の骨切り面に合わせて移動させると第1中足骨頭の遠位関節面が外方に傾斜（distal metatarsal articular angle の増大）することがある．これは術後の変形再発の要因となるため中足骨遠位骨片は近位骨片の骨切り面に沿って回転とともに外方へ平行に移動させる．次に回外を加えて第1〜第2中足骨間角の減少と中足骨回内変形の矯正を図る．骨切り面の接合面積が小さくても固定性がよければ骨癒合は得られる．

中足骨遠位骨片の回内矯正をどこまで行うかについては，round 徴候[7]により判定する．すなわち中足骨骨切り後，足背底方向のX線透視下に母趾を把持して第1中足骨遠位骨片を用手的に回外させ，骨頭外側縁の形状が円型（round 徴候陽性）から角型または中間型（round 徴候陰性）になることを確認する[8]．このときの回外の程度を目安に回内を矯正する．

4）ロッキングプレートによる内固定（図3）
（▶ 動画㉔B）

筆者はロッキングプレートとして variable angle locking X-plate（DePuy Synthes 社製）を用いている．適切な大きさのロッキングプレートを選択し，さらに必要に応じて骨切り面に合うようにベンディングを加え，骨切り部の背側または背内側に設置する．スクリューにてロッキングプレートを固定したあと，X線透視にてプレート設置，スクリューの方向と長さが適切であることを確認する．

5）内側関節包の縫縮（▶ 動画㉕）

第1中足骨頭と頚部内側の背側から底側に向けて1.2mm径の骨孔を2個作製し，それぞれに非吸収性縫

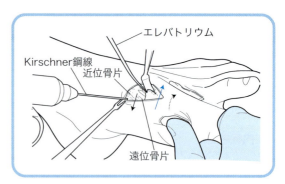

図2　中足骨骨切り部での矯正と仮固定
近位骨片を内反（黒矢印），遠位骨片を外反（青矢印）かつ回外（曲がり破線矢印）させて Kirschner 鋼線にて仮固定する．

合糸（2-0号エチボンド糸）を通す．内側関節包を中枢かつ背側へと牽引して母趾の外反と回内変形を矯正し，末梢側の縫合糸を内側関節包に数回かけてから中枢側の縫合糸も同じようにかける．母趾の矯正位を保持した状態にて縫合糸を結紮して内側関節包を中足骨頭に縫着する．この時点で母趾MTP関節の伸展が60°以上できることが望ましい．

6）X線透視による確認

閉創前にX線透視にて背底像では外反母趾角（＜15°），第1–第2中足骨間角（＜10°），種子骨偏位（Hardy分類：＜V），round 徴候（陰性）について，側面像では第1中足骨近位骨切り部でのアライメントが良好であることをそれぞれ確認する．

G 後療法

2週間の短下肢ギプス固定ののち，母趾を中心としたROM訓練（自動運動から始めて1週後に他動運動も行う）と筋力強化訓練を開始する．歩行については術翌日から1/3荷重歩行とし，3週目からは足底挿板装着下に1/2荷重歩行，5週目から全荷重歩行を許可する．術後2〜3ヵ月時，骨癒合を確認してからスポーツ活動を許可する．

文献
1) Mann RA et al: Repair of hallux valgus with a distal soft-tissue procedure and proximal metatarsal osteotomy. J Bone Joint Surg Am **74**: 124-129, 1992
2) Okuda R et al: Distal soft tissue procedure and proximal metatarsal osteotomy in hallux valgus. Clin Orthop Relat Res **379**: 209-217, 2000
3) Yasuda T et al: Proximal supination osteotomy of the first metatarsal for hallux valgus. Foot Ankle Int **36**: 696-704, 2015

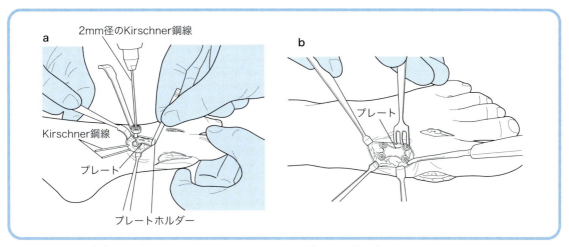

図3 ロッキングプレート（variable angle locking X-plate）による内固定
a：プレートを骨切り部に設置して2mm径のKirschner鋼線にて仮固定する．
b：4本の骨螺子にてプレートを固定する．

4) Shima H et al: Surgical reduction and ligament reconstruction for chronic dorsal dislocation of the lesser metatarsophalangeal joint associated with hallux valgus. J Orthop Sci **20**: 1019-1029, 2015
5) Okuda R et al: Proximal dome-shaped osteotomy for symptomatic bunionette. Clin Orthop Relat Res **396**: 173-178, 2002
6) Okuda R et al: Adult hallux valgus with metatarsus adductus: a case report. Clin Orthop Relat Res **396**: 179-183, 2002
7) Okuda R et al: The shape of the lateral edge of the first metatarsal head as a risk factor for recurrence of hallux valgus. J Bone Joint Surg Am **89**: 2163-2172, 2007
8) Okuda R et al: Supination stress of the great toe for assessing intraoperative correction of hallux valgus. J Orthop Sci **17**: 129-135, 2012

II．アドバンストピックス ── 2．慢性疾患

3 外反母趾と前足部変形 ── 4．術式：骨幹部

【キーワード】
外反母趾，骨幹部，水平骨切り術

A 疾患概念・病態

　外反母趾は第1中足趾節間（MTP）関節において基節骨が第1中足骨軸に対して外反する疾患である．第1中足骨の内反が原因となることが多く，扁平足や開帳足により引き起こされることが多い[1]．また，第2趾に対して母趾が長いエジプト型の足趾や第1足根中足（TMT）関節の不安定性が原因となることもある．家族内発症も少なからず認められており，遺伝的要因も推測されている．

　靴による外的要因も原因のひとつと考えられる．ハイヒールのようなつま先の幅が狭く踵の高い靴を履くことにより，母趾の前内側に荷重が集中するために発症することが多く女性に頻発する．

　進行した症例では第1中足骨は内反し回内する．それに伴って重症例では趾尖部も回内する．中足骨頭が内側に突出するため，靴と繰り返し接触することにより軟部組織の肥厚（バニオン腱膜瘤）を認める．背内側の皮神経を刺激することにより疼痛を生じる．

B 診断・評価

1）症状

　第1中足骨頭は内側に突出するため，靴によって強く圧迫され疼痛が出現する．変形が高度な場合には靴の形状を変えてしまうこともあり，歩行の障害となる．第1MTP関節内側の関節包は時に肥厚し発赤を伴う（バニオン腱膜瘤）．母趾背内側の皮神経を刺激すると疼痛は激烈になり，母趾趾尖部の知覚障害を引き起こす．足底や第1MTP関節内側，母趾趾尖部内側に胼胝を形成することがある．

2）病歴

　一般的には青年期から壮年期を経て変形が進行する．変形が軽度な場合には疼痛などの症状を示さないこともあるが，変形の進行とともに症状が出現する．ハイヒールやトゥボックスの狭い靴を履く機会が増えたかどうか，あるいは通常の靴の装着に障害がないかなどを聴取する．また，第2趾の底側に疼痛が存在するかは術式選択に重要であるため必ず確認する．

　若年者の外反母趾では遺伝的要因も考えられるので，家族内発症の有無についても聴取する．また，スポーツによる特殊な肢位や靴の装着も発症に影響することがあるので，スポーツ歴についても聴取する[2]．

3）身体所見

　母趾の趾尖部が第1中足趾節間（MTP）関節で外反する．第1中足骨頭は内側に突出する．第1MTP関節内側のバニオン腱膜瘤は発赤を伴って肥厚し疼痛を伴う（図1）．変形が高度に進行すると趾尖部は回内変形を生じる．開帳足を伴った外反母趾の場合には第2中足骨頭下への荷重負荷が増大するため，第2中足骨頭下に胼胝を生じる（図2）．また，足部の縦アーチ構造が破綻し扁平足を合併することも多い．外反母趾の進

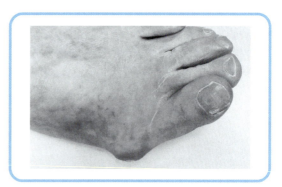

図1　77歳，女性
外反母趾に伴うバニオン腱膜瘤の発赤を認める．

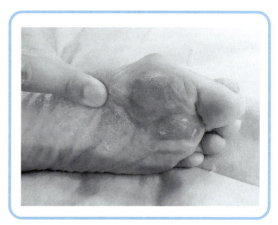

図2　75歳，女性
第2中足骨頭下に胼胝を認める．

行に伴って第2趾や第3趾の外反や内反，MTP関節の脱臼を認めることがある（図3）．

4）画像診断

単純X線荷重時足部背底像および側面像を用いて評価する（図4a, b）．第1中足骨軸と第1基節骨のなす角である外反母趾角や第1・第2中足骨間角は重症度の指標となり，術式選択に有用である．一般的に外反母趾角20°以上で外反母趾と判断し，20°～30°は軽度外反母趾，30°～40°は中等度，40°以上で重度外反母趾と判断する．中等度外反母趾では術式選択のために母趾内反ストレスX線撮影を追加する（図4c）．また，第1中足骨軸に対する遠位関節面の傾斜（遠位関節面傾斜角：DMAA）を評価し，手術における矯正方法の参考にする．CTは骨棘の存在や変性の程度を評価するために有効である．また，第2趾の脱臼に関しても評価できる．

5）検体検査

第1MTP関節に症状を示す炎症性疾患として関節リウマチや痛風を鑑別しておく．血液検査において炎症反応を確認し，同時にリウマトイド因子や抗CCP抗体などを確認する．また，尿酸値の上昇を認めていないかも確認する．

C 保存療法

変形が軽度の場合には外反母趾体操や装具療法などの保存療法を試みるが，中等症以上の症例では効果を認めないことが多い．

D 手術療法

一般的に軽症例では第1中足骨遠位骨切り術を行うことが多く，中等症以上では母趾内反ストレスX線撮影で第1MTP関節の適合性が良好な場合は遠位骨切り術を，不良な場合には骨幹部骨切りや近位骨切り術を行うことが多い[3]．重症例で第1TMT関節に不安定性を認めるものには第1TMT関節固定術（Lapidus法）を用いる．

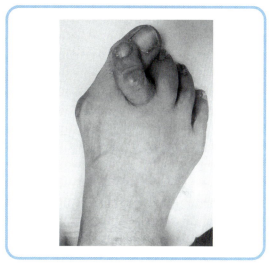

図3 82歳，女性
外反母趾に伴って，第2趾の脱臼を認める．

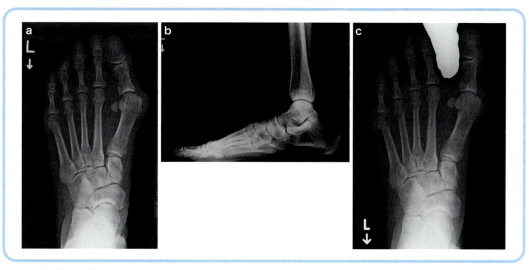

図4 49歳，女性
 a：荷重時背底像
 b：荷重時側面像
 c：母趾内反ストレス撮影

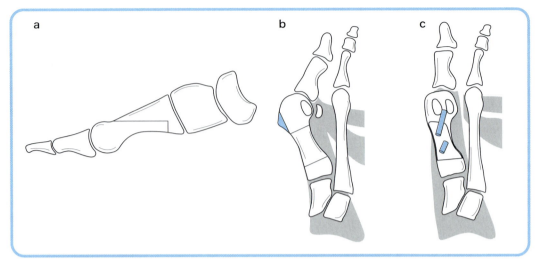

図5 水平骨切り術の模式図
　a：骨切りラインは足底面に水平にデザインする．近位では足底面に垂直に骨切りを行う．
　b：第1中足骨頭内側の骨性隆起を切除し，母趾内転筋を切離したあと，第1中足骨骨幹部で水平骨切りを行う．
　c：遠位骨片を外側に移動させ，第1MTP関節を整復したあと，圧迫中空螺子にて固定する．

1）第1中足骨骨幹部骨切り術（水平骨切り術）
　▶動画㉖

a．概略
　第1中足骨の内反を矯正することが目的である．骨幹部において足底面に水平に骨切りを行うことで，荷重に対する安定性を保ちつつ骨切り部の接合面積を大きくとれることから骨癒合にも有利な術式となる．第1中足骨の遠位関節面が骨軸に対して傾斜していない場合，すなわちDMAAが小さい場合には骨頭を含む遠位骨片を内転させるように移動させ整復するのに対し，関節面が骨軸に対して内反した状況にある（DMAAが大きい）場合には遠位骨片を外転させながら外側に移動させ，足部の長軸に対して関節面が垂直になるよう調整する[4]．

b．対象・予後
　中等症以上の外反母趾症例で，母趾内反ストレスX線撮影による適合性が不良な症例に適応される．良好な術後成績が報告されているが，内転中足を伴う症例や第1TMT関節の不安定性を有する症例では成績不良例も認められるため注意が必要である．

c．術式（図5）
　全身麻酔もしくは脊椎麻酔，伝達麻酔下に下肢を駆血し手術を行う．母趾内側で第1MTP関節を含んで第1中足骨基部にいたる約8cmの皮膚切開を加える．背内側の皮神経を剥離同定し，背側にレトラクトし，底側では母趾外転筋を剥離同定しておく．バニオンはコの字型に切開を加え，遠位に翻転する（図6a）．第1中足骨頭内側の骨隆起を切除する（図6b）．次に第1MTP関節外側で約3cmの皮膚切開を加え，浅横中足

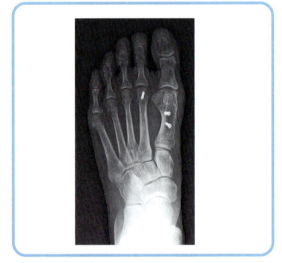

図7 49歳，女性
術後X線背底像．図4の症例と同じ．

靱帯，母趾内転筋斜頭，深横中足靱帯を切離する（図6c）．また，外側関節包の緊張が強い場合には切離し，第1MTP関節が徒手的に整復できるまで剥離を行う．続いて外側の皮切から足底面に水平に中足骨の骨切りを行う．第1中足骨背側縁から基部底側にかけて骨切りラインを決定し，近位底側では足底面に垂直に骨切りを行う（図6d）．中足骨遠位骨片を外側に移動させ，良好な適合性が得られる位置で中空圧迫螺子を用いて固定する（図6e, f）．バニオンを修復したあと，母趾外転筋を引き上げ，関節包に縫着し，閉創する

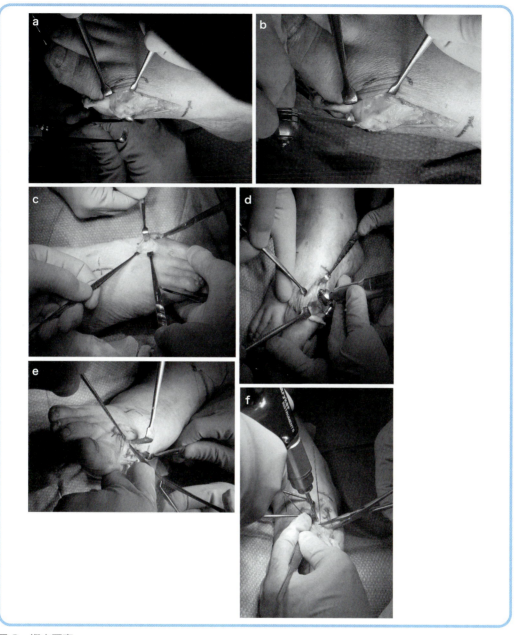

図6　術中写真
　a：第1 MTP関節包はコの字型に切開し遠位に翻転する．
　b：第1中足骨内側の骨性隆起を切除する．
　c：浅横中足靱帯，母趾内転筋斜頭，深横中足靱帯を切離する．
　d：足底面に水平に第1中足骨骨幹部で骨切りを行う．
　e：遠位骨片を外側に移動させ，第1 MTP関節を整復する．
　f：圧迫中空螺子にて固定する．

(図7)[4,5]．

d．後療法

　術後は趾間部にガーゼをはさむバルキー包帯固定を約4週間行うが，術後早期から創の状態が落ち着けば速やかに関節可動域訓練を行う．4週目以降は包帯固定を解除し，足底全面での接地を許可する．また，8週目以降で踏み返しを許可し，スポーツ活動なども段階を追って許可する．

文献

1) 田中康仁：外反母趾．図説 足の臨床，第3版，高倉義典（監修），田中康仁，北田 力（編），メジカルビュー社，p.137-148, 2010
2) 奥田龍三：外反母趾．足の痛みクリニカルプラクティス，中村耕三，木下光雄（編），中山書店，p.84-94, 2011
3) 谷口 晃，田中康仁：外反母趾の診断・治療指針．運動器診療最新ガイドライン，中村耕三（編），総合医学社，p.733-735, 2012
4) 田中康仁：第1中足骨水平骨切り術．関節外科 **23**: 731-736, 2004
5) 磯本慎二，田中康仁：中足骨水平骨切り術—Scarf変法．Orthopaedics **23** (7): 41-45, 2010

4 後脛骨筋機能不全と成人期扁平足

【キーワード】
後脛骨筋腱機能不全（PTTD），成人期扁平足（AAFD），ばね靱帯

A 疾患概念・病態

後脛骨筋腱は，脛骨後面に接して内果後方を下降し，内果最下部で前方に方向を変え，ばね靱帯の内下方を通り，舟状骨粗面にいったん停止する．その後，分枝して載距突起，楔状骨，立方骨，第2～第5中足骨基底部の足底面に停止する．後脛骨筋は，足のアーチ形成に重要な役割を果たす．

後脛骨筋腱への血流は，主に後脛骨筋腹，腱周囲結合組織の動脈網，後脛骨動脈からの分枝，腱の骨膜付着部の血管から受ける．腱断裂が好発する内果下方には虚血領域が存在する[1]．したがって，いったん損傷すると治癒しにくい．

後脛骨筋腱機能不全（posterior tibial tendon dysfunction：PTTD）は後脛骨筋腱が変性断裂し，ばね靱帯や足底の諸靱帯が伸長し，次第に足のアーチ構造が破綻し扁平足をきたす疾患である．いったん，後脛骨筋力の伝達機構が破綻すると，その初期は靱帯組織あるいは骨，関節の形状で正常のアライメントは維持されるが，次第に足部内・底側の靱帯が伸張する．長期化すると足部は拘縮し，徒手的な変形矯正ができなくなる（非可撓性）[2,3]．最近は，後脛骨筋腱のみに限局せず，ばね靱帯や三角靱帯を含む複合体の障害と捉え，acquired adult flatfoot deformity（AAFD）とも呼ばれている．

AAFDの病因は，PTTDのほかに，変形性関節症（距舟関節，Lisfranc関節など），関節リウマチ（RA距舟関節病変など），骨関節外傷（踵骨骨折，Chopart関節，Lisfranc関節），神経病性関節症，神経麻痺（脳性麻痺，ポリオ，神経損傷），足部腫瘍，など様々である．

変性断裂による定型的なPTTDでは，中年以降の女性や肥満体型に比較的多い．足関節周辺の外傷や手術の既往，スポーツなどのオーバーユース，扁平足の既往，なども誘因になる．

エキスパートオピニオン

明らかな外傷歴がなく，長時間の立位や歩行を契機に，足関節内側後方に限局する疼痛や後脛骨筋腱に沿った腫脹や圧痛が出現する場合，PTTDを念頭に置く．疼痛は安静で軽快，立位や歩行で増強する．非荷重時の単純X線では異常所見はない．発症後，数ヵ月で軽減する場合は腱断端が腱溝に癒着した可能性も考える．

B 診断・評価

問診→診察→画像検査→病期分類，の順に診療を進める．

1）問診と診察

問診では，発症時期と誘因，スポーツ歴や職歴を聴取する．痛みと腫脹の部位，症状増悪の状況，を聞く．扁平足の既往はPTTDの発症原因になりうる．

視診では，足関節内果後方から下縁の後脛骨筋腱に沿った腫脹を観察する．too many toes sign（図1）やsingle heel rise test（図2）で陽性を示す．また，片脚つま先立ちの際の腱に沿った疼痛の増強の有無を聞いておく．

触診では，脛骨遠位内後側縁を触れ，そのすぐ後方を走行する腱に沿った圧痛の有無を調べる．内果周辺の腫脹が比較的広範囲でも，PTTDでは腱に沿った圧痛が必発である．足関節を底屈しゆっくり前足部だけを内転させたときの，腱の緊張や滑走を指先に触れることで腱の連続性の有無が確認できる．断裂していると，同部に腱の緊張が触れない．

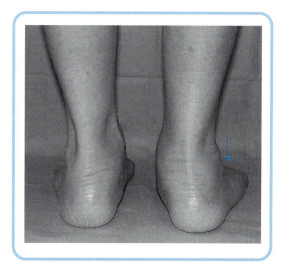

図1　too many toes sign
健側（左）に比べ，患側（右）では踵部外反，距骨の底屈，前足部外転のため外側趾（黒矢印）のみえる数が多い（too many toes sign）．

II. アドバンストピックス ── 2. 慢性疾患

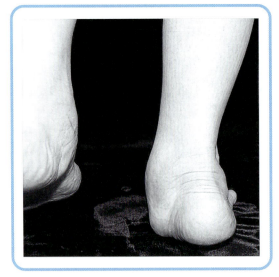

図2　single heel rise test
後方から観察し，片脚つま先立ちで踵骨の回外が減弱あるいは不能なため距骨下関節がロックされず不安定な状態となり，踵骨の回外が不十分なまま踵離床するか，前足部まで完全に離床することができない（single heel rise test 陽性）．

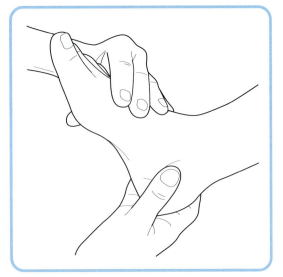

図3　足部可撓性の評価

足部可撓性の評価は次のように行う（図3）．
患側が右足の場合，検者の右手で下方から踵を包み込むように2～5指で踵外反を中間位に保持する．同時に，右母指を内果の前下方にある距骨頭に内側から当てて Chopart 関節で前足部を矯正する．つまり，左手で足部外側から足背を包み込むように把持し前足部を内転かつ回内して，足部変形を矯正する（この操作で足部はアーチが形成される）．可撓性があればこれらの矯正は容易である．この一連の矯正操作のなかで，どこかに矯正が困難な部位がある場合は非可撓性と判断する[3]．
扁平足変形が重度になると，下腿三頭筋～アキレス腱のタイトネスを伴うようになる．足部可撓性の評価と同様に足部を矯正し，その肢位のまま，膝屈曲，伸展位でそれぞれ足関節を背屈し，tibio-pedal angle を計測する．健側と比較して評価する．タイトネスが高度になると足関節背屈が 0°以下のこともある．この評価は，併用手術として加えるべき腓腹筋腱膜切離かアキレス腱延長かを決める判断材料になる[4]．

2) 必要な画像検査

荷重時単純 X 線足部正面像，側面像，荷重時単純 X 線足関節正面像，さらに Cobey 法による後足部撮影で，扁平足変形の有無と程度を評価する．
特に，側面像での距骨-第1中足骨（lateral talo-1st metatarsal angle：LTMT）角と後足部撮影での脛骨軸に対する踵骨内外反の程度（tibio-calcaneal angle：TB-

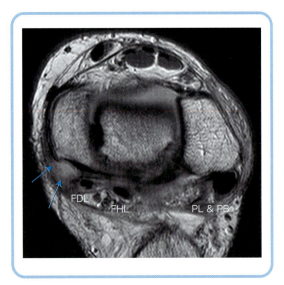

図4　MRI
後脛骨筋腱の信号は消失し（矢印），完全断裂の所見である．FDL：長趾屈筋腱，FHL：長母趾屈筋腱，PL：長腓骨筋腱，PB：短腓骨筋腱．

C 角）の計測は必須である．さらに，荷重時単純 X 線足関節正面像で，外反型変形性足関節症の有無を確認する．
MRI は腱断裂の評価に有用である（図4）．撮像条件が整えば，ばね靱帯の損傷の評価も可能である．
確定診断は，身体所見，MRI で PTT の損傷が観察できれば PTTD と診断する．
次に，病期を分類する（表1）．正確な病期分類が適切な治療法につながる[3,4]．腱損傷はあるが扁平足がな

表1 病期分類

	Stage 1	Stage 2	Stage 3	Stage 4
変形の有無と可撓性	−	flexible flatfoot	rigid flatfoot	rigid flatfoot
外反型変形性足関節症	−	−	−	＋
too many toes sign	−	＋	＋	＋

(Myerson MS et al: Foot Ankle Int 25: 445-450, 2004 [5] を参考に作成)

い場合はStage 1，徒手的に変形矯正が可能な場合はStage 2，徒手的に変形矯正ができない非可撓性の場合，荷重時単純X線足関節正面像から外反型変形性足関節症の有無を確認する．それがなければStage 3，あればStage 4である[5]．

Stage 2を細分化する試みも散見されるが，まだ統一した見解はない．いずれも前足部の外転と回外変形の有無と程度に注目している．これは前足部の矯正が治療成績に影響することを意味する．

3) 鑑別診断すべき疾患

PTTDとの鑑別が問題になるのは，後脛骨筋腱自体の障害で疼痛をきたす疾患と，後脛骨筋腱とは関連なく扁平足変形を呈する疾患である．

後脛骨筋腱自体に障害を起こす疾患としては，関節リウマチや，外傷による後脛骨筋腱損傷である．後脛骨筋腱付着部周囲では外脛骨障害がある．

扁平足を呈する疾患は，変形性関節症（距舟関節，Lisfranc関節など），関節リウマチ距舟関節病変，骨関節外傷（踵骨骨折，Chopart関節，Lisfranc関節など），神経病性関節症，神経麻痺（脳性麻痺，ポリオ，神経損傷），足部腫瘍，である．

エキスパートオピニオン

必ず両足を比較する．足部を矯正位に保持したまま膝関節屈曲位と伸展位で足関節背屈を角度計で計測する．扁平足では下腿三頭筋〜アキレス腱の短縮のため背屈が制限される．足部の変形を矯正位として足関節を背屈するのがポイントである．

MRI撮像時に注意すべきことがある．PTTは内果下方で方向を変える．腱の肥厚や狭小化を正しく評価するには，患者を腹臥位，足関節底屈位として，PTTの走行をできる限り直線にするなど，撮像時の肢位の工夫が必要である．

C 保存療法

Stage 1と2では，保存療法が第一選択である[3,4]．

安静指示，運動制限，体重制限を指導し，足アーチを維持する靱帯や後脛骨筋腱への負荷を軽減する．

靴は，後足部が側方からしっかり支持され，中足部はアーチを保護するためにある程度硬く，前足部は足趾の運動を妨げないようにある程度柔らかい．ウォーキ

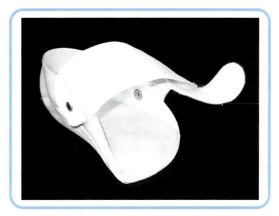

図5 UCBL (University of California Biomechanics Laboratory) 靴インサート
後足部外反の抑制と内側縦アーチを支持し，扁平足の主な変形要素の動的なコントロールを可能にする．

ングシューズやトレッキングシューズなどを勧める．

疼痛対策として，NSAIDsの投与，外用薬も併用する．Stage 1では腱鞘内への局所麻酔薬とステロイド注入が著効することがある．その際は，回数を厳格に制限し，患者にはステロイドによる腱断裂の可能性を説明しておく．

足底挿板は，足部縦アーチを静的に保持し，それらの靱帯への負荷を軽減する以外に，後足部の過回内を抑制し足趾筋力の運動効率を上げ，結果的に後脛骨筋腱への負荷を軽減する作用も合わせ持つ．UCBL靴インサートは可撓性の場合に有効である（図5）．非可撓性の場合はUCBLの適合は難しく，靴型装具や短下肢装具を処方する．

運動療法は足部の拘縮予防とアーチ保持の力源となる筋力の強化が主である．下腿三頭筋〜アキレス腱のストレッチングは扁平足変形の進行を抑制する．急性期を過ぎたら痛みがない程度に"内返し"自動運動を行う．当初は抵抗下での内返しは避ける．立位の訓練で疼痛が強ければ，椅子に腰掛けた状態でつま先立ち訓練を指導する．足外側縁での歩行，小趾球での歩行，足趾の屈曲訓練で，アーチ保持の力源となる足部内在筋の強化を図る．

DAS28, SDAI や CDAI などの評価関節に足部は含まれていない．これらの統合的活動性指標を用いて臨床的寛解を達成しても前足部では比較的高率に滑膜炎が残存している[1]ため，足部の活動性を評価するためには間接的な評価では不十分となる．足部病変は体表から触れやすいため，丁寧に触診し滑膜炎による腫脹や圧痛部位を同定する．後足部では内外果，載距突起，アキレス腱などが，また中足部では舟状骨結節が体表からのよいメルクマールとなる．前足部を把持して内外側から圧迫する squeeze test は簡便で前足部滑膜炎の診断に有用であるが，感度がやや低く，前足部滑膜炎のスクリーニングとして十分とはいいがたい．皮下浮腫があれば身体所見での滑膜炎の診断精度が低下するため，積極的に画像診断を活用する．変形があれば胼胝や鶏眼の存在も含めて疼痛の原因を慎重に同定する．また，変形があれば徒手的に整復が可能かどうかを確認する．

4）画像診断

単純 X 線では関節リウマチに特徴的な骨萎縮や骨びらん，関節裂隙の狭小化などの関節破壊や lesser toe の MTP 関節背側脱臼の存在を確認する．薬効評価などの多くの臨床試験では手指，手関節に足部の MTP 関節と母趾 IP 関節の評価を加えた modified total sharp score（mTSS）[2]が構造破壊の評価で使用されている．MTX や生物学的製剤使用例では骨びらんの改善，修復がみられることなど，経時的に X 線の観察を行うことで多くの情報が得られる．また，荷重位での撮影を行い，足部の撮影で外反母趾変形，内反小趾変形，開張足，扁平足の評価を行う．足関節の撮影で距腿関節の関節裂隙の評価を主に行い，距骨下関節撮影で距踵関節や後足部のアライメントの評価を行う．

滑膜炎や微小骨びらんの診断には関節超音波検査（musculoskeletal ultrasonography：MSUS）が有用である．撮像法としては gray-scale（GSUS）と power Doppler（PDUS）がある．滑膜炎は "（皮下脂肪と比較して）低エコー（時に等から高エコー）の異常な関節内の組織" と定義され[3]，移動性・圧縮性に乏しくドプラシグナルを示すことがある．滑液は "（皮下脂肪と比較して）低エコーあるいは無エコー（時に等から高エコー）の異常な関節内の組織" と定義され，移動性・圧縮性に優れる．骨びらんは縦断・横断の 2 断面で観察される骨表面の不連続点と定義される．プローブは基本的には高周波型（10 MHz 以上）のリニアプローブを使用し，深度とフォーカスを調整し，硬めのゼリーを用いて観察を行う．プローブの先端に近い部分を把持し，ゼリー層を保ちながら扇状にプローブを振り網羅的な観察を行うことで局在する滑膜炎の見落としを防ぐ．PDUS による評価としては pulse repetition frequency（PRF）を機器に応じて，できるだけ低く設定する（500～1,300 Hz 程度）．また，ゼリー層を保つことで圧迫によるドプラシグナルの過小評価を避けることが重要である．また，最適なゲインに調整すること（ノイズが消える最大のところ），表層血管による多重反射や鏡像（ミラーリング）などのアーチファクトには十分に注意する必要がある．以上の注意点を理解して MSUS を活用することで足部の関節滑膜炎，腱鞘滑膜炎や滑液包炎を正確に診断することができる．特に MTP 関節や IP 関節は身体所見での診断精度が低いため，前足部は MSUS で診断能を補完しやすい部位のひとつである．しかし，MTP 関節では関節ごとに関節滑膜の厚さ，長さに違いがあるため病的かどうかの解釈には注意が必要である．関節滑膜炎の局在か中足骨頭間滑液包炎かを鑑別するためには横断像による評価が有用である．第 5 MTP 関節においては背側縦断像では滑膜炎がみられないことも多く，網羅的にプローブを内外側に倒すことで側方に限局した滑膜炎，骨びらんを確認できる．足部のなかでも第 5 MTP 関節外側の骨びらんを伴う活動性滑膜炎は関節リウマチに特徴的であり，リウマトイド因子（RF）と抗シトルリン化ペプチド抗体（ACPA）などの各抗体や病歴と組み合わせることにより早期診断につなげることができる．

> **エキスパートオピニオン**
>
> 足部に疼痛の訴えがある場合，常にリウマチ性疾患を鑑別にあげるようにする．足部に限らず小関節での滑膜炎や腱鞘滑膜炎は CRP や MMP-3 などの炎症マーカーには反映されないこともあるため，必ず局所の評価を行わなければならない．また，治療開始後に関節腫脹が持続する場合は無症候性であっても足部滑膜炎の活動性を定期的にモニタリングし，X 線で関節破壊の進行があれば治療方針の見直しを考えなければならない．

C 保存療法

関節リウマチ治療において，最も重要なことは診断がつき次第速やかに抗リウマチ薬による薬物療法を開始することである．早期かつ正確に関節リウマチと診断したあと，B 型肝炎，C 型肝炎，結核をスクリーニングし，肝障害，腎障害や呼吸障害がないことを確認してから速やかに MTX を導入する．治療開始後は正確な病勢評価をもとにした治療アルゴリズム[4]により生物学的製剤など多種の抗リウマチ薬を駆使して，早期に臨床的寛解へ導入，維持することが関節破壊や身体機能障害の抑制を達成することにつながる．薬物療法に抵抗する滑膜炎に対しては関節内，腱鞘内へのステロイドの注入が効果的である．近年，超音波ガイド下手技の普及により，足部の小関節や腱鞘内へも安全，かつ正確に注入が可能である．また，易感染状態にある

リウマチ患者においては足部を清潔に保つなどのフットケアも重要となる．各種の装具療法も積極的に活用する．前足部変形や外反扁平足による足底の有痛性胼胝に対しては足底挿板が有効であり，中足骨頭の近位に中足パッドをつけたアーチサポートを使用する．足趾の変形矯正を目的とした簡易足趾装具も有効な場合がある．靴の指導も重要であり，変形した足趾に負担がかからないような靴としては，①トゥボックスの広いもの，②靴のなかで足が前方に滑らないもの，③ヒールが高過ぎないもの，④靴底が固過ぎないもの，⑤カスタムメイドの治療靴である．

エキスパートオピニオン

関節滑膜炎の初発が前足部に限定される場合，疼痛が顕著でない例などでは薬物療法の導入が躊躇されることがある．手部ほど疼痛の訴えがない前足部の滑膜炎も適切に薬物療法介入をしなければ，関節破壊，変形をきたして有痛性胼胝形成につながる．長期的な予後を省みて，足部病変が優位な例においても早期治療介入の必要性を医師と患者双方が理解する必要がある．

D 手術療法

1）後足部再建

後足部に含まれる距腿関節と距踵関節は股関節，膝関節などの大関節と同様に下肢荷重関節として関節破壊をきたせば歩行機能に重大な影響を及ぼす．後足部関節では薬物療法で tight contorl を行うことで関節破壊が進行しない例もみられることから，治療開始時に末期関節症を有していても，活動性が高ければ薬物療法（特に生物学的製剤）を優先させる意義はある[4]．疾患活動性が制御できれば関節症性変化が進行しても疼痛は消失する場合もある（図1）．したがって，後足部関節再建術の適応は十分な薬物療法を行ったあとに関節症性の疼痛が残存する場合が望ましい．

術式としては関節固定術と人工足関節置換術（TAA）がある．固定としては骨支柱を用いた距腿関節固定，低侵襲である鏡視下距腿関節固定，距腿関節と距踵関節ごと逆行性に固定するフィン付き髄内釘固定などを破壊関節やアライメントに応じて適応するが，偽関節，隣接関節障害の問題や両側例では硬い足になってしまうなど機能面での問題がある．TAAは適応を選べば良好な成績が期待でき，関節リウマチ診療ガイドライン[5]においても固定術とともに推奨されている．TAAの適応としては50歳以上，Larsen grade 3以上，内外反変形が15°以内，両側罹患例や周辺関節の骨性強直などがあげられる．現在国内では2-component prosthesisであるTNK ankle®と3-component prosthesisであるFINE total ankle system®とが使用可能である．近年で

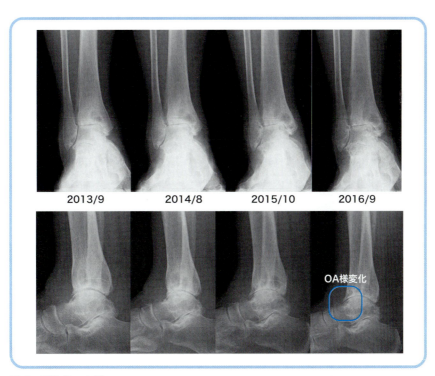

図1 70歳，女性
生物学的製剤導入後より速やかに寛解導入．変形性関節症様変化は進行するも疼痛は消失．
（原 良太ほか：RheumatologyClinicalResearch 5: 174-179, 2016[8]より許諾を得て転載）

は，骨びらんの修復などのポテンシャルを秘めた生物学的製剤をはじめとする強力な抗リウマチ治療や骨形成促進薬，抗 RANKL 抗体などの骨粗鬆症治療薬の進歩により術前の骨質の改善が図れるため，TAA で問題となる脛骨，距骨コンポーネントの沈下を防ぐことで成績の向上が期待される．しかし，TAA の成績は手術手技やその適応にも大きく左右されるため，手術手技の習熟と慎重な手術適応の判断も重要である．これまで，距骨の圧潰や巨大な囊胞状の骨洞（ジオード）がある場合は TAA が適応できなかったが，距骨壊死や TAA の再置換に主に使用されてきた人工距骨は長期にわたる安定した成績が得られているため，距骨側に問題がある場合は人工距骨を脛骨側コンポーネントと組み合わせた TAA を初回手術に適応している（図 2）．比較的良好な臨床成績が得られているが，年齢，体重，活動量や隣接関節の軟骨破壊の程度などによる明確な適応基準はないため，その適応に対しては十分に検討する必要がある．

2) 前足部再建

前足部変形において，母趾 MTP 関節に対しては関節固定，切除関節形成術や人工関節置換術が，第 2～第 5 MTP 関節に対しては切除関節形成術が選択されることが多かった．母趾 MTP 関節固定は可動域がなくなるため和式に生活には不向きであったり，切除関節形成術や人工関節では再発が問題となることが多かった．薬物療法の進歩に伴い，近年は母趾，第 2～第 5 趾のいずれにも関節を温存する術式が選択されるようになり（図 3），その良好な成績が報告されている[6]．MTP 関節を温存する利点は，踏み返し時に足趾が地面を把持する力を回復させることで，機能面が向上することにある．切除関節形成術（母趾は人工関節）と関節

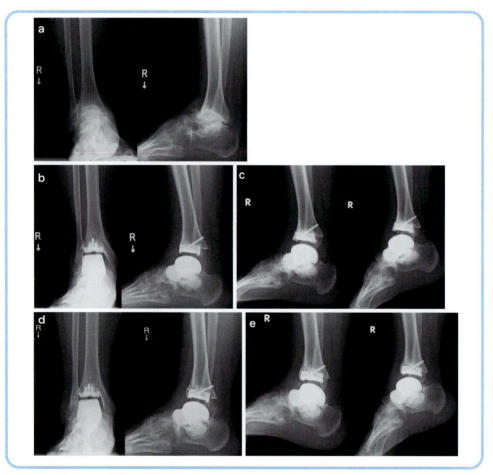

図 2　全置換型人工距骨を用いた TAA
a：術前．荷重
b：術後 6 ヵ月．荷重，c：術後 6 ヵ月．底背屈
d：術後 3 年．荷重，e：術後 3 年．底背屈
（原　良太：知っておくべき！整形外科医の関節リウマチ診療 ABC，文光堂，p.187-191，2016[9] より引用改変）

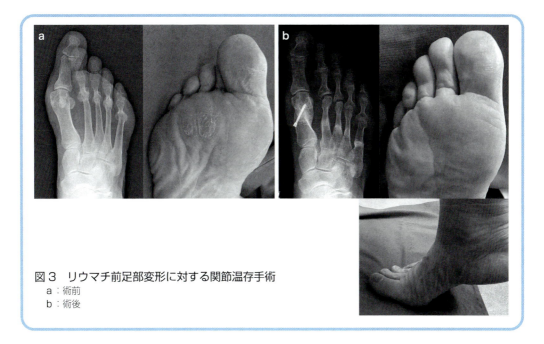

図3 リウマチ前足部変形に対する関節温存手術
　a：術前
　b：術後

温存手術の術後X線成績や患者立脚型評価（SAFE-Q）を比較検討した報告では，関節温存群のほうが術後観察時の外反母趾角は小さく，lesser toe の再脱臼率が低く，SAFE-Q のなかで全体的健康感と靴関連の点数が有意に高かった[7]．しかし，重症例では変形の再発や再脱臼をきたしやすい，第2から第5中足骨の骨切り部で偽関節となりやすい，創治癒が遷延することがある，骨切り部の関節をまたぐ鋼線固定の期間が長くなれば関節拘縮をきたしてしまう，など改善すべき問題点は多い．関節破壊，変形や脱臼がどの程度までが関節温存手術の適応の限界なのか，伸筋腱の緊張はどの程度が適切なのか，など適応や手術手技でも明確な基準は存在しない．

エキスパートオピニオン

国内では関節温存手術が普及してきたが，術後の再発や関節拘縮が一定の頻度でみられる．関節温存手術の成績向上のためには骨切り部の強固な内固定，関節包や腱の適切な処理などで外固定期間の短縮を図ることなど，術者が手術手技のさらなる向上に努めることと同時に，重症化する前に外科治療を行う必要性について患者へ啓蒙を行うことが重要である．

文献

1) van Tuyl LH et al: Remission in early rheumatoid arthritis defined by 28 joint counts: limited consequences of residual disease activity in the forefeet on outcome. Ann Rheum Dis **71**: 33-37, 2012
2) van der Heijde DM et al: Plain X-rays in rheumatoid arthritis: overview of scoring methods, their reliability and applicability. Baillieres Clin Rheumatol **10**: 435-453, 1996
3) Wakefield RJ et al: Musculoskeletal ultrasound including definitions for ultrasonographic pathology. J Rheumatol **32**: 2485-2487, 2005
4) Matsushita I et al: Radiographic changes and factors associated with subsequent progression of damage in weight-bearing joints of patients with rheumatoid arthritis under TNF-blocking therapies: three-year observational study. Mod Rheumatol **4**: 570-575, 2017
5) 日本リウマチ学会（編）：関節リウマチ診療ガイドライン2014，メディカルレビュー社，p.44-47, 2014
6) Yano K et al: Proximal rotational closing-wedge osteotomy of the first metatarsal in rheumatoid arthritis: clinical and radiographic evaluation of a continuous series of 35 cases. Mod Rheumatol **23**: 953-958, 2013
7) Ebina K et al: Comparison of a self-administered foot evaluation questionnaire (SAFE-Q) between joint-preserving arthroplasty and resection-replacement arthroplasty in forefoot surgery for patients with rheumatoid arthritis. Mod Rheumatol **27**: 795-800, 2017
8) 原　良太ほか：RA 足関節に対する人工関節置換術．RheumatologyClinicalResearch **5**: 174-179, 2016
9) 原　良太：最新の外科的治療—身体部位別の手術適応と手術のバリエーション—2）下肢の手術—（3）足部．知っておくべき！整形外科医の関節リウマチ診療 ABC，文光堂，東京，p.187-191，2016

Ⅱ．アドバンストピックス ― 2．慢性疾患

6 骨壊死

【キーワード】
骨壊死，距骨，人工距骨置換術

A 疾患概念・病態

虚血性病変により，ある一定領域の骨細胞と骨髄細胞が壊死に陥った状態が骨壊死で[1]，足部では距骨に発生することが多い．原因として外傷により発生する場合のほか特発性として，ステロイドの使用，アルコールの多飲，全身性エリテマトーデスや血友病による発生が報告されているものの，明らかな原因がわからないことも多い．距骨は表面積の約 70％を軟骨に覆われており，骨膜血行に乏しいため，他の足根骨に比較して骨壊死を生じることが多い．

B 診断・評価

1）症状
初期では足関節の軽い疼痛を自覚するが，距骨の圧壊とともに疼痛は増強し，腫脹も出現する．

2）病歴
足関節外傷の有無を聴取する．骨折がなくても距骨壊死を生じることがあるので，慎重に病歴を聴取する．また，ステロイドの使用歴やアルコールの嗜好などについても聴取する．

3）身体所見
距骨の圧壊とともに腫脹を認め，疼痛が増大する．特発性距骨壊死の場合は可動域が保たれていることが多いが外傷性距骨壊死では拘縮などにより可動域が制限されているものが多い．

4）画像診断
骨壊死では初期のX線では明らかな異常所見を示さないことも多いが，進行とともに囊胞性あるいは硬化性変化を示す（図1）．末期では関節裂隙の消失や距骨の圧壊を示す．

MRIではT1強調像において骨髄信号の低下により低信号を示し，T2強調像では初期には骨髄浮腫を反映して高信号を示し進行期には低信号を示す．脂肪抑制T2強調像では骨髄浮腫を反映した高信号領域と壊死部分の低信号領域が混在した像を示す（図2）[2]．

CTでは冠状断および矢状断撮影を行い，距骨体部の骨硬化像や距骨滑車関節面の不正および圧壊を確認

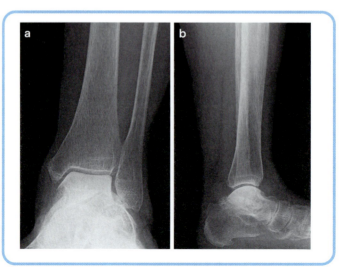

図1 63歳，女性
荷重時足関節X線撮影．距骨に硬化性変化を認める．
　a：正面像
　b：側面像

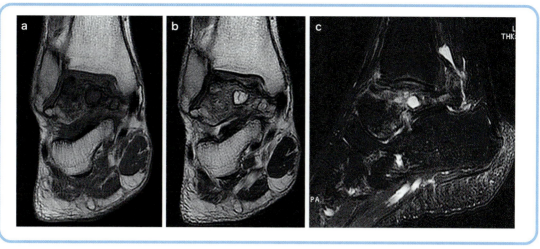

図2 53歳,女性
MRI T1強調像において骨髄信号の低下により低信号を示し(a),T2強調像では初期には骨髄浮腫を反映して高信号を示し進行期には低信号を示す(b).脂肪抑制T2強調像では骨髄浮腫を反映した高信号領域と壊死部分の低信号領域が混在した像を示す(c).

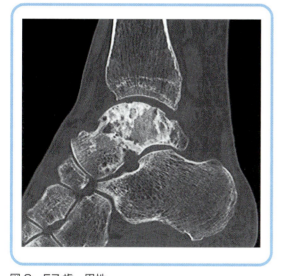

図3 57歳,男性
CT像にて距骨体部の骨硬化像を認める.

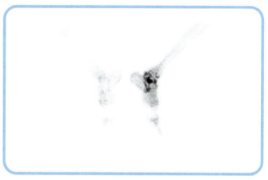

図4 99mTc-HMDP骨シンチグラフィー
距骨に取り込みがみられるが,壊死の中心部ではup takeの低い部分が存在し,cold in hotの所見を示す.

する(図3).

骨シンチグラフィーは早期からの診断に有用で,再吸収が盛んでup takeの多いhotな部分のなかに,壊死を示すcoldな部分が存在するcold in hotの像を示す(図4).

5) 検体検査

他の炎症性疾患や感染性疾患の鑑別の目的で血液検査を行う.炎症反応の確認と同時にリウマトイド因子や抗CCP抗体などを確認する.

C 保存療法

初期の症例ではPTB装具による免荷を行う.血行の再開を示す骨萎縮像が認められれば除所に荷重を増やす.免荷が長期間にわたることも少なくない.

D 手術療法

進行期の症例では手術療法を選択する.比較的若年で活動性が高い場合は足関節固定術や距骨下関節を含めた後足部固定術を選択する.一方高齢者や壊死範囲が大きい場合,圧壊が著しい症例にはアルミナセラミック製人工距骨を用いて距骨すべてを置換する.

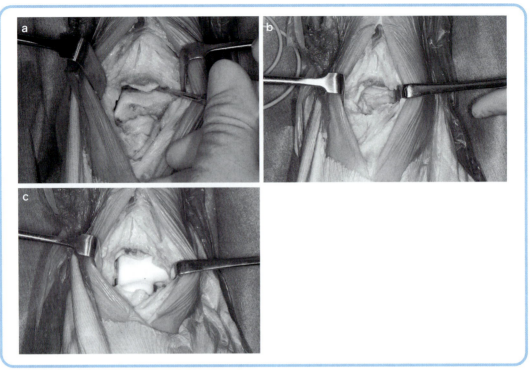

図5 70歳，女性
足関節前方アプローチにて足関節を展開．距骨滑車関節面に不整を認め，後方では一部陥没している（a）．距骨に停止する靱帯や関節包を丁寧に剝離しつつ，距骨を摘出する（b）．人工距骨を挿入し，適合性や可動性を確認する（c）．

1）関節固定術

a．概略
残存する関節軟骨や壊死組織を除去したうえで関節固定を行う．可動域は消失するものの，除痛に優れ術後機能回復も良好である．壊死範囲が限局的な場合は足関節固定術を行い，圧壊が著明な場合や壊死範囲が広範に及ぶ場合には後足部固定を行う．足関節固定術には関節鏡下足関節固定を行う方法と観血的に行う方法がある．

b．対象・予後
比較的若年者や活動性の高い症例に適応する．レジャーレベルのスポーツ復帰は良好である．

c．術式
①関節鏡下足関節固定術
足関節牽引機にて牽引しつつ，内・外側ポータルで鏡視と操作を行う．滑膜切除を行ったあと，関節軟骨を搔爬し，引き続き壊死組織を搔爬する．必要に応じて腸骨より採取した海綿骨を移植する．経内果的に中空海綿骨螺子を3～4本挿入し固定を行う．

②観血的足関節固定術
足関節前方アプローチで進入する．足関節を展開し，距骨の壊死部を確実に搔爬したあと，骨欠損部には腸骨から骨移植を行う．次に脛骨から幅1.2cm，長さ5.5cmの三角柱状の骨柱を採取し，距骨滑車前方には骨柱の底面に形状を合わせた骨孔を作製する．骨柱を挿入し，足関節を良肢位に保持したうえで脛距間をステープルで固定する．骨柱は径3.5mmの皮質骨螺子で脛骨に再固定する[3]．

③観血的後足部固定術
外果上に約7cmの皮膚切開を加え，腓骨を露出させる．外果下端から約6cm近位で腓骨の骨切りを行い，腓骨を摘出し距骨外側を展開する．壊死を起こしている距骨体部を切除し，骨移植を行ったうえで足底から髄内釘を挿入する．移植骨は腸骨からの自家骨では不十分なことが多く，バンクボーンによる同種骨移植を必要とする．

2）人工距骨置換術

a．概略
壊死を起こした距骨すべてを取り除きカスタムメイドで作製したアルミナセラミック製人工距骨で置換する．可動域は温存され，脚長差も生じない．

b．対象・予後
高齢者でスポーツ活動や農作業を行わない症例に適応される．脚長や可動域が温存されるため，術後早期から機能回復は良好である[4]．

c．術式

足関節前方アプローチで進入する．関節包を展開し，距骨に付着する靱帯や軟部組織を丁寧に切離する．距骨頚部で骨切りを行い，距骨頭を摘出したあとに冠状断で距骨体部を骨切りする．小骨片を残すことなく，距骨すべてを切除したあと，人工距骨を挿入する(図5)．この際，助手は踵部と前足部を把持し十分牽引する．人工距骨を挿入したあとに可動性を確認し，可及的に関節包を縫合し閉創する．術後は約3週間のギプス固定を行い，2週間免荷を行ったあと，徐々に荷重を許可する．

文献

1) 山本卓明：特発性骨壊死．今日の整形外科治療指針，第7版，土屋弘行ほか(編)，医学書院，p.168-169, 2016
2) 谷口 晃，田中康仁：特発性距骨壊死の診断と治療．整・災外 **53**: 1381-1385, 2010
3) 高倉義典：特発性距骨壊死．図説 足の臨床，第3版，高倉義典(監修)，田中康仁，北田 力(編)，メジカルビュー社，p.206-209, 2010
4) Taniguchi A et al: An alumina ceramic total talar prosthesis for osteonecrosis of the talus. J Bone Joint Surg Am **16**: 1348-1353, 2015

7 Charcot足

【キーワード】
Charcot足，糖尿病，関節破壊

A 疾患概念・病態

Charcot足は足部に生じる骨，関節破壊性の関節症であり，多くは糖尿病長期罹患患者に発症する．急速に進行する関節破壊とそれに不相応に軽度の疼痛を特徴とし，骨，関節の破壊および靱帯の弛緩による足部，足関節の不安定性，および足部アーチの扁平化，後足部の内外反変形などの著明な変形を生じる（図1）．高度の不安定性や遺残変形のため足底接地歩行が不能となって日常生活に支障をきたしたり，胼胝や潰瘍を形成して感染を併発し切断を余儀なくされることもある．

Charcot足の発生には末梢神経障害による防御知覚能の低下，自律神経障害による局所的な骨の血流増加，繰り返す小外傷や感染，代謝異常による骨の脆弱化が関与していると考えられている[1]．

Eichenholtz[2]はCharcot足を単純X線所見からStage Ⅰ（進行期），Stage Ⅱ（癒合期），Stage Ⅲ（再生期）の3つのStageに分類したが，現在ではこれにStage 0（前駆期）を追加した分類が広く用いられている（表1）[1,3]．

前駆期では，単純X線上ほとんど異常所見を認めないものの[99m]Tc-HMDP骨シンチグラフィーで異常集積を示したり，MRIでは骨挫傷の所見を呈し，潜在危険期と考えられている[3]．症状としては軽度の腫脹，発赤を認めるのみであるが，この時点から治療を開始できるか否かが変形を防止する重要な鍵となる．

進行期は急性の破壊相で，関節液の貯留，軟部組織の浮腫，亜脱臼に加え関節内骨折，骨片形成がみられる．Charcot足はしばしば小外傷が引き金となって発生するが，知覚障害のため疼痛を感じずに歩行を継続してしまうため，骨，関節破壊が進行するものと考えられている．足部は腫脹，熱感，発赤と急性炎症の所見を呈し，骨吸収と骨量減少を生じる．

癒合期には浮腫，炎症所見は軽減する．小骨片は吸収されて軟骨下骨は硬化し，大骨片同士は癒合傾向に入る．

再生期で炎症は消退し，骨の修復とリモデリングが生じ骨密度は上昇し変形が完成する．

Charcot足では骨破壊と骨吸収が同時に発生し，どちらの活動性が優位かによって病態は進行していくが，炎症は数ヵ月から数年かけて消退していく．

SandersらはCharcot足の発生部位を解剖学的に，Ⅰ．IP関節，MTP関節および趾節骨，中足骨，Ⅱ．Lisfranc関節，Ⅲ．楔舟関節，距舟関節，踵立方関節，Ⅳ．足関節，距骨下関節，Ⅴ．踵骨骨折の5つに分類した．発生頻度はⅡに続きⅠが多く，Ⅳの後足部は10%程度である[4]．

B 診断

1）症状

症状としては足部の腫脹，発赤，局所の熱感がみられるものの疼痛は軽度なことが特徴的である．

Charcot足の発生には小外傷や感染の関与も考えられているが，知覚障害のため外傷自体が認識されず，腫脹が持続するためにしばらく経過してから受診したり，発症早期に受診しても軽度の腫脹を認める程度で単純X線上も明らかな異常所見を認めないため看過されて変形が進行した状態になってはじめてCharcot足と診断されることもあり細心の注意が必要である．

病態が進行すると骨，関節の破壊や靱帯の弛緩により足部・足関節の不安定性は増悪し，放置すると足部のロッカーボトム変形や後足部の内外反変形などの著明な変形をきたす（図1）．その結果，骨突出部への荷重負荷が集中すると潰瘍が形成され感染を併発することがある（図2）．

足部の腫脹，発赤を呈する疾患として痛風や深部静脈血栓症を鑑別する必要があるが，糖尿病患者においては特に潰瘍から蜂窩織炎や深部感染を生じることがあり，骨髄炎との鑑別は極めて重要となる．

> **エキスパートオピニオン**
> Charcot足の進行期では潰瘍などの皮膚障害を認めないことが多いのに対し，骨髄炎では病変部近傍に軟部組織の腫脹，発赤などの炎症所見を伴った潰瘍を認めることが重要な所見となる．また，骨組織からの培養が陽性であったり，手術時に骨から排膿が認められたりした場合には骨髄炎が強く疑われる．

2）画像診断

単純X線上，進行期では関節破壊，軟骨下骨の断片化，亜脱臼，脱臼に加え骨吸収や骨融解，骨膜反応を呈する．後期には軟骨下骨の硬化を生じ，大骨片同士

7. Charcot足

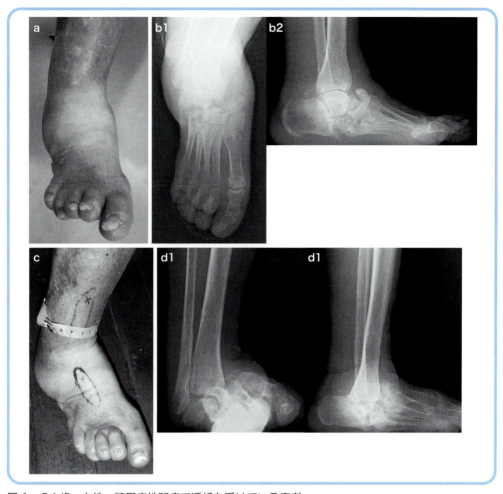

図1 64歳，女性．糖尿病性腎症で透析を受けている患者
　2年前転倒し下腿を打撲してから徐々に足部変形が出現した．歩行障害を訴え近医に受診したところCharcot足の診断のもと，短下肢装具を処方され経過観察を受けていた．足底での接地歩行が困難となったため当科に受診した．
　a：近医初診時．足部は腫脹し，内反変形をきたしている．
　b-1, 2：近医初診時単純X線像．中足部で関節破壊と骨片形成を認めアーチは扁平化している．Sanders and Frykberg分類 patterns Ⅲ
　c：当科受診後，術前．内反変形は近医初診時よりさらに増悪していた．
　d-1, 2：術前単純X線．変形は中足部のみでなく後足部にも波及していた．Sanders and Frykberg分類 patterns Ⅲ, Ⅳ．

表1 Eichenholtz分類

Stage		単純X線所見	臨床症状
0	前駆期	ほぼ正常（軽度の骨萎縮）	腫脹・発赤・熱感 不安定性
Ⅰ	進行期	骨融解・骨吸収・骨量減少 骨・関節破壊 軟骨下骨の断片化 関節の亜脱臼・脱臼	腫脹・発赤・熱感 軟部組織の浮腫 靱帯弛緩性 不安定性の増大
Ⅱ	癒合期	大骨片同士の癒合 小骨片の吸収 骨硬化	炎症（腫脹・発赤・熱感）の軽減 浮腫の軽減 不安定性の減少
Ⅲ	再建期	旺盛な骨化・骨密度の上昇 骨片の平滑化・リモデリング 関節症性変化・変形の固定化	炎症（腫脹・発赤・熱感）の消退 浮腫の消失 関節の安定化

(Eichenholtz SN: Charcot Joints, Springfield, 1966 [2] を参考に作成)

Ⅱ．アドバンストピックス ── 2．慢性疾患

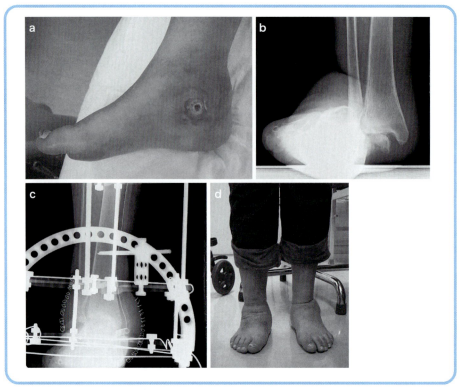

図2　47歳，女性．糖尿病腎症で透析を受けている患者
　2年前ごろより足部変形が出現したため，近医に受診しCharcot足の診断のもと経過観察を受けていた．1ヵ月前から足部の腫脹が増悪し，その後39℃台の発熱を認めた．近医に再受診したところ足関節内側に瘻孔の形成と同部からの滲出液を認めたため，Charcot足の感染合併との診断で当科に紹介受診した．
　a：後足部の著明な外反変形を認め，内果遠位部には瘻孔を形成していた．
　b：距骨は骨折し足部は外側に偏位し距骨はほぼ消失していた．Sanders and Frykberg分類patterns Ⅳ．
　c：内果遠位部の瘻孔は足関節および距骨下関節に交通していた．一部残存していた距骨を摘出し，関節内を掻爬したのちIlizarov創外固定器で固定して持続灌流を行った．
　d：感染は沈静化し，アライメントも矯正された．市販靴を履いての歩行が可能となった．

は癒合傾向に入り，最終的には足関節，足部の変形をきたす．特に進行期においては急性炎症の所見を呈するため骨髄炎との鑑別が必要となるが，骨髄炎でも同様に骨破壊，吸収像，骨膜反応を呈するため単純X線画像所見のみから鑑別することは困難である（表1）．
　一方，MRIでCharcot足はT1およびT2強調像で病変部は低輝度信号を呈し，皮質骨の細片化や関節近傍や軟骨下骨の骨髄浮腫が認められる（図3）．これに対し骨髄炎では病変部はT1強調像で低輝度信号を，T2強調像では高輝度信号を呈し，STIR像では骨髄の高輝度信号を呈するため，ある程度の鑑別は可能である．また，MRIで骨内に膿瘍形成が認められる場合には骨髄炎が強く疑われる．

C 保存療法

1）急性期の治療

　治療の目標は，足部，足関節を安定化して荷重機能を維持し，腫脹や変形を防止して潰瘍形成や感染を防止することにある．
　進行期に入る前の前駆期に治療を開始すれば変形を予防できる可能性が高まる．このためできるだけ早期に診断を下し治療を開始することが肝要である．保存療法として炎症が鎮静化するまでギプス固定するのが一般的であるが，現在ではtotal contact cast（TCC）がCharcot足治療のゴールドスタンダードとなっている（図4）．TCCは下腿から足部にかけてぴったりと成形されたギプスであり，足底にかかる垂直方向および水平方向（剪断力）の負荷を軽減させる．体重の約30%の負荷をギプスの下腿部分で吸収することにより足底へ

7. Charcot足

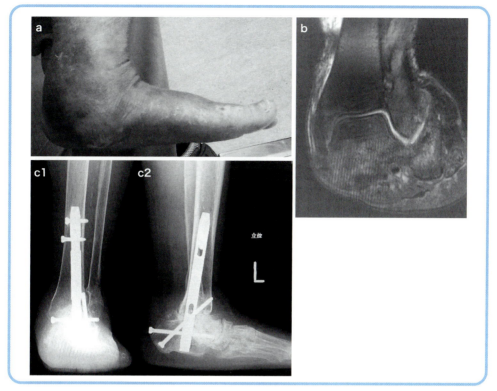

図3 66歳，女性．糖尿病患者
　自己判断で糖尿病の治療を中止していた．数ヵ月前から左足部変形が出現したため，近医に受診しCharcot足の診断のもと装具療法および手術療法を勧められるも拒否していた．今回，右足にも潰瘍が出現したため知人に説得されて治療目的で当科に紹介受診した．
　a：後足部の著明な外反変形に加え，内果周囲に発赤と腫脹を認めたが，潰瘍はすでに治癒していた．
　b：MRI脂肪抑制T2強調像では距骨および踵骨は距骨下関節近傍で高輝度信号を呈し，骨髄浮腫が認められるものの明らかな膿瘍形成は認めず，Charcot足と診断した．Sanders and Frykberg分類patterns Ⅳ．
　c-1, 2：術後単純X線像．足底から髄内釘を挿入し，距腿関節および距骨下関節を固定した．

の過剰な圧を足部から下腿に分散させることができる．固定は癒合期に入るまで必要となるが，いくつかの研究によると必要な固定期間は平均10ヵ月で，変形増悪や再発の確率は低いと報告されている．TCCにより機能的な足が温存された場合には，残存した変形により潰瘍が発生しないように引き続き靴型装具を装着させ経過観察していく必要がある．

D 手術療法

　早期からTCCや靴型装具などで対応すれば変形を予防し，足底接地可能な機能的な足を温存することが可能である．しかし，不安定性が残存し変形が進行していても，疼痛など患者の訴えが少ないことに加え，手術療法では骨癒合不全や感染の危険性が高いため手術療法が躊躇されることも多い．結局は不良肢位での変形をきたし，潰瘍が形成されて感染を生じることもある．

　このため保存療法に抵抗し，変形が進行していく場合にはそれに固執することなく手術療法に踏み切ることが肝要である（図4）[1,5]．

　手術療法は難治性潰瘍，著明な不安定性，感染，通常の靴が履けない場合などが適応となる．

　一方，神経症，末梢血管病変や腎障害などの合併症を伴った糖尿病患者に対する骨折治療では非糖尿病患者に比し偽関節や変形治癒を生じるリスクが3倍以上高いことが知られている．Charcot足の患者に関節固定術を行う場合，骨の脆弱性のため内固定により強固な固定力を得ることは困難なことが多く，非糖尿病患者に比し高率に偽関節を生じる．より強固な固定性を得るために創外固定による固定を追加することはバイオメカニクス的な安定性を獲得できる利点がある．特に後足部の固定に加え中足部の固定も必要な症例に対し創外固定の併用は有用である[6]．また，化膿性関節

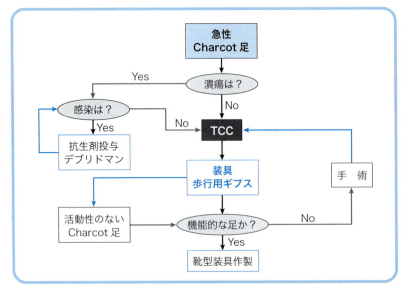

図4　急性Charcot足に対する治療
（Armstrong DG et al: Diabet Med 14: 357-363, 1997 [5]）を参考に作成）

炎や骨髄炎などを伴ったCharcot足には内固定を行えないため創外固定が唯一の手段となる（図2）．

エキスパートオピニオン
腸骨は間葉系幹細胞の働きにより高い骨形成能を持つため，Charcot足に対し関節固定術を行う場合は骨欠損部の充填だけでなく骨癒合促進の観点からも腸骨からの自家骨移植を行うことが推奨される．

エキスパートオピニオン
糖尿病患者で特に糖尿病のコントロールが悪い患者では手術による感染のリスクが高く，糖尿病患者での感染発症率は非糖尿病患者に比し2倍以上高くなる．このため周術期の血糖管理は極めて重要となる．

1）中足部でのCharcot足に対する手術

中足部でのCharcot足に対する手術療法としては，①足根部の脱臼を伴い不安定性のため変形を予防できない場合，安定性の獲得を目的として脱臼の整復と関節固定術が，②ロッカーボトム変形など不良肢位での変形が固定している場合，アライメントの矯正を目的として骨切り術と関節固定術が，③変形が固定し限局した骨性突出のため潰瘍を繰り返す場合には骨性突出部の切除術が選択される．また，中足部での関節固定を行う場合，潰瘍の再発を避けるためにSilfverskiöldテストが陽性であれば腓腹筋腱の延長も同時に行うことが望ましい．関節固定の方法としては足底プレート固定や髄内ボルトによる固定が行われているが，髄内ボルトで固定する場合には骨癒合不全や変形再発などの合併症のリスクを避けるため最低2本以上のボルトで固定すべきである（図5）．

2）後足部でのCharcot足に対する手術

後足部のCharcot足に対し手術を行うにあたっては距骨を温存できるか否かの判断が必要となる．①距骨が温存可能な場合には距腿関節もしくは距腿・距骨下関節固定術が，②距骨の破壊や感染により温存が不可能な場合には脛骨–踵骨間固定術が選択される．固定材料としてはブレードプレートや足底からの逆行性の髄内釘が使用される（図3）．

文献

1) Saunders LJ et al: The Charcot Foot. Levin and O'Neal's The Diabetic Foot, Bowker JH (ed), Mosby, p.257-283, 2007
2) Eichenholtz SN: Charcot Joints, Thomas CC (ed), Springfield, 1966
3) Sella EJ et al: Staging of Charcot neuroarthropathy along the medial column of the foot in the diabetic patient. J Foot Ankle Surg **38**: 34-40, 1999
4) Sanders LJ et al: Diabetic neuropathic osteoarthropathy: The Charcot foot. The High Risk Foot in Diabetes Mellitus, Frykberg RG (ed), Churchill Livingstone, p.297-338, 1991
5) Armstrong DG et al: The natural history of acute Charcot's arthropathy in a diabetic foot specialty clinic. Diabet Med **14**: 357-363, 1997
6) DeVries JG et al: A Retrospective Comparative Analysis of Charcot Ankle Stabilization Using an Intramedullary Rod with or without Application of Circular External Fixatord-Utilization of the Retrograde Arthrodesis Intramedullary Nail Database. J Foot Ankle Surg **51**: 420-425, 2012

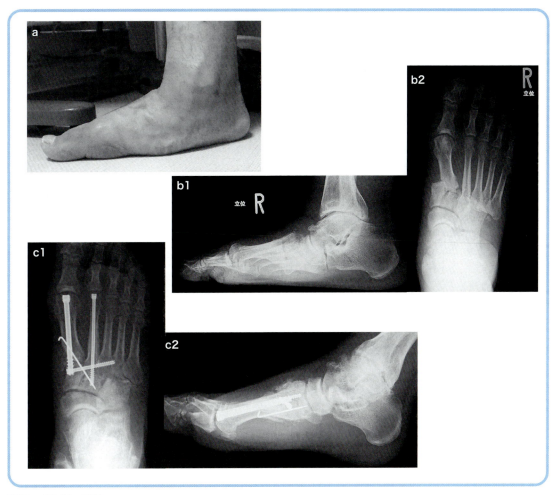

図5 48歳, 男性
　運動時に足を着いたときに疼痛が出現した. 近医に受診するも X 線上異常の指摘を受けなかった. その後も足の腫脹が持続するため他院の救急外来に受診した. Lisfranc 関節脱臼の診断を受け当科に紹介受診した.
　a : 来院時, 足部の著明な扁平化を認めた.
　b-1, 2 : 初診時単純 X 線像. Lisfranc 関節の脱臼を認め, 遠位部分は背外側に転位していた. Sanders and Frykberg 分類 patterns Ⅱ.
　c-1, 2 : 術後単純 X 線像. Lisfranc 関節脱臼の整復を行い, 内側楔状骨-第2中足骨間および第1・第2列に対して関節固定術を行った.

II．アドバンストピックス ── 2．慢性疾患

8 麻痺性足部障害

【キーワード】
脳性麻痺，片麻痺，ポリオ後遺症，二分脊椎，Charcot-Marie-Tooth 病

［i］成人の脳血管障害による麻痺と足変形

　脳出血・脳梗塞の後遺症としての片麻痺では，足の随意性の低下・痙性による足変形や趾変形による歩行障害・疼痛などの問題を生じる．足の随意性の低下は足関節・趾の分離運動の困難さ・不能と協同運動パターンに支配された運動の出現に特徴づけられる．痙性麻痺の筋では筋トーヌスは亢進しているが筋力は低下している．陽性反応（乳児期に存在した原始的反射・反応で成長に伴い消失したものが脳損傷により出現，Babinski 反射，趾の把握反射など）が出現する．足の変形の原因となる痙性や協同運動パターンなどの異常運動は発症後 1 年程度は理学療法の介入などで変化改善する（図 1）．足の動的変形はある程度までシューホーン装具などでコントロール可能な場合が多い．シューホーン装具での変形矯正位保持が困難なものでは靴型支柱付き（クレンザック継手）での起立・歩行が可能な場合がある．この場合，靴のなかでは足は変形位のままであることを容認し靴底の全足底接地が得られていることが重要である．理学療法によっても改善のみられない足変形や足や趾の変形により疼痛を生じ起立歩行が障害されるものに対して手術的矯正の適応がある（図 2）．

［ii］内反尖足変形に対する手術療法

　屈曲協同パターンでの前脛骨筋の過活動による内反変形が基本である．同時に趾把握反射による屈曲変形がある場合には変形矯正に趾屈筋腱の移行術が選択される場合がある．通常は前脛骨筋腱の分割移行術により屈曲協同パターン時の内反変形を矯正し必要に応じてアキレス腱延長，趾屈筋腱の腱切り術（遠位），IP 関節固定術を合併する．軟部組織の処置での変形矯正が不能なものに対しては変形矯正に必要なアキレス腱の延長，足内反筋群の解離に加えて 3 関節固定術により矯正と矯正位保持を行う（図 3）．

　右麻痺における失語や左麻痺での空間認知障害などは手術適応にあたって考慮されるべきである．膝立ちが不能あるいは著しく不安定なものに対しての手術適応は極めて慎重であるべきである．

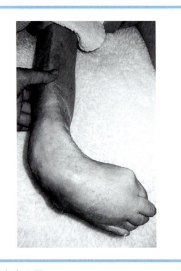

図 1　片麻痺の足
　屈曲協同パターンにより前脛骨筋の作用での足内反がみられる．

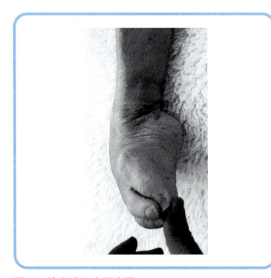

図 2　片麻痺の内反尖足
　趾の把握反射により趾屈曲拘縮を生じている．

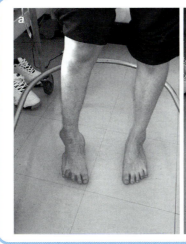
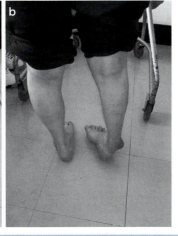

図3　痙性片麻痺型脳性麻痺の足
　足底屈内反筋群の痙性により内反尖足変形を生じる．下腿三頭筋痙性減弱のための手術的処置に加えて後脛骨筋・長母趾長趾屈筋腱の延長術による変形矯正の適応となる．

［iii］脳性麻痺―胎内〜周産期の脳障害による足変形

　胎内から周産期（生後4週）までに生じた脳の非進行性損傷により生じた麻痺が脳性麻痺と定義される．発達の遅れや異常として診断され，上肢に比べて下肢の麻痺症状が顕著な場合が少なくない．

A　痙性片麻痺型脳性麻痺の足

　比較的軽度な痙性片麻痺型麻痺では運動発達マイルストーンの異常はみられず，独歩獲得後の尖足で整形外科を初診する場合も少なくない．この場合の脳性麻痺の診断には神経学的所見を詳しくチェックすることに加えて股関節X線写真で尖足側の外反股の存在を確認することは整形外科にとって重要なチェックポイントである．独歩が獲得されているものに対してはできるだけ正常児と同様の生活をさせることを目標とする．そのため医学的介入は最小限にされるべきであり，夜間装具による尖足のある程度のコントロール，親によるストレッチなどを最大限活用する（図4）．症例によりボツリヌス注射・神経ブロックが適応になる．

B　痙性尖足に対する手術

　高度な尖足例に対して古典的アキレス腱延長が有効であることに異論はない．ただし過延長はあってはならない．Vulpius法は腱の伸張反射の亢進状態の抑制のために伸張受容体の筋膜を緩める手技である．Baker

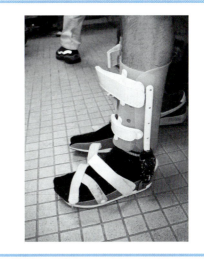

図4　痙性尖足の手術を待機する夜間装具による尖足コントロール
　睡眠時には痙性は減弱していること．及び足を背屈位にストレッチして保持しているときその保持期間程度は痙性が減弱しているという臨床経験から夜間装具は症例を選べば有効である．

法はアキレス腱延長とVulpius法の両方の特徴を生かそうとした手術である．アキレス腱前進術はアキレス腱筋力の作用するレバーアームの短縮により腱伸張反射を抑制する目的での手術であり，症例を正しく選べば踏み返し時の筋力低下を最小限にして動的尖足の矯正が可能である．この分野での手術術式の変遷は成長に伴い麻痺の様相が変化しうる小児の痙性麻痺に対し

て，修復不能の機能損失を与えることなく最小の侵襲で効果を上げようとする努力の集積であることを常に銘記する必要がある．

C 同時に併用される術式

後脛骨筋筋腱移行部延長，趾屈筋腱延長術，筋腱移行部での腱性部分の延長が広く行われている．動的筋電のデータから後脛骨筋の前方移行術や症例により長腓骨筋の移行術の報告がある．

[iv] ポリオ後遺症

日本では生ワクチンによるポリオ罹患者の発生以外新規患者はみられず，主として昭和40年代以前の発症者についての治療となる．現在問題になっているのはポストポリオといわれる従来のポリオ後遺症にさらに加わる障害についての正しい知識と対応である．

ポリオ罹患者の脊髄前角細胞が60％程度障害されずに機能している場合には臨床的には筋力は正常であったことが報告されている．この生理学的な根拠は前角細胞からのスプラウトの存在と考えられている．つまり60％以上生存している前角細胞が死滅した前角細胞の支配筋単位に対してスプラウトによって多くの筋単位を支配している前角細胞が加齢などの理由により死滅すると一挙に多数の筋単位の活動性が失われることとなる．膝伸展筋力が著明に低下しているポリオ例に対して大腿骨遠位伸展骨切り術，足に対しては尖足位での3関節固定術などによって装具なしでの支持性を獲得する手術が広く行われていた（図5）．つまり場合によっては人為的につくられた変形によって損失した機能の代償が行われ歩行が可能であったものに対する対応が求められている．特に荷重時の尖足により膝過伸展位ロックにより起立歩行を行ってきたものに対して何らかの足の背屈制動なしに足背屈可能にすると膝崩れを生じ歩行能をかえって障害する．患者本人に十分な説明を行い足胼胝など疼痛のコントロールに必要な範囲の変形矯正にとどめるべきである（図6，図7）．

[v] 二分脊椎による足変形

生下時より麻痺が存在する二分脊椎症に対しては，将来の移動・歩行能力を見越した整形外科的な治療戦略を立てるとともに，児の年齢・知的発達に応じた現実的な移動手段を提供することが必要である．小児の知的発達にとっての移動（外界に対して自分の位置を変える）と主として上肢を用いて周囲のものを変えるこ

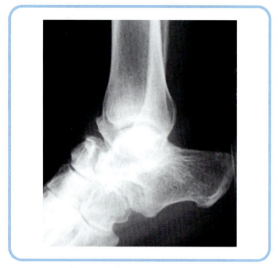

図5 ランブリヌーディ手術後の足
足関節前方で3関節固定をした舟状骨がブロックして足の背屈を制限．これにより下腿三頭筋の筋力低下を装具を用いずに補おうとする手術．年月の経過により疼痛を生じることもある．

と（外界の変容）は基礎的要件のひとつである．

寝返りを含む姿勢の変換によって視野に入るものが変わり，またからだに触れるものが変わることから生じる種々の感覚情報は児の発達に関与する．そのための手段が移動であり，起立歩行以外の移動手段への援助が必要である．起立位への興味が生じた時点で起立訓練としてスタビライザーを用いる場合がある．眼の高さが異なることにより，視覚からの新しい刺激が入ること，起立想定位での上肢運動の促通に処方の意図がある．

Sharrard I・IIでの足変形は残存する足作動筋による（麻痺性拘縮・痙性の場合もあり）変形再発阻止の観点から腱切り術を含む解離術を選択する．ただしこの麻痺高位では，治療のゴールが訓練起立レベルにとどまることが多いので手術時期の選択には留意する．Sharrard III群では大腿四頭筋筋力が存在することから装具歩行，装具＋松葉杖歩行が可能となるので足についての変形矯正目標をしっかり策定する必要がある．IV群では装具なしでの歩行が可能であるが静止立位は困難で，歩速を上げるためには歩幅を大きくし体を左右に大きく振って（Trendelenburg歩行）歩く（図8）．この群以下では実用歩行が可能であり，その分感覚の低下した足の皮膚障害も生じやすい（図9）．前脛骨筋と足底屈筋群との筋力不均衡がある場合には前脛骨筋腱のアキレス腱への移行術（Peabody）をベースに術式を組み立てる．

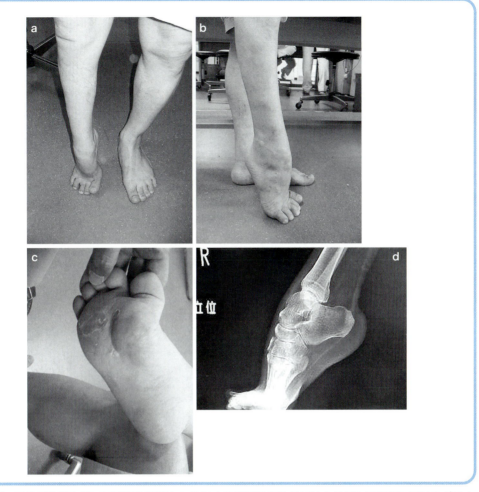

図6 足尖足拘縮を用いて膝過伸展ストレスにより膝折れを生じないようにして歩行していたポリオ例
65歳，男性．大腿四頭筋筋力は2．尖足により中足骨頭部に有痛性胼胝を生じて来院．尖足位で実用脚長差はほぼ0．

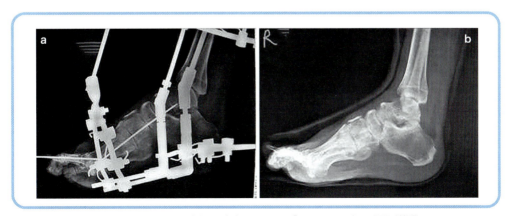

図7 アキレス腱拘縮・尖足による膝折れ防止のメカニズムについて繰り返し説明
足背屈可動域が柔らかくなると歩行障害が増強することを納得していただき中足骨頭部の有痛性胼胝の問題が解決するところまでIlizarov創外固定で尖足矯正．アキレス腱にはWhite法に準じて経皮的に割のみ加えて緩徐矯正した．

Ⅱ．アドバンストピックス ── 2．慢性疾患

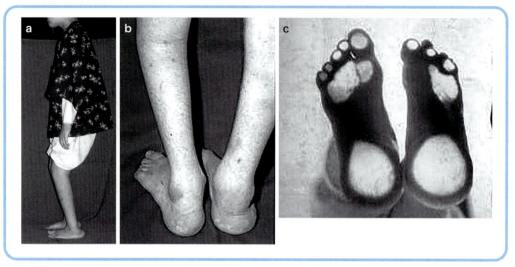

図8　Sharrard Ⅳ，股関節伸展・外転，足底屈筋力2以下，大腿四頭筋・足背屈筋力4〜5の静止立位姿勢
　生後3歳以降にこの姿勢での立位が可能となるが静止は困難である．主たる荷重は踵骨部に存在し足関節軸上に荷重線が落ちる．

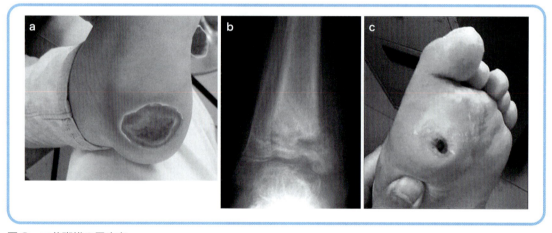

図9　二分脊椎の足病変
　二分脊椎では運動麻痺のみならず知覚障害が存在することから，低温やけど（a），関節近傍への外傷，骨端線損傷や Charcot 関節（b），変形と関連した皮膚胼胝 ulcer under the corn（DE）（c）などを生じる．

［vi］小児期に発症し進行する麻痺 ─ Charcot-Marie-Tooth 病（CMT）

　緩徐に進行する末梢神経障害であり麻痺は遠位優位に出現・進行する．したがって，足の麻痺とそれに伴う変形を生じた場合にも股関節・膝関節の機能が維持されていることから歩行能力は十分存在する．麻痺進行の速度についての予測は困難であり，足変形を矯正維持するうえでどのような治療手段を選択するかについてはその時点での機能障害に基づくしか方法がない．抗癌薬により神経症状が発症・悪化することが知られている（図10）．また，股関節臼蓋形成不全が高頻度に認められる．

　初発症状として内反凹足が認められることが最も多い（図11）．この変形は足内在筋の麻痺による第1中足骨の底屈変形による．足の構造を模式的に表すと踵と第1中足骨頭・第5中足骨頭の3点で接地していると表される．第1中足骨頭がこの場合第1中足骨頭の底屈偏位を容認して起立させると（lateral block test,

8. 麻痺性足部障害

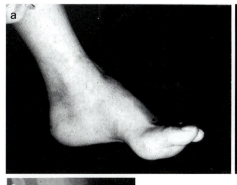
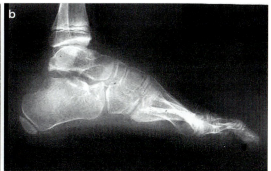
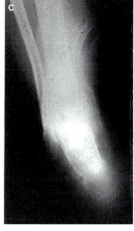

図11　CMT病凹足と内反凹足の発生メカニズムについて
CMT病など神経原性の麻痺は基本的に末梢優位に出現する．下肢では足内在筋の麻痺から発症する場合が多く，この場合は最初の変形として第1中足骨の底屈変形を生じる．第1中足骨の底屈変形（外観上の足内側の凹足）の存在下で接地すると，後足部の内反を生じる．

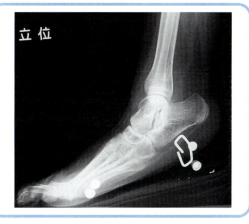

図10　白血病治療により発症したCMT病
Charcot-Marie-Tooth病は抗癌薬などで発症することが知られている．足変形は尖足がメインであった．原病の寛解を待つ間は装具療法とし，アキレス腱の経皮的延長と長母趾・長趾屈筋腱および後脛骨筋の筋腱移行部での延長により変形矯正が可能であった．

Coleman's test）内反を生じないことが確認される（図12）．装具療法の留意点としては lateral block test の

ごとく足底をモールドすることが必須であり，短下肢装具で内反を矯正しようとしては駄目である．この段階での手術療法としては，足底筋膜解離術，内側解離術，第1中足骨骨切り術の組み合わせが選択される（図13）．この際，趾の変形を合併している場合には，骨成長終了後であればIP関節固定や症例によりJone's手術が行われる．

変形が固く徒手的に変形矯正が不能な足や，lateral block test でも変形が存在するものに対しては内反尖凹足の変形矯正とともに変形矯正維持のために，筋力不均衡の是正か関節固定術に安定性の獲得が必要である．

[ⅶ] 変形矯正のために選択される手術手技

内反凹足の一期的矯正手技として種々の足根骨骨切り術が報告されている．一期的矯正を可能にするために背側の骨切除を行って前足部を背屈させ矯正しようとする試みは，多くの場合，底側の軟部組織の緊張により変形矯正が不十分に終わることが多い．矯正の際，末梢を骨切り部で底側にずらして背屈矯正位を獲得す

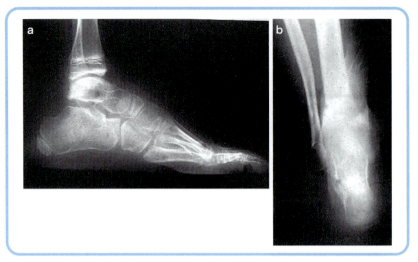

図12 lateral block test
この際,足外側のみを持ち上げると(lateral block test),踵内反は矯正される.

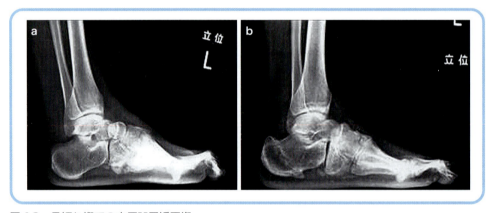

図13 骨切り術での内反凹足矯正術
　a：術前
　b：術後
　足底筋膜解離＋V型骨切り＋第1中足骨骨切り＋踵骨骨切りの合併手術により変形矯正された.

るのが成功のコツである.また,中部足根骨切り術だけでは踵内反は矯正されないので,踵骨骨切り術を合併する.外側アプローチで骨切りを行い,アキレス腱が付着している骨片を外側(腓骨側)へずらすことにより比較的容易に踵内反は矯正される.これらの手術操作を行っても,第1中足骨底屈変形が遺残する場合には,第1中足骨伸展骨切り術を,趾変形が強いものには趾に対する手術を合併する.

9 絞扼性神経障害

【キーワード】
Morton 病，足底神経，神経切除術，足根管症候群，脛骨神経

[i] Morton 病

A 疾患概念・病態

Morton 病は前足部痛をきたす疾患で，1876 年 Morton が最初に報告した．日本では生活様式の変化および患者や整形外科医の認識の広がりなどにより，患者数は増加傾向にある[1]．

内側足底神経は母趾内側足底神経と第 1，第 2，第 3 総足底趾神経に分枝し，総足底趾神経はそれぞれ第 1，第 2，第 3 趾間の内外側面を支配する固有足底趾神経となる．外側足底神経は第 4 総足底趾神経と小趾外側足底神経に分枝し，第 4 総足底趾神経は第 4 趾間を支配する[2]．総底側神経は遠位で虫様筋腱と同様に跳動脈と趾静脈と併走する．外側趾の骨頭レベルでは，血管神経束と虫様筋腱は"metatarsal tunnel"に入る．これは，外側趾の MTP 関節包，横中足骨間靱帯，足底腱膜の transverse fibers から形成される．血管神経束と虫様筋腱は横中足骨間靱帯の下を通り，tunnel のすぐ遠位で固有底側趾神経となり知覚神経として趾へ分枝する（図 1）[3]．神経腫大のほとんどは横中足骨間靱帯のすぐ遠位で総足底趾神経が固有底側趾神経に分岐する部位で発症する．

本症は電子顕微鏡で絞扼性神経障害であることが証明されている．絞扼性神経障害によって引き起こされるメカニズムとして，立脚後期で神経は足底の軟部組織と硬い横中足骨間靱帯の前縁との間で圧迫を受ける．ファッショナブルな靴では前足部が狭くヒールが高くなるので圧迫が強くなる．神経が走行する横中足骨間靱帯下と第 3〜第 4 中骨骨頭–腱鞘間コンパートメントの内の内圧，が考えられている．

内的要因としては，第 1〜第 3 列と第 4〜第 5 列の間の Lisfranc 関節での可動性の差が第 3 趾間での神経腫大に関与すると考えられており，関節リウマチなどによる中足骨頭間滑液包の炎症や，外反母趾，捻挫や骨折の外傷後にも発症する．いずれにしても，繰り返す微小外傷により血管神経束を含んだ結合組織が反応性に増殖し，さらにそれが神経の絞扼を増悪させる．本症は 40〜60 歳代の女性に多い．好発部位は第 3 趾間に最も多く，残りは第 2 趾間とされる．第 2，第 3 趾間以外に生じることはまれであり，両側発生の頻度は 10％程度である．

B 診断・評価

診断には臨床所見が最も重要である．多くは足趾に

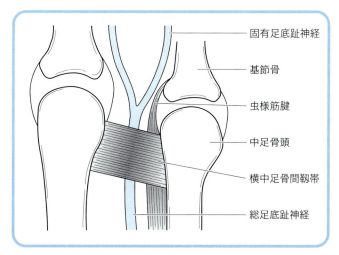

図 1　中足骨頭レベルでの総足底神経の解剖
（仁木久照：整・災外 51：594, 2008 [3] を参考に作成）

放散する，時には下腿に放散する灼熱痛を訴える．診断基準は①趾間部に広がる中足部痛，②中足骨頭間の圧痛，③X線像上他の疾患を除外，である[1]．歩行で疼痛は増強し，晩期では常時しびれを訴えることがある．圧痛は，足底の中足骨頭間のやや遠位に限局する．前足部に横軸圧を加えると痛みを誘発することができる（Mulderテスト）．趾間部の知覚障害の有無とその程度は症例によって異なる．鑑別疾患は，外側趾のMTP関節障害（滑膜炎，滑膜囊腫，Freiberg病など），plantar plate損傷，中足骨疲労骨折，母趾や外側趾の変形の伴うtransfer lesion，足根管症候群，腰椎神経障害，末梢神経ニューロパチー，CRPSなどである．疼痛部位への局所麻酔の注射は他の疾患との鑑別が明確でないとき，あるいは他の疾患が合併しているときに診断を確定する方法として極めて重要である．

本症に特異的な単純X線所見はないが，外側趾のMTP関節や中足骨をおかす障害を鑑別する意味で重要である．中足趾節滑液包炎が合併している場合は，罹患趾間部の開大を確認できる．荷重時背底像，側面像にて開張足や回内足などのアライメント異常を調べる．

MRIは感度93％，特異度68％と報告されており[4]，臨床所見と局所神経ブロックの効果以外に参考所見がしばしば得られるので撮像の価値はある．一方で，MRIを施行しても症状を説明できる所見がないこともあり，MRIは厳密な臨床所見ほど精度は高くなく，臨床所見が最も有用である．超音波検査で本症を捉えるのは検者によって大きく左右されるが，近年では感度90％，特異度88％と報告されており，特異度に関しては超音波検査のほうがMRIよりも優れているという報告もある[4]．

エキスパートオピニオン

注射療法は背側の中足骨頭間から足底の圧痛部に向かって針を刺入する．針をゆっくり進めていくと針先に横中足骨間靱帯の抵抗を感じ，さらに針を進めると針先がmetatarsal tunnelに入り抵抗がなくなる．その位置で注射すると確実に神経に注射ができる．

C 保存療法

保存療法としては，薬物療法，靴の変更（ソールを軟らかくする，ヒールを低くするなど），中足骨パッドやアーチサポートが有効である．ステロイドと局所麻酔薬による局所神経ブロックの有効性はかなり高い．保存療法の効果は罹病期間に関連し，早期に治療を開始したほうが保存的に治癒しやすいとされ，これは保存療法抵抗例では早期に手術を施行したほうが効果は高いことを意味する[1]．

エキスパートオピニオン

保存療法が無効であり，中足骨頭間の圧痛とMRIまたは超音波での神経腫大を認め，注射療法で一時的にでも効果を認めるが，2〜3回注射をしても痛みが強い症例を手術適応とする．

D 手術療法

手術療法では，進入方法，神経切除か神経剝離か，横中足骨間靱帯を切離するか否か，断端部の筋内移行の是非などが議論される．

1）進入方法

進入方法は背側と底側進入である．底側進入の利点は，①足底腱膜の線維の直下を神経が走行するため十分な展開ができる，②横中足骨間靱帯より十分近位で神経切除が可能，③展開に際して筋や骨に対して侵襲が少ない，④背側皮切より医原性の断端神経腫を避けることが可能などである．中足骨頭の直下を展開することや，fad padの瘢痕や萎縮の原因となる内外側への余計な剝離をすることは避ける必要がある．

背側進入の利点は，早期からの荷重が可能で，創の治りもよく，足底の瘢痕形成の可能性がないことである．手技的には，横中足骨間靱帯までに浅層の皮神経の分枝を損傷しないように展開する，中足骨を分けるために脳外科用開窓器を用いる，視覚的に確認するために足底から靱帯を圧迫する，神経を切除する場合は横中足骨間靱帯より十分に近位で行う，ことなどが重要である．神経切除の両進入法による比較試験では，底側進入も背側進入も成績は同等もしくは背側進入の患者のほうが満足度が高いとされているが，現状では術者の好みで選択される．

2）神経切除

第2と第3趾間部の成績はほぼ同じで，罹病期間が長いほど成績は劣り，不成功の率は2〜35％と報告されている．さらに複数部位発生例に対する同時手術の不満足の率が高い．不満足の理由は，中足骨頭から足趾先端のしびれの残存や，爪母周辺のしびれで爪のケアが困難になることである．神経切除では断端神経腫が発生する可能性があり，それを避ける目的で，神経断端部の筋内移行や，断端部を母趾内転筋横頭と骨間筋の間に移行する方法が報告されている．

エキスパートオピニオン

背側進入では，骨頭間を足底から圧迫し押し上げると横中足骨間靱帯のすぐ遠位に神経の腫大を確認できる．横中足骨間靱帯間と神経の癒着を鈍的に剝離し，横中足骨間靱帯を切離する．神経の腫大を確認し，神経の中枢と末梢を正常部まで十分に展開し（図2），それぞれ鋭的に切除する．中枢断端は中枢の筋内に移行し，断端神経腫の発生を予防する．

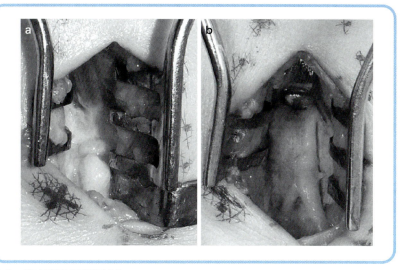

図2 術中所見（背側進入）
　足底から圧迫し押し上げると，横中足骨間靱帯のすぐ遠位に腫大した神経が観察できる（a）．横中足骨間靱帯切離後，総足底神経の分岐部に腫大を認める（b）．

3）横中足骨間靱帯切離＋神経剥離 vs. 横中足骨間靱帯切離単独

　絞扼性神経障害が本態なので，横中足骨間の切離と神経制離あるいは横中足骨間靱帯の切離のみを推奨する報告もある．206例304趾間に対する神経剥離で，症状が消失83％，軽快14.5％，変化なし2.5％で，その有効性は神経切除とほぼ同等と報告されている[5]．神経自体の変化が軽度な場合は神経剥離と横中足骨間靱帯の切離のみを行い，術中所見によって神経切除を使い分けることを検討する必要があり，どちらにも対応できるように背側皮切を勧めている．

　近年では内視鏡視下に横中足骨間靱帯を切離し，神経の除圧を行う低侵襲手術が行われている．193趾間で92％がgoodまたはfair，3.6％で神経切除の再手術，合併症として血腫を1例生じたと報告されている[6]．現状では鏡視下手術のエビデンスは不足しており，患者個々に合わせた術式選択や術前の十分な説明が重要である．

［ii］足根管症候群

A 疾患概念・病態

　足根管症候群は，足根管における脛骨神経の絞扼性障害であり，1962年にKeckとLamがそれぞれ報告した．足根管は足関節内果後下方において，距骨，踵骨，内果後方から踵骨隆起へ広がる屈筋支帯に覆われるfibro-osseous spaceである．足根管内には内果側より，後脛骨筋腱，長趾屈筋腱，後脛骨動静脈，脛骨神経，長母趾屈筋腱が走行している．脛骨神経は足根管中枢レベルで内側踵骨枝，足根管内で内側足底神経と外側足底神経に分岐する（図3）．発症要因として明らかなものが60〜80％[7]を占めるが，原因がわからない特発性も多く存在する．発症要因として，ガングリオンなどの腫瘍性病変，距踵骨癒合症，静脈瘤，破格筋，腱鞘滑膜炎，後足部回内変形，外傷などがある．

B 診断・評価

　足関節内側から足底のしびれ感や疼痛を主訴とすることが多い．訴える疼痛の表現は様々であり，症状の範囲はそれぞれの神経支配領域に一致することが多い．疼痛や感覚障害は運動により増悪するが，安静時痛のある症例もある．

　臨床診断として，足根管部における圧痛やTinel signを認めると診断ができる．中枢への放散痛を訴えることもある．誘発テストとして足関節最大背屈，足部外返し，足趾最大伸展位に強制し症状を誘発させるdorsiflexion-eversionテストがある．単純X線では距踵骨癒合症，足部アライメント異常や外傷後の変形を把握する．CT検査は距踵骨癒合症の確定診断や，癒合部の切除範囲に対する術前計画に対して有用である．MRIや超音波検査では足根管内の占拠性病変の確認に役立つ．電気生理学的検査では運動神経伝導速度よりも知覚神経伝導速度の低下が有用であるが，あくまで

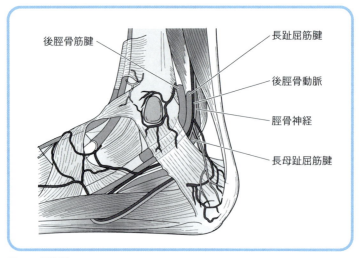

図3 足根管
　内果側より，後脛骨筋腱，長趾屈筋腱，後脛骨動静脈，脛骨神経，長母趾屈筋腱が走行している．脛骨神経は足根管中枢レベルで内側踵骨枝，足根管内で内側足底神経と外側足底神経に分岐する．

補助診断であり必ず臨床所見との対比が必要である．

C 保存療法

　軽傷例ではまず局所安静や薬物療法（消炎鎮痛薬やビタミン剤）を行う．症状が改善しなければ，診断と治療目的に足根管内への局所麻酔とステロイドの注射を行う．足部アライメント異常や動的不安定性がある場合は足底挿板や軟性装具などが有効な場合がある．

エキスパートオピニオン
　足根管部の注射では，直接神経に針が触れると疼痛の原因となるため，現在では超音波などを用いて刺入部位を確認しながら行う方法もある．

D 手術療法

　明らかな占拠性病変を認める症例や，一般的に3ヵ月以上の保存療法に抵抗する症例には手術療法を行う．手術は駆血帯を使用し，屈筋支帯を切離して足根管を開放する．足関節内果後方から母趾外転筋の深層筋膜刺入部まで脛骨神経を確認し除圧する．占拠性病変を認める場合は占拠性病変を切除し，距踵骨癒合症では癒合部切除を行う．足部のアライメント異常や動的不安定性が症状の発症に関与している場合には，病態に応じて矯正手術や不安定症に対する処置の追加を検討する．

エキスパートオピニオン
　踵骨内側枝は足根管の近位部で分岐するが，分岐点には個人差があり，剥離時に損傷しないように注意する．距踵骨癒合症において癒合部切除を行う際は，癒合部を十分切除する．術後一時的に距踵関節の不安定感を訴えることがあるが，多くは改善すると術前に患者に説明する．

文献

1) 磯本慎二ほか：わが国における Morton 病の特徴．別冊整形外科 **49**: 212-216, 2006
2) Maeda S et al: Safe zone for the plantar portal: a cadaveric study. Foot Ankle Int **37**: 210-217, 2016
3) 仁木久照：Morton 病．整・災外 **51**: 594, 2008
4) Z Xu et al: The accuracy of ultrasonography and magnetic resonance imaging for the diagnosis of Morton's neuroma: a systematic review. Clin Radiol **70**: 351-358, 2015
5) Gauthier G: Thomas Morton's disease: a nerve entrapment syndrome: a new surgical technique. Clin Orthop **142**: 90-92, 1979
6) Barrett SL et al: Endoscopic Decompression of Intermetatarsal Nerve (EDIN) for the Treatment of Morton's Entrapment: Multicenter Retrospective Review. Open J Orthop **2**: 19-24, 2012
7) Lau JTC et al: Tarsal tunnel syndrome: a review of literature. Foot and Ankle Int **20**: 201-209, 1999

10 強剛母趾, 中〜前足部変形性関節症

【キーワード】
強剛母趾, 母趾中足趾節関節, 変形性関節症, 中足部変形性関節症, 手術療法

[i] 強剛母趾

A 疾患概念・病態

強剛母趾(hallux rigidus)は第1中足趾節関節(第1MTP関節)の変形性関節症で, 疼痛, MTP関節可動域制限, 関節裂隙の狭小を特徴とする疾患である(図1).

1887年にDavis Colleyが本病態をはじめて報告し, 1888年にCotterillが強剛母趾(hallux rigidus)と命名した. 外反母趾に次いで多い母趾の疾患である. 外反母趾に合併されることもある[1]. 母趾MTP関節の運動中心は正常例では中足骨頭中心にあるが, 強剛母趾例は偏心性になるといわれている. その結果, 基節骨は伸展のたびに中足骨頭の背側軟骨を損傷する[2]. 病因には母趾の外傷歴, ハイヒールの多用, 炎症性疾患, 生活様式, スポーツ, 遺伝的素因, 解剖学的異常(第1中足骨の挙上, 第1中足骨が第2中足骨より長い)があげられ, 様々な要因が重なり生じるといわれている[1,2,5].

B 診断・評価

母趾の疼痛, 特に母趾伸展時の疼痛が特徴である. 母趾MTP関節の腫脹があり, 同部に圧痛を認める. 進行すると第1中足骨背側に骨棘を触知する. この骨棘により, 皮神経障害, 潰瘍を生じることもある. 可動域制限は伸展, 屈曲とも認めるが伸展制限が強い.

1) 画像診断

単純X線は足部荷重位正面像と側面像を撮影する. 正面像ではMTPの関節裂隙の狭小化, 第1中足骨骨頭の扁平化, 母趾基節骨の骨棘や関節内の遊離体を認める. 側面像は中足骨頭の背側の骨棘がよくわかる(図2).

CTではより詳細な骨の変形がわかるので有用である. 重症例では第1中足骨底側や種子骨に骨棘を認める(図3).

MRIは関節リウマチや腫瘍性疾患などの除外診断には有用であるが, 軟骨病変の評価は十分な情報が得られないことが多い.

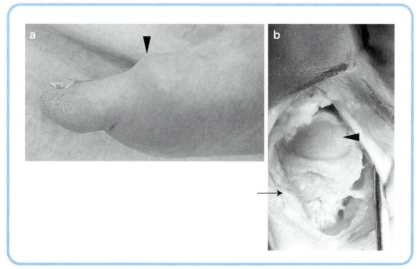

図1 強剛母趾
 a:足部側面. MTP関節背側に腫脹, 骨性の隆起(矢頭)がある.
 b:術中所見. 第1中足骨骨頭の骨棘(矢印)と軟骨消失(矢頭).

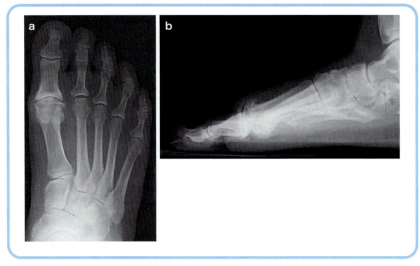

図2　単純X線
a：正面像．関節裂隙の狭小化，内外側に骨棘を認める．
b：側面像．第1中足骨と基節骨背側に骨棘を認める．

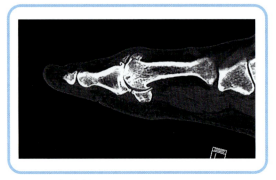

図3　CT矢状断
関節裂隙の消失・基節骨・中足骨頭背側に著明な骨棘と遊離体がみられる．

表1　Hattrup & Johnson 分類

Stage	radiographic appearance
1	mild osteophytes
2	narrow joint space, moderate osteophytes, subchondral sclerosis
3	loss of joint space, marked osteophytes, possible subchondral sclerosis

(Kilmartin TE. J Foot Ankle Surg 44: 2-12, 2005 より引用)

2）病期分類

単純X線で重症度によるHattrup & Johnson 分類があり，治療計画に有用である（表1）[3]．これをもとに臨床所見や可動域を加えたのがCoughlinとShuransの分類[4]がある．

3）鑑別診断

外反母趾は母趾の外反変形が主で疼痛部位はバニオンである．関節リウマチや痛風性関節炎，化膿性関節炎などが疑われた場合は血液検査や画像で鑑別する必要がある．まれに骨軟部腫瘍がある[5]．

C 保存療法

保存療法の重要なポイントは，局所の安静（母趾の伸展動作を控える），靴指導である．靴は母趾の伸展を防ぐために靴底の硬い靴がよい．

1）薬物

NSAIDsの内服や外用剤は初期には有効なことがある．

MTP関節内のステロイド注射は初期の強剛母趾例に時に効果があるが一時的なことが多く，頻回の注射は感染リスクの点から推奨されない．ヒアルロン酸関節内注射の有効性は海外でいくつか報告が散見されている．本邦ではヒアルロン酸のMTP関節内注射の保険適用はない．

2）運動療法

母趾MTP関節のモビライゼーション，マニピュレーション，ROM訓練，長母趾屈筋腱や底側骨間筋の筋力増強は効果があると報告されている[2]．

3）装具療法

足底挿板はアーチサポートにメタターサルバーを母

趾まで張り出すよう処方する．また，踏み返しをせずに歩行できるようシャンクを延長し，ロッカーボトムの底やトゥボックスの高い靴を処方することがある．

> **エキスパートオピニオン**
> 海外の報告では調査した強剛母趾患者の5割強は保存療法が有効であったとされている．
> 筆者の経験でも軽度例は保存療法により症状が軽減する．

D 手術療法

適応は保存療法無効例である．関節温存手術と非温存手術に大別される．

1）関節縁切除術（cheilectomy）

a．概略
MTP関節背側よりアプローチし中足骨の骨棘と対抗する基節骨の骨棘をノミで切除する（図4）．可動域改善とインピンジによる疼痛を軽減する．

b．適応・予後
Hattrup分類Grade 1〜2に適応である．切除範囲は軟骨変性部であるが，骨頭関節面約25〜30％である．切除後可動域の改善を確認する．後療法は術後1週でROMを開始し早期復帰が可能ある．

> **エキスパートオピニオン**
> Stage 1〜2に対しては侵襲も少なく良好な成績が得られており，第一選択手術である．また，鏡視下での本法の報告が近年散見される．
> 長期経過例の報告では骨棘の再発が30％あり，関節症性変化の進行は免れない．

2）骨切り術

a．概略
骨切りはcheilectomyに併用して基節骨をclosed wedgeに骨切りするMoberg法[1,5]と中足骨を骨切りする数種の方法がある．第1中足骨を骨切りし短縮と関節面の対向性を改善する．

b．適応
Hattrup分類Grade 2〜3である．

われわれは第1中足骨の関節軟骨が比較的残存している底側部に着目し，頚部でclosed wedgeに骨切りし背屈させMTP関節の除圧と対向する関節軟骨の改善を図るdorsiflexion osteotomy法を行っている（図5）（▶動画㉗）．

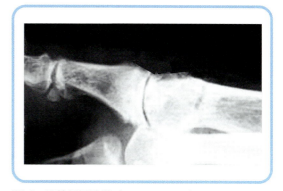

図4　関節縁切除術（cheilectomy）
術後X線．基節骨背側と中足骨骨頭背側骨棘が切除されている．

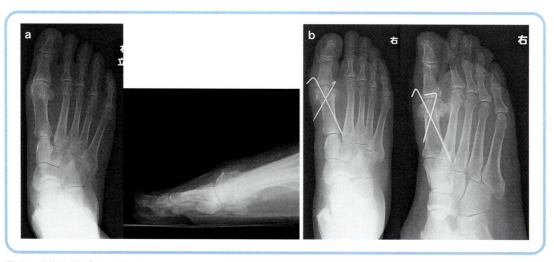

図5　骨切り術（dorsiflexion osteotomy法）
a：術前X線
b：術後X線

3) 中間挿入膜関節形成術

a. 概略

Hattrup 分類 Grade 3 に適応がある．正常な MTP 関節運動ではないが，母趾の動きを温存した手術である．基節骨近位を切除し短母趾伸筋や足底筋をバイオロジックスペーサーとして挿入する方法である．

4) 関節固定術

a. 概略

Hattrup 分類 Grade 3 に適応がある．関節軟骨を切除し，釘やプレートで固定する方法である．固定角度は蹴り出しやすい背屈 20°が推奨されている（図 6）．除痛には優れているが，関節固定により蹲踞など和式の生活において支障をきたしやすい[5]．

5) 人工関節

a. 概略

欧米では中足骨頭側のみ置換する方法と両側関節面を置換する方法がある．Hattrup 分類 Grade 3 で 65 歳以上，関節安定性のある例が適応である．インプラントのゆるみや，長期成績が明らかでないため若年者や活動性の高い例の適応はない[1,2]．本邦ではまだ使用ができないのが現状である．

エキスパートオピニオン

蹲座や正座から立ち上がる際は母趾伸展が 60°以上が必要で[5]，和式の生活において関節機能は少しでも温存されているほうがよい．そのため本邦においては，欧米よりも cheilectomy など関節温存手術を重症例でも適応を拡大して選択されることがある．

それぞれの術式の長所・短所を理解し，患者背景や活動性を踏まえ治療選択するのが重要である．

[ⅱ] 中足部変形性関節症

変形性距舟関節症の成因としては，外傷，関節リウマチなどの炎症性疾患，後脛骨筋腱機能不全に伴う扁平足変形などがある[6]．

変形性 Lisfranc 関節症は外傷性が多く，一次性の変形性関節症はまれである．

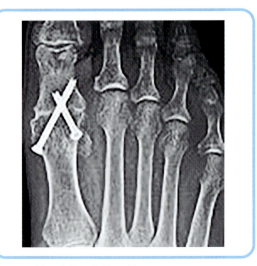

図 6　関節固定術．術後 X 線

X 線にて距舟関節，もしくは Lisfranc 関節の関節裂隙の狭小化，骨棘をみる．

保存療法は足底装具であり，無効例は関節固定術を行う．

文献

1) Shurnas PS et al: Hallux rigidus. Mann's Surgery of the Foot and Ankle, 9th Ed, Coughlin MJ et al (eds), Elsevier Saunders, p.867-909, 2014
2) Kunnasegaran R et al: Hallux rigidus nonoperavtive treatment and orthotics. Foot and Ankle Clin N Am **20**: 401-412, 2015
3) Hattrup SJ, Johnson KA: Subjective results of hallux rigidus following treatment with cheilectomy. Clin Orthop Relat Res **226**: 182-191, 1988
4) Coughlin MJ, Shurans PS: Hallux rigidus. J Bone Joint Surg Am **86**: 119-130, 2004
5) 佐本憲宏：成人母趾障害―強剛母趾．関節外科 **32**: 46-55, 2013
6) Thompson FM, Mann RA: Degenerative arthritis of the talonavicular joint. Surgery of the Foot and Ankle, 6th Ed, Mann RA, Coughlin MJ (eds), Mosby, p.636-637, 1992

II. アドバンストピックス

3. スポーツ障害

II. アドバンストピックス — 3. スポーツ障害

1 総論

【キーワード】
スポーツ，オーバーユース，超音波検査，リハビリテーション

A スポーツ外傷とスポーツ障害

　スポーツ外傷とはスポーツ中の明らかな外力により受傷したケガのことであり，スポーツ障害とは明らかな外傷の既往がなくスポーツを続けることで（通常は繰り返す負荷により）生じたケガのことを指す．それらの多くは同一の動作を繰り返すことによって特定部位に過負荷が加わって生じる，いわゆるオーバーユース（overuse）障害である．実際のスポーツ現場では，繰り返される負荷が継続し，組織が脆弱になっている状態に，軽微な外力や負荷がきっかけで症状が出現してしまうこともあり，外傷と障害の区別がはっきりしないこともある．レクリエーションレベルからトップレベルまでアスリートにとって足部・足関節の障害は一般的に多く見受けられる．特に走る，跳ぶ，蹴るといった足を使うスポーツでは足部・足関節のスポーツ障害がパフォーマンスの低下につながるため，早期診断，早期復帰を目指した治療を心がける必要がある．

B 発症時期によるスポーツ障害の特徴

1）小児期から成長期

　小児期から成長期に特徴的な足部・足関節部のスポーツ障害として骨端線の障害（骨端症）や足根骨癒合症，副骨（過剰骨）・種子骨の障害などがあげられる．
　小学校高学年から中学生の時期の四肢の長管骨には両端に骨端核があり，その間に骨端線が存在して骨形成を担っている．強い外力や繰り返しの負荷が生じた際に，骨端線は強度的に脆弱であるため，骨端症や骨端核の裂離を生じる．また，筋・腱の発育は骨長発育より遅れるため，骨長増加が著しい成長期には筋のタイトネスが高まり，骨端線を牽引する張力も強くなると推測される．足関節，足部に生じる骨端症は踵骨の骨端症である Sever 病や第2～第4中足骨頭に発症する Freiberg 病，第5中足骨基部に発症する Iselin 病などがあげられる[1]．Sever 病はダッシュやジャンプ動作の繰り返しによるアキレス腱と足底腱膜の牽引力により生じ，サッカー，剣道，陸上競技などに多い．Freiberg 病は思春期女性アスリートに好発する第2～第4中足骨頭壊死を伴う骨端症であり，解剖学的に第2中足骨が長いことなどの形態的特徴やMTP関節伸展時に基節骨基部の中足骨骨頭背側部への圧迫が繰り返されるメカニカルストレス，中足骨頭への血行障害などが原因と考えられている．Iselin 病は第5中足骨基部に生じる骨端症で，os vesalianum や骨折との鑑別が重要である．骨端線の評価は単純X線のみでは困難なことも多いため，健側との比較や，超音波検査，MRI などを駆使しながら診断する必要がある．
　足根骨癒合症は先天的な足根骨の骨性，線維性または軟骨性の癒合である．距踵骨癒合，踵舟状骨癒合，第1楔状舟状骨癒合の順に多く，成長期のスポーツ活動に伴って症状が出現することが多い．距踵骨癒合の骨化は12～16歳ころに進行するとされ，その時期に症状が出現しやすいのに対し，踵舟状骨間は8～12歳に骨化が進行するとされているため，距踵骨癒合症より低学年に発症しやすい．両者ともに距骨下関節の可動域制限や腓骨筋痙性扁平足（peroneal spastic flatfoot）などが特徴的な所見としてみられる．第1楔状舟状骨癒合は無症候性のことも多く，成人発症や偶発的に発見されることも少なくない．副骨とは過剰骨ともいい，本来癒合すべき部位に癒合せずに残存した骨であり，本来癒合すべき骨とは線維軟骨性結合または硝子軟骨結合している．外脛骨（os tibiale externum）は後脛骨筋腱の舟状骨付着部に存在する副骨で健常人の10～14％に存在し，若年のスポーツ選手にみられることが多い．三角骨（os trigonum）は足関節後方に存在し，足関節後方インピンジメント症候群の一因となる．サッカーやクラシックバレエなど特に足関節底屈を繰り返すスポーツに多くみられる．os peroneum は立方骨下面に存在する副骨で長腓骨筋腱内に存在し，牽引力により炎症や骨折を生じることがある．os subfibulare は外果の二次骨化中心の癒合不全とされているが，外果副核の発生頻度は約2.1％と極めて低く，多くは陳旧性足関節外果裂離骨折の遺残といわれている．os subtibiale は足関節内果下端部に存在する内果骨端核の副核に由来する．この副核は8～9歳女児の約47％，男児の約17％に認められ，そのほとんどは11歳ころまでに癒合するとされている．内果と副核は骨端軟骨で連続しているが，繰り返すストレスや小外傷により連続性が失われて疼痛を生じたり，過剰骨としての os subtibiale の発生原因となったりする．
　母趾種子骨は母趾MTP関節底側面に存在し，内側

種子骨と外側種子骨の2つが存在する．母趾種子骨障害は内側種子骨に多く発症し，骨折，分節化，壊死，炎症，関節症などが生じその病態は様々である．スポーツでは二分種子骨や疲労骨折による症状を認めやすい．

2）成人期

成長期が終了し，骨端線閉鎖後の成人期には腱や腱付着部に対する過牽引による障害（enthesopathy）が多いとされており，ランナーなどを中心にアキレス腱症や足底腱膜炎，シンスプリントなどがみられる．足底腱膜は踵接地から蹴り出しにかけて縦アーチが増大することにより緊張し，足底部を安定させ衝撃を吸収する機能を担っているが，オーバーユースにより足底腱膜の踵骨内側付着部に微小な損傷が生じると足底腱膜炎となる．足底腱膜の柔軟性の低下やハイアーチ，回内足が危険因子であるため，ストレッチを中心とした理学療法が治療のメインとなる．難治性足底腱膜炎に対しては近年体外衝撃波治療も行われている．また，運動時に下腿の痛みがある患者の60％までもが骨膜炎を伴っているといわれており，シンスプリントはランニング障害のなかの15％に認められるといわれている．鑑別として疲労骨折や慢性労作性下腿コンパートメント症候群（慢性コンパートメント症候群）があげられる．脛骨疲労骨折を引き起こしやすいスポーツは，ランニング，バスケット，サッカー，スケート，バレエなどがある．リスクファクターとして脚長差，ハイアーチ，前足部の内反などがあげられる．慢性労作性下腿コンパートメント症候群は連続的な筋収縮によってひとつまたは複数の筋区画（コンパートメント）圧が上昇し，組織灌流障害による筋，神経の局所的な虚血によって痛みが生じるとされ，ランニングに多いとされている．また，全スポーツ傷害の疲労骨折の有病率は0.7％から20％といわれている．繰り返しの荷重負荷がかかる陸上競技の選手が最も高率に発症する．脛骨疲労骨折は長距離ランナーに最も起こりやすく，舟状骨疲労骨折はトラック競技選手に，中足骨疲労骨折はダンサーに生じやすい．踵骨疲労骨折は後方結節部に多く，楔状骨と立方骨疲労骨折はまれである．

3）高齢者

高齢化社会において健康増進を目的として高齢者のスポーツ愛好家も近年増加してきている．高齢者で問題になることは身体的なパフォーマンスの低下やタイトネスの増加により生じるオーバーユースである．また，変形性足関節症や強剛母趾のような加齢性変化を伴った関節を有した状態でスポーツを行っていることもある．高齢者は若いアスリートと違って筋，腱，靱帯，骨などの強度が低下している．30歳以降，筋力のピークは10年ごとに15％ずつ減少し，70歳以降は10年ごとに30％ずつ減少するといわれている[2]．運動ニューロンの減少や脂肪浸潤と進行する筋肉の変性によって筋力が減少する．

> **エキスパートオピニオン**
> スポーツ開始時期の低年齢化や高齢者のスポーツ参加，健康スポーツやレクリエーションレベルからプロなどのトップレベルまでスポーツ障害は年齢的にもスポーツレベル的にも幅広い範囲で生じる．各年代における身体的な特徴を把握することで，その世代に好発するスポーツ障害について理解が深まりやすい．

C スポーツ障害の発症要因

スポーツ障害の発症要因としてアスリート自身の内的要因と環境や用具などの外的要因があげられる．

1）内的要因

全身弛緩性や過剰骨，癒合症の存在，アライメント異常など，解剖学的異常または生体力学的異常は障害発症の要因として考慮しなければならない．また，疲労骨折や足関節外側靱帯損傷などの外傷・障害歴は足関節の不安定性の残存や疲労骨折の再発に影響する可能性が考えられる．さらに成長期や高齢者の年齢的な変化（柔軟性の低下，筋力不足や筋力低下，筋のアンバランス，骨粗鬆症）もスポーツ障害発症の大きな要因となりうる．また，成長期女性の月経異常に伴う骨粗鬆症は疲労骨折のリスクが高くなるとされている．さらにはコンディショニング不良や心理的要因もあげられる．

2）外的要因

外的要因としては練習環境（練習量，試合日程，サーフェス），スポーツ技術の熟練度，競技特異性，用具（靴，装具など），食生活，周囲の心理的要因などがあげられる．

> **エキスパートオピニオン**
> 個々の選手のスポーツ障害の発症要因について理解することが，診断や治療方針の決定には有用であり，治療後の再発予防にとっても重要である．

D スポーツ障害の診断・治療方針の決定

1）問診

問診は最も重要でありスポーツ歴，競技レベル，ポジション，レギュラーかどうか，今後の試合日程，将来のスポーツビジョンなどできるだけたくさんの情報を聴取するようにする．また，想定している疾患で聴

Ⅱ．アドバンストピックス ── 3．スポーツ障害

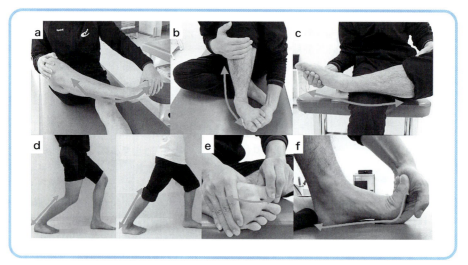

図3　足部・足関節のストレッチ
　a：前脛骨筋
　b：後脛骨筋
　c：腓骨筋
　d：下腿三頭筋
　e：長母趾屈筋
　f：足底腱膜

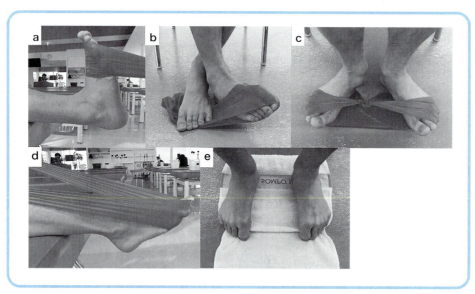

図4　足部・足関節の筋力トレーニング
　a：前脛骨筋
　b：後脛骨筋
　c：腓骨筋
　d：下腿三頭筋
　e：長母趾屈筋，足趾屈筋群

に入っていくことになる．アスレチックリハビリテーションはアスリートにとって非常に重要な要素であり，アスレチックリハビリテーションが不十分でスポーツ復帰させると，高いパフォーマンスを発揮することは難しく，再発のリスクとなる．足部・足関節に対する基本的なアスレチックリハビリテーションとしてバラ

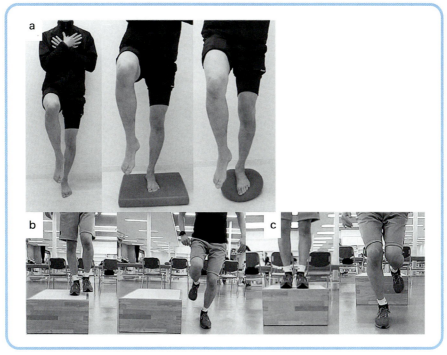

図5 アスレチックトレーニング
　a：バランストレーニング
　b：ジャンプトレーニング：サイド
　c：ジャンプトレーニング：フロント

ンストレーニングやジャンプトレーニングなどがあげられる(図5)[3]．また，それぞれの選手のスポーツ特性やポジション特性などを考慮してリハビリテーションのメニューを検討することも重要である．リハビリテーション以外の保存療法として，近年では自己多血小板血漿療法(PRP)や体外衝撃波治療(ESWT)などスポーツ障害に特化した治療も現在日本では保険適用ではないが，自由診療として導入されつつある．

エキスパートオピニオン

リハビリテーションについてよく理解し，理学療法士やアスレチックトレーナーに任せきりにせず，十分な連携を図ることが早期スポーツ復帰や再発予防にとって重要である．

文献

1) 黒川紘章ほか：足関節・足部のスポーツ障害の診断と治療．臨スポーツ医 **32**：398-403, 2015
2) Prugsawan K et al: Sports in seniors. Foot and Ankle Sports Orthopaedics, Valdeerrabano V, Easley M (eds), Springer, 2016
3) 高倉義典ほか：リハビリテーションの基本．足の運動療法，高倉義典(編)，メディカルビュー社，p.22-49, 2015

2 シンスプリント，脛骨疲労骨折

【キーワード】
シンスプリント，過労性脛部痛，脛骨疲労骨折，MRI 診断，スポーツ障害

A 疾患概念・病態

1) シンスプリント

ランニングや跳躍などの運動時や運動後に，脛骨中央 1/3 から遠位 1/3 の内側長軸に沿って広い範囲で疼痛が生じる過労性障害である．脛骨過労性（疲労性）骨膜炎とも呼ばれてきたが，脛骨疲労骨折を除いた過労性脛部痛，medial tibial stress syndrome, soleus syndrome など様々に表現される[1]．ヒラメ筋や長趾屈筋などの足関節底屈筋膜と脛骨骨膜へのストレスによる炎症が原因と考えられ，骨膜炎・筋膜付着部炎・微細骨折などを伴うとされる．足部のアライメントの影響も指摘されるが見解は定まっていない[1,2]．

2) 疲労骨折

軽微な外力が骨に繰り返し加わることにより生じる代表的なスポーツ障害である．脛骨では下肢の疲労骨折のなかで最も多く発症する疾走型脛骨疲労骨折（以下，疾走型疲労骨折）や難治性の跳躍型脛骨疲労骨折（以下，跳躍型疲労骨折）があり，その他に近位の脛骨内顆と遠位の足関節内果にも生じる（図 1）．

a. 疾走型疲労骨折
近位 1/3 から遠位 1/3 に脛骨の内側から内側後方の皮質に骨膜反応が出現し，仮骨・骨肥厚・骨硬化・亀裂像などがみられる骨肥厚型の疲労骨折である．

b. 跳躍型疲労骨折
跳躍動作の多い種目を行う競技レベルの高い選手に発症し，脛骨中央前方に骨性隆起を触知できる．疼痛は強くないものの難治性で，まれに軽微な外力で完全骨折を起こすことがある．骨吸収型の疲労骨折である．

c. 脛骨（近位）内顆疲労骨折（以下，内顆疲労骨折）
中高年の市民ランナーなどにみられる．一念発起，ランニングを始めてしばらくして脛骨内顆部に疼痛が現れる骨硬化（圧迫）型の疲労骨折である．

d. 脛骨（足関節）内果疲労骨折（以下，内果疲労骨折）
ジャンプや踏み込み動作で足関節に内・外返しや背屈の負荷がかかり，内果と天蓋部の境界に生じる関節内疲労骨折である．

エキスパートオピニオン

シンスプリント，疲労骨折ともに原因としてアライメント不良や筋力・柔軟性の低下のほか，練習環境，トレーニングの過多や方法の誤りがあげられる．シンスプリントの病態はいまだに明確にされていないように思われる，MRIやエコーなどの非侵襲的検査の精度が向上しており，病態の解明が期待される．

B 診断・評価

1) 問診

シンスプリントや脛骨疲労骨折の診断では症状のほか，スポーツ種目やトレーニング内容を聞くことが重要である．サーフェスや使用する靴なども確認する．疾走型疲労骨折や内顆疲労骨折も，シンスプリントと同様にランニングの量・質の急激な増加が要因となる．一方，跳躍型疲労骨折は跳躍系の競技レベルの高い選手にみられる．

エキスパートオピニオン

シンスプリントでは運動中の疼痛は軽度でも，その後に疼痛が増強する．休息で疼痛は緩和し，運動の再開や増加で悪化し，無理な継続は慢性化を招く．疾走型疲労骨折では，運動時の疼痛が徐々に増強し受診にいたる．

2) 臨床所見

a. シンスプリント
脛骨中央 1/3 から遠位 1/3 の内側に限局しない圧痛領域がみられる．

b. 脛骨疲労骨折
骨折部位に限局する圧痛や腫脹が重要であり，疾走型疲労骨折の場合，脛骨近位 1/3 から遠位 1/3 に脛骨の内側から内側後方に比較的限局した圧痛点を認める．跳躍型疲労骨折は，脛骨前方中央の骨直上に不正な骨突出部に圧痛が触れ，内顆疲労骨折は膝関節内側の関節裂隙の遠位における圧痛が特徴である．内果疲労骨折は内果と天蓋部の境界前方に限局した圧痛点を認める（図 1）[3]．患肢で跳躍すると強い疼痛が再現できる hop test は下肢の疲労骨折の診断に有用である[4]．

エキスパートオピニオン

シンスプリントでは圧痛部位が限局しない一方，疲労骨折では限局している．しかし，疾走型疲労骨折のうち脛骨下 1/3 に発症するものはシンスプリントとの早期鑑別が難しい．

3）画像診断

シンスプリントではX線画像では異常を認めず，疲労骨折も疼痛発症初期には変化を認めない．症状が続く場合には疲労骨折の可能性を排除せず，1〜2週後に再度撮影する．また，正面・側面像だけでなく斜位像で変化が捉えられることも少なくない．微小な骨膜反応（疾走型）や骨透亮像（跳躍型），仮骨，骨折線（足関節内果・跳躍型），骨硬化像（脛骨内顆）などが診断に重要である（図2）．

単純X線で不明瞭な場合は，MRIやCTが有用である．MRIでは疲労骨折の場合STIR（short T1 inversion recovery）などの脂肪抑制像で骨髄内の浮腫像を高信号域として早期に捉えることができ[2]，シンスプリントでも脛骨内側の骨膜に沿った高信号領域がみられることがある（図3）．また，内果疲労骨折では，CT画像にて足関節内果と天蓋部の境界前方の関節面から後方や近位に骨折線を認め，診断や骨癒合状況の判断に有用である（図4）．治療後も骨折線が消失しない場合はMRIにおける骨髄内浮腫像の低下が運動再開の目安となる．

エキスパートオピニオン

慢性化するとシンスプリントにおいてもX線像上，脛骨中央後方に皮質骨の肥厚を認めることがある．また，MRIでも脂肪抑制像で前内側の骨膜や骨髄内に高信号がみられることがある．一方で，疾走型疲労骨折の場合は後方の骨膜の肥厚と浮腫がみられる．鑑別には総合的な判断が求められる．

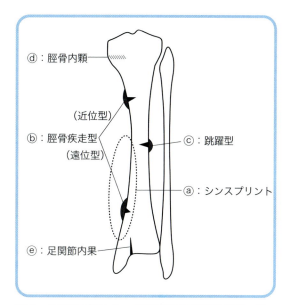

図1 シンスプリント・脛骨疲労骨折の圧痛部・好発部

ⓐ：シンスプリント．脛骨中央から内果近位の内側後方縁に広い範囲に圧痛．
ⓑ：脛骨疾走型疲労骨折．脛骨近位1/3あるいは遠位1/3に生じ，圧痛は骨折部位に限局．
ⓒ：跳躍型．脛骨中央前方．
ⓓ：脛骨内顆．
ⓔ：足関節内果．

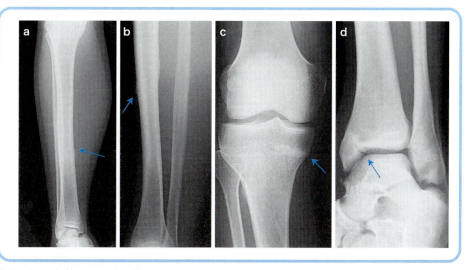

図2 脛骨疲労骨折X線画像
　a：疾走型（遠位型）疲労骨折
　b：跳躍型疲労骨折
　c：内顆疲労骨折
　d：脛骨（足関節）内果疲労骨折

II．アドバンストピックス ── 3．スポーツ障害

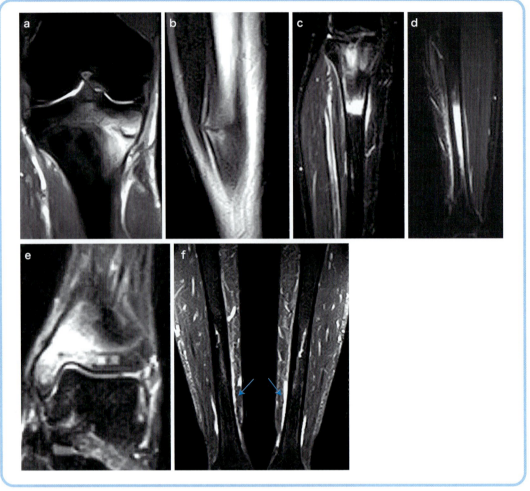

図3 脛骨疲労骨折とシンスプリントのMRI（脂肪抑制像）
　a：内顆型疲労骨折
　b：跳躍型疲労骨折
　c：近位疾走型疲労骨折
　d：遠位疾走型疲労骨折
　e：足関節内果疲労骨折
　f：シンスプリント．両側例で，脛骨内側骨膜に沿った高輝度領域を認める（矢印）．

C 保存療法

1）シンスプリント

　疼痛に応じて運動量を減らすか，一時的に中止する．運動後のアイスマッサージや，ヒラメ筋を中心としたストレッチングなどが行われる．足のアーチの低下例に対しては足底挿板を装着し，クッション性のよい靴を選択する．足関節の背屈可動域が低下しているものには，足底挿板によるヒールリフトも有効である．

2）脛骨疲労骨折

　疼痛を誘発する運動を中止する一方で，日常動作の制限は不要である．荷重時痛や動作時痛が強く腫脹を伴う場合や完全骨折例では外固定や免荷を要する．遷延治癒や偽関節例では侵襲が少ない低出力超音波パルス治療器（以下，LIPUS）を使用しての骨癒合の促進を試みる．

a. 疾走型疲労骨折

　約2ヵ月間，疼痛を伴う動作を中止させ，X線像で仮骨が硬化して骨皮質の均一化が得られたあとに，圧痛の改善や hop test の陰性化を確認し，徐々にスポー

2. シンスプリント，脛骨疲労骨折

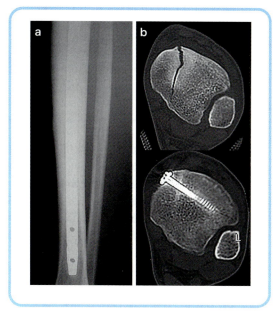

図4　脛骨疲労骨折の手術
　a：跳躍型手術療法（髄内釘）
　b：足関節内果疲労骨折（上段：術前，下段：螺子固定後骨癒合時）

ツへ復帰させる．

　b．内顆疲労骨折
　約2ヵ月間，ランニングなどを中止させる．X線像で骨硬化像が現れたら，徐々にランニングを再開させる．

　c．跳躍型疲労骨折
　発症初期例では2〜4ヵ月間，ジャンプやダッシュを禁止してLIPUSを使用する．難治性で遷延治癒や偽関節へ移行することが少なくない．

　d．内果疲労骨折
　初期例ではギプス固定，免荷，外側ウェッジ足底挿板，運動中止などが有効である．しかし，CT撮影における関節面の骨折線は容易には消失せず，捻挫などを機に再発する例もある．6〜8週間はランニングや跳躍動作を禁止する．スポーツ復帰にはCT画像で足関節前方の骨皮質の癒合が条件であるが，骨癒合の判定が困難なことがあり，その場合はMRI脂肪抑制像での高信号領域の減少を復帰の目安とする．

エキスパートオピニオン
トップアスリートでは治療中にフィットネスを低下させないことが求められる．アスリートは熾烈なレギュラー争いのなかに置かれている一方で，試合や練習からの離脱がチームへの迷惑であるという意識も持つ．このため，使い過ぎ（オーバーユース）による疲労骨折を招くだけでなく，治療上も自己判断による不十分な治療期間での復帰が再発の原因となる．十分な説明により復帰への道筋を示すことが重要である．

D　手術療法

　a．シンスプリント
　保存療法が原則であるが，難治例や慢性例にはコンパートメント症候群を合併している例もあり，ヒラメ筋の筋膜切開が有効な場合がある．

　b．疾走型疲労骨折，内顆疲労骨折
　完全骨折にいたることはなく手術適応はない．

　c．跳躍型疲労骨折，内果疲労骨折
　完全骨折や転位例，偽関節や遷延治癒例など保存療法では改善しない場合や，長期の安静が困難で確実に早期のスポーツ復帰を希望するトップアスリートに手術が行われる．跳躍型疲労骨折は髄内釘を挿入固定し[5]，内果疲労骨折は小切開で圧迫螺子固定を行う（図4）．

エキスパートオピニオン
一般的に手術を行った場合には復帰プログラムなどの指示が厳密に守られることが多い．一方で，保存療法では本人のほか，関係者も病態を軽視する傾向があり，コンプライアンスは低下する．これらを勘案することも重要である．

文献
1) Moen MH et al: Medial tibial stress syndrome: a critical review. Sports Med **39**: 523-546, 2009
2) Aoki Y et al: Magnetic resonance imaging in stress fractures and shin splints. Clin Orthop Relat Res **421**: 260-267, 2004
3) Shelburne KD et al: Stress fractures of the medial malleolus. Am J Sports Med **16**: 60-63, 1988
4) Matheson GO et al: Stress fractures in athletes: a study of 320 cases. Am J Sport Med **15**: 46-58, 1987
5) Barrick EF et al: Case report prophylactic intramedullary fixation of the tibia for stress fracture in a professional athlete. J Orthop Trauma **6**: 241-244, 1991

響があるため，膝および足関節の肢位は一定にする必要がある．

MRIは，運動後に撮像することでより感度が高くなる．CECS症例では，T2WIで罹患筋が高信号を示す．このT2WI高信号は，コンパートメント内圧の増加と相関することが知られている．一方，MRIは感度は高いが特異度は高くないため，CECSの診断においてはコンパートメント内圧測定前の補助検査として用いられる．

赤外分光分析は，筋肉内の酸素化および脱酸素化血液を測定できる機器で，運動前後に測定する．CECSでは，運動後の筋肉内酸素レベルの回復遅延や酸素化血液に比して脱酸素化血液が多くなるのが特徴である．本検査は非常に感度が高く，スクリーニング検査としてCECSの診断に有用である．

タリウム201-SPECTは，可逆性の組織内虚血を測定できる機器で，運動前後に撮影する．運動前後のイメージを比較することで可逆性の虚血を評価することができるため，CECSの診断に有用と考えられている．

エキスパートオピニオン

CECSの診断は特徴的な病歴を理解し，病歴から疑われる鑑別疾患を除外することが重要である．CECS診断のゴールドスタンダードはコンパートメント内圧の測定であるが，検査機器の発展により，近年は種々の非侵襲的な診断ツールが報告されている．

C 治療

1）保存療法

保存療法の効果に関する報告は，ケーススタディのみでRCT（randomized control study）で評価されたものはいまだない．最も有効とされる保存療法は，スポーツ活動の制限と運動強度の軽減である．運動後のアイシング，NSAIDsの内服，靴やインソールの調整・変更，ランニングフォームの矯正も有効とされる．

2）外科治療

保存療法により改善が認められない症例に対しては筋膜切開を考慮する（図2）．

筋膜切開は，罹患コンパートメントに対してのみ行う．前方および外側コンパートメントのCECSは，アプローチが比較的容易であり（図3），良好な治療成績が報告されている[2]．一方，深後方コンパートメントのCECSは，前方および外側コンパートメントに比べてアプローチがより難しく，手術時の視野不良により十分な筋膜切開が困難なため，治療成績が劣るとされる（図3）．

筋膜切開の術式は，直視下手術，皮下手術および鏡視下手術に分けられる．直視下手術は，直視下に罹患

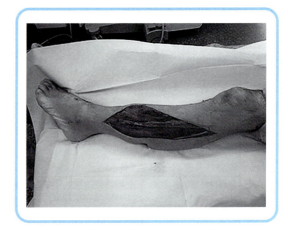

図2　直視下筋膜切開法

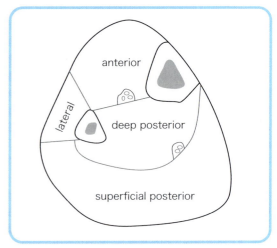

図3　下腿断面像における4つのコンパートメント（anterior, lateral, superficial posterior, deep posterior compartment）

コンパートメントを観察し確実に筋膜切開を行える利点があるが，侵襲が大きいのが欠点である．皮下手術は，1つあるいは2つの小切開からblindで筋膜切開を行う手術である．侵襲が小さい利点を有すが，不十分な筋膜切開や神経損傷などの合併症の発生率が高く，その適応には注意が必要である[3,4]．鏡視下筋膜切開法は，良好な視野のもとに筋膜切開が可能なことから，直視下手術と同等の成功率が報告されている．低侵襲で出血も少なく，早期のスポーツ復帰を可能にすることから，近年多くの報告がなされている．

筋膜切開の合併症としては，出血，感染，神経・血管損傷，深部静脈血栓症などがあるが，その発生率は約10%と報告されている[5]．再発率は直視下手術および鏡視下手術では2〜5%程度，皮下手術では11%と報

告されており，直視下手術および鏡視下手術が推奨される[1,5]．

術後は，出血が止まるまでの数日間は圧迫固定とし，可動域訓練および荷重は手術翌日から開始する．創が治癒次第，競技特異的トレーニングを開始し，競技復帰は術後6〜8週を目標とする．

エキスパートオピニオン

早期には保存療法が有効な症例もあるが，根治的治療は筋膜切開である．皮下手術は合併症や不十分な筋膜切開による再発のリスクが高く，その適応には慎重になるべきである．鏡視下手術は早期のスポーツ復帰を可能とする安全かつ低侵襲な手術であり，鏡視下手術に習熟している術者には推奨する術式である．

文献

1) Blackman PG. A review of chronic exertional compartment syndrome. Med Sci Sports Exerc **32**: 4-10, 2000
2) DeLee JC et al: DeLee and Drez's Orthopaedic Sports Medicine, Saunders, p.2163-2170, 2003
3) Leversedge F et al: Endoscopically assisted fasciotomy: description of technique and in vitro assessment of lower-leg compartment decompression. Am J Sports Med **30**: 272-278, 2002
4) Mouhsine E et al: Two minimal incision fasciotomy for chronic exertional compartment syndrome of the lower leg. Knee Surg Sports Traumatol Arthrosc **14**: 193-197, 2006
5) Englund J: Chronic compartment syndrome: tips on recognizing and treating. J Fam Pract **54**: 955-960, 2005

Ⅱ．アドバンストピックス ― 3．スポーツ障害

4 足部疲労骨折

【キーワード】
足部，疲労骨折，スポーツ障害，早期診断，スポーツ復帰

A 疾患概念・病態

　疲労骨折とは，1回の強い外力で生じる外傷性の骨折とは異なり，通常では骨折が生じない程度の軽微な外力が骨の同一部位に繰り返し加わることによって発生する骨折である．骨微細損傷が生じると自己修復機転が働くが，自己修復が追いつかない場合に生じてくる[1]．日本では成長期に圧倒的に多いことが知られているが，この理由として骨端線閉鎖後の急激な運動量増加が発症に関連しているためと報告されている．好発部位は荷重や筋力による影響を受ける下肢が圧倒的に多い．発症要因としては，骨格のアライメント異常や体内ホルモン環境の異常などの内的要因とオーバーユースなどの外的要因がある．スポーツにおいては，オーバーユースが主な原因で，競技特有の反復動作が関与して発症することが多い．足部疲労骨折においては，回内足，扁平足，外反母趾などの足部形態との関連性が高いと考えられている．足部の疲労骨折の多くは保存療法によって治癒が望めるが，骨折部位によっては難治性で偽関節となり手術療法が必要になる場合もある．

B 診断・評価

1）問診

　詳細な病歴聴取が最も重要である．スポーツ種目，練習時間や頻度，練習量や質の変化，練習環境の変化やシューズについての情報を聴取する．女性アスリートの3主徴といわれる無月経・骨粗鬆症・摂食障害を有するアスリートは，疲労骨折のリスクファクターであるため，確認しておく必要がある．

2）臨床症状

　初期には，運動時や運動後に疼痛を生じることが多く，日常生活上では疼痛を生じないことが多い．また，疼痛があっても運動を継続できることが多く，急激に悪化し病院を受診することがある．その場合は，通常の骨折と同様な臨床像を呈する．

3）身体所見

　足部は軟部組織が薄いため，触診により正確な圧痛点をチェックできる．片脚ジャンプで疼痛を誘発させるhop testは診断や治療経過をみていく際に有用である．問診，身体所見で疲労骨折が疑われたら，各種画像検査を行い，確定診断する．

4）画像診断
a．単純X線検査

　現時点では最初に選択される検査であるが，発症初期には異常がないことが多く，早期診断には役立たない．臨床所見で疲労骨折を疑う場合，疲労骨折として治療を開始し，2～3週後に再度検査を行うことで仮骨や骨折線の有無を確認する．疲労骨折と診断できれば，単純X線検査は，治療経過を観察し，復帰を許可する手段としては適している（図1）．

エキスパートオピニオン

　中足骨のような長管骨においては，単純X線は継時的な変化がみられるため有用であるが，舟状骨や立方骨といった短骨は継時的にみても変化がわかりにくいため注意を要する．踵骨を除いた短骨においては，単純X線で漠然と経過をみていくよりも疑わしければ積極的にMRIを考慮すべきと考える（図2）．

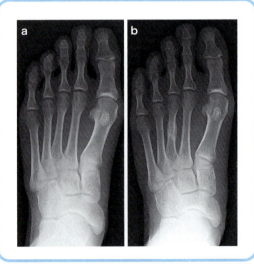

図1　症例1．22歳，男性．陸上選手．第3中足骨疲労骨折
a：初診時単純X線像．明らかな異常所見は認めない．
b：8週後単純X線像．仮骨形成を認める．

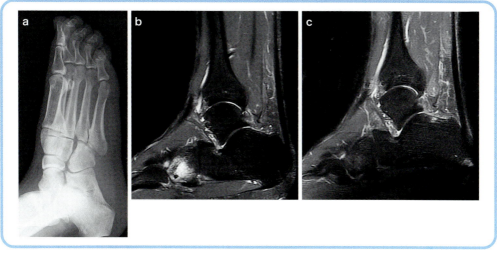

図2 症例2. 21歳，男性，陸上選手，立方骨疲労骨折
 a：初診時単純X線斜位像．明らかな異常所見は認めない．
 b：初診時MRI STIR像．立方骨に骨髄浮腫を認める．
 c：12週目MRI STIR像．骨髄浮腫はほぼ消失している．

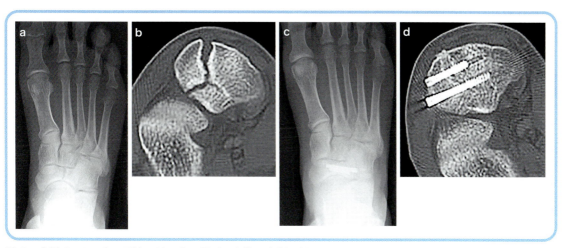

図3 症例3. 15歳，男性，サッカー選手，舟状骨疲労骨折
 a：初診時単純X線像．骨折部は転位し硬化像を認める．
 b：初診時CT像．背側から底側に向け逆Y字状に骨折線を認める．
 c：術後3ヵ月単純X線像．骨移植を行いAcutrak screw 2本にて固定．骨癒合が得られた．
 d：術後3ヵ月CT像．スクリューの長さが短かったが，良好な骨癒合を得られた．

b. MRI

単純X線検査で診断がつかないような発症初期には非常に有用である．通常，T1強調像で低信号，T2強調像および脂肪抑制像（STIR像）で高信号となるが，STIR像での骨髄浮腫は早期から捉えることが可能である（図2）．しかし，骨髄浮腫は，打撲後の骨挫傷などでも認めるため，臨床所見と合わせて注意深く評価する必要がある．

c. CT

骨折の早期診断という点では有用ではないが，疲労骨折と診断がついたあとの骨の内部構造評価には最も威力を発揮する検査である．特に骨折線が多彩な舟状骨疲労骨折においては，治療方針の決定に有用である（図3b, d）．

d. 超音波検査

臨床診断と同時並行に行える検査で，単純X線よりも早く骨膜反応や骨膜性仮骨を描出でき，早期診断に

有用である．カラードプラで周囲の血流増加などの所見を得ることもできるが，疲労骨折と判断するには熟練を要する．欠点は，検者の技量に左右され，偽陽性率が高いことや，髄内病変の評価が難しいことであるが，超音波検査に習熟すれば，第一選択となる検査と考える．

e．その他
骨シンチグラフィーは，MRIが普及するまで疲労骨折の早期診断に有用な検査として行われていたが，特異度が低く放射線被曝の問題もあり，現在では推奨されない．

エキスパートオピニオン
早期スポーツ復帰のためには早期に的確な診断をつけ治療を開始することが重要である．これまで単純X線検査が画像診断の第一選択とされてきたが，早期診断には役立たない．現在の早期診断におけるゴールドスタンダードはMRIであるが[2]，受診時すぐに検査可能な施設は限られており，多くは後日の検査となってしまう．アスリートは，受診したその時点で診断をつけてもらい，明確な治療方針の提示を求めている．それを可能にするのは臨床診断と同時に行える超音波検査であり，これからのスポーツ医には超音波診断のスキルが求められるであろう．

C 保存療法

原因となった運動休止による局所の安静や外固定・免荷など保存療法が基本となる．また，これまで骨癒合促進を目的とした低出力超音波パルス治療（low intensity pulsed ultrasound：LIPUS）は比較的多く用いられ，その有用性が報告されているが，近年，体外衝撃波治療（extracorporeal shock wave therapy：ESWT）が注目されている．主に遷延治癒例や偽関節例に適応されることが多いが，最近ではlow riskの疲労骨折に対しても積極的に行うことで短期間での治癒を目指そうとする考えも出てきている[3]．

エキスパートオピニオン
疲労骨折に対するESWTは，新しい治療法であり，現状では十分なエビデンスが蓄積されていない．しかし，その有効性，安全性が証明されれば，従来の保存療法に補助療法として行うことで，治癒を促進させ，より早期の競技復帰を可能にできる．また，早期から積極的に用いれば，偽関節率を低下させ，結果的に手術療法を減少させる可能性も秘めている．高価であり保険適用がないことなどの問題はあるが，アスリートにとって競技を継続しながら行えるという点も魅力的であり，今後が期待される治療法である．

D 手術療法

遷延治癒や偽関節など保存療法で改善しない難治性や再発性の疲労骨折には手術療法が選択される．また，早期スポーツ復帰を希望するときにも，積極的に手術療法を選択することもある．手術の目的は，強固な固定による早期の荷重，確実な骨癒合と再発予防であり，合併症を生じさせないように細心の注意が必要である．

足関節・足部疲労骨折において，難治性あるいは完全骨折にいたりやすいhigh risk stress fractureとして，脛骨内果・距骨・舟状骨・第2中足骨基底部・第5中足骨近位部・母趾基節骨があげられており，手術療法が必要となることがある．以下に注意すべき足部疲労骨折について解説する．

1）舟状骨疲労骨折[4]
ランニングやジャンプ動作の繰り返しによる末梢からのストレスが舟状骨に及んで発症する．陸上競技，バスケットボール，ラグビー，サッカーなどの選手にみられる．足関節前方の痛みとして訴えたり，単純X線像では骨折線を確認できないことも多く，本骨折の可能性を念頭に置かないと見逃される．舟状骨内側の前脛骨筋腱と長母趾伸筋腱の間にあるN-spotと呼ばれる圧痛点が知られているが，実際には骨折部は舟状骨外側にみられることが多いため，N-spotより外側の圧痛点の確認が必要である．保存療法が原則で，6週間の免荷ギプス固定は手術療法と同等かそれ以上の成績を得ることができると報告されている．手術療法は，転位が大きい例や骨硬化を伴う偽関節例に対して適応となる（図3）．しかし，アスリートにおいては長期間の免荷は骨萎縮や筋萎縮を生じる欠点や，復帰後の再骨折の可能性もあるため，積極的に手術療法を選択したほうがよいとの報告もある．

2）第2中足骨基部疲労骨折
女性バレエダンサーに多くみられ，爪先立ちでのポアント肢位で踊ることによる応力の集中が原因と考えられている．骨折線は中足骨基部底側から中足楔状関節内に向かって走行するため，単純X線像での診断は難しい．疑わしければ，MRI，CTで確認すべきである．4週間の免荷ギプス固定が推奨されているが，中足楔状関節内に骨折線が及ぶ例は，難治性となりやすくLIPUSの併用を勧める報告もある．

3）第5中足骨近位骨幹部疲労骨折
日本足の外科学会用語集では，第5中足骨近位部骨折を発生部位により，近位骨幹部骨折，Jones骨折，基部裂離骨折の3つに分類しており，疲労骨折は近位骨幹部骨折にあたる．サッカーやバスケットボールなど切り返しを行うスポーツに多く発症する．発症要因として，足外側接地となる内転中足，凹足，回外足やO脚などのアライメント，関節柔軟性，スパイクのタ

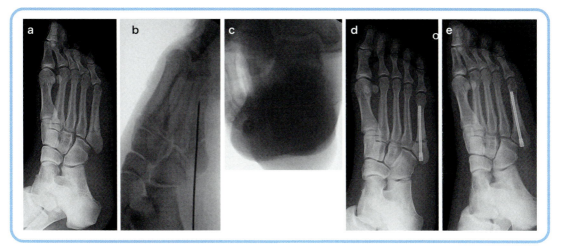

図4 症例3．14歳，女性．バスケットボール選手．第5中足骨近位骨幹部疲労骨折
　a：初診時単純X線像．Torg分類のType 2
　b：guide pin刺入時
　c：中足骨軸位像．guide pinは正確に髄内に刺入されている．
　d：術直後単純X線像（Herbert screw：径4.5mm×55mm長）
　e：術後3ヵ月単純X線像．良好な骨癒合を得られた．

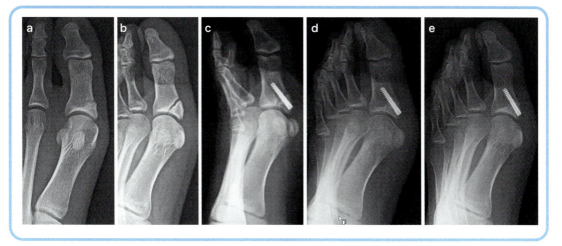

図5 症例4．13歳，女性．バドミントン選手．母趾基節骨疲労骨折
　a：初診時単純X線正面像．外反母趾を認めるが，骨折はわかりにくい．
　b：初診時単純X線外旋斜位像．骨折線と骨片の転位の程度が明確になる．
　c：術後1ヵ月単純X線像．仮骨を認め，前足部踏み返しを許可．
　d：術後2ヵ月単純X線像．ほぼ骨癒合し，競技復帰を許可．
　e：術後5ヵ月単純X線像．再発徴候なく，完全に骨癒合している．

イプや人工芝などの環境因子がある．多くは単純X線像で診断可能であり，早期に診断がつけば保存療法で骨癒合が得られる．しかし，保存療法では骨癒合までの期間が長く，骨癒合が得られても競技復帰後の再発例が高いことから，早期復帰，再発予防を目的として積極的に手術療法が行われている．手術療法は，ヘッドレススクリューによる髄内釘固定法が推奨されている（図4）．スクリューの形状，径や長さに関しては様々な報告があるが，手術の最重要ポイントは，いかに適切な位置にスクリューを挿入できるかである．田中[5]が考案した術中軸位イメージコントロール法は，確実に髄内に挿入できているかを確認できる有用な方法である（図4c）．スクリュー挿入時は，中枢・末梢骨皮質にthreadが噛み込めば骨折部への応力の集中を防ぐことができるが，末梢骨皮質を貫通してしまうと作用しなくなるため注意を要する．

4) 母趾基節骨疲労骨折

スポーツ選手における疲労骨折の約0.5%で，その半数以上が陸上競技選手に発症すると報告されている．骨折部位は基部内側に生じることが多く，外反母趾との関連性が指摘されている．診断は単純X線像で可能なことが多いが，通常の足部正面像，斜位像では骨折線がわかりにくい場合があるため，本骨折を疑ったら足部外旋斜位像を追加すると骨折線がわかりやすく有用である．治療は運動制限や4〜6週間の免荷ギプス固定による保存療法が基本であるが，長期経過例や偽関節例には手術療法を考慮する．近年では，手術療法により競技復帰を早めることができたという報告が散見される．手術は経皮的にヘッドレススクリューを挿入し，仮骨を認めるまでは踏み返しを制限している（図5）．

文献

1) 酒井昭典：疲労骨折のメカニズム．臨スポーツ医 **27**: 367-373, 2010
2) Wright AA et al: Diagnostic accuracy of various imaging modalities for suspected lower extremity stress fractures: a systematic review with evidence-based recommendations for clinical practice. AM J Sports Med **44**: 255-263, 2016
3) Leal C et al: Current concept of shockwave therapy in stress fractures. Int J Surg **24**: 195-200, 2015
4) 杉本和也ほか：舟状骨疲労骨折の診断と治療．日整外スポーツ医会誌 **35**: 19-25, 2015
5) 田中寿一：骨のoveruse障害—Jones骨折．臨スポーツ医 **31**: 644-652, 2014

5 副骨・種子骨の障害

【キーワード】
足，足関節，副骨，種子骨

［i］外脛骨障害（有痛性外脛骨・os tibiale externa）

A 疾患概念・病態

外脛骨は足部過剰骨のひとつであり，舟状骨の内下方に存在するため副舟状骨という呼称もある．後脛骨筋腱が一部付着することから，縦アーチなどの関連性が高い．

無症候性にも約15%に存在し，外脛骨があることが症候性になるわけではなく，診断的にも疼痛を伴う場合に有痛性外脛骨と診断する疾患である．小学校高学年の10歳から骨端線閉鎖時期である14～15歳に疼痛を発症し，治療に非常に難渋する疾患であり，スポーツとの関連性が非常に高い．この時期に発症する理由は，スポーツが特定化される時期で，さらに負荷が大きくなるためと考えられている．疼痛が発生する機序としては，外脛骨と舟状骨との間隙での炎症，後脛骨筋腱腱鞘炎，後脛骨筋腱の牽引による微小骨折による骨軟骨炎などが考えられる．

B 診断・評価

単純X線写真にて診断は容易である．外脛骨が疑われる場合には外脛骨撮影を用いる（図1）．足部背底像で，通常の入射角を近位から10°～20°傾けて，外脛骨部に焦点にすると，外脛骨と舟状骨との間隙が明確に描出される．また，外傷により発症し，腫脹が強い場合には外脛骨または舟状骨自体に剥離骨折や周囲の軟部組織損傷を起こすことがあるため，このような症例には単純X線では診断は困難で，CT検査や超音波検査を要する（図2）．

Veitch分類により外脛骨は3つのタイプに分類される．症状を発症する多くは，Veitch分類のタイプⅡである．

C 保存療法

基本的に多くの症例では，保存療法で軽快する．疼痛は運動を継続する限り持続するが，骨成長停止期の15～17歳には自然治癒することが多い．

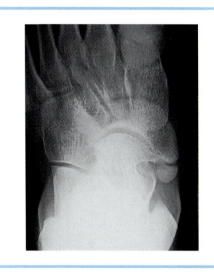

図1　有痛性外脛骨に対する単純X線外脛骨撮影
外脛骨と舟状骨の間隙がよく観察される．

運動の制限・中止を行い，症状に応じて消炎鎮痛薬の内服や外用薬を処方する．また，扁平足が合併する場合には，足底挿板を作製し，さらに外脛骨部と靴との接触部にパッドを使用するなどして除圧する．足底挿板の作製では，軟性の素材が効果的であり，疼痛に応じて何回か調整を要することもある．靴で後足部を安定化させることも重要である．

D 手術療法

保存療法に抵抗し，疼痛が持続する症例でスポーツ活動の継続を希望する場合には，手術加療を考慮する．

手術療法は外脛骨と舟状骨を癒合・接合させる手術と外脛骨を摘出する手術に大別される．癒合させる方法に癒合を促進させる非観血的な方法としての経皮的ドリリング法がある．よって経皮的ドリリング，骨接合術・摘出術に分けられる．

1）経皮的ドリリング

X線透視下にて直径0.9～1.2mmのKirschner鋼線を用いて，外脛骨近位から舟状骨との間隙を貫通させ

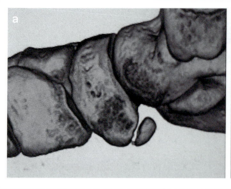 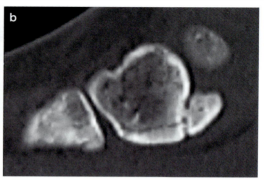

図2　有痛性外脛骨に対するCT撮影
大きさや形態などの把握が可能となり，舟状骨底側の骨折なども明瞭に描出される．

て，数箇所にドリリングを行う方法である．アンクルブロックまたは局所麻酔下での外来手術で施行可能であり，骨端線閉鎖前の13～14歳未満で特に有効である．

2) 骨接合術

外脛骨自体が15 mm以上あり，亀裂などで分節化していない場合に適応となる．原則的にはスクリュー固定の適応となるが，後脛骨筋腱の前進を追加することもある．ただ内側へ突出した部分を切除することを前提とするならば術前にはCT検査などで大きさやスクリュー刺入の方向などを十分に検討することが必要である．

3) 摘出術

a. 単純摘出術

腱鞘を縦切開して，外脛骨に停止する後脛骨筋腱をスピッツメスにて鋭的に切離して，摘出する．切離した腱部分は周囲の腱に縫合する．やや内反位でギプス固定を2～3週間行い，足底挿板を装着させて，荷重歩行を開始する．

b. Kidner法（摘出＋腱移行）

上記の単純摘出術に加えて，切離した後脛骨筋腱を舟状骨に前進させて縫着させる方法である．一般的に摘出術を行う際に多く用いられる方法である．縫着には舟状骨に骨トンネルを作製していたが，最近では様々なスーチャーアンカーなど有用なデバイスがある．

[ⅱ] os subfibulare

A 疾患概念・病態

腓骨外果下端に存在する小骨はos subfibulareと呼ばれ，二次骨化中心の癒合不全または陳旧性足関節外果剥離骨折後と考えられている（図3）．実際には後者が多く，10歳以下では足関節捻挫を受診した際に，前距腓靱帯や踵腓靱帯などが断裂せずに軟骨成分が多いために裂離骨折を起こしやすく，これらが癒合せずに遺残したものと考えられる．この骨片は通常の単純X線では捉えにくく，また診断できたとしても癒合率が低いために，成長とともに剥離骨片が次第に大きくなり，陳旧性の足関節外側靱帯損傷となり，捻挫を繰り返すケースも少なくない．

B 診断・評価

小児期の足関節捻挫では，単純X線撮影時に足関節外果長軸に対して約45°の遠位前方から入射する外果先端撮影により，剥離骨折を捉えやすくなる（図4）．通常の足関節正面像では診断は困難であり，上記の撮影を追加する．最近では安易にCTを撮影する傾向にあるが，X線被曝を考慮すると整形外科医としては単純X線で診断することが求められる．

C 保存療法

小児の新鮮例で剥離骨片を認め，疼痛と腫脹が強い場合には，ギプス固定を4～6週間行うと癒合率は80%に向上するが，それでも全例で癒合することはない．陳旧例では思春期以降に診断されることが多く，捻挫歴の聴取は重要である．ただし10歳までの捻挫

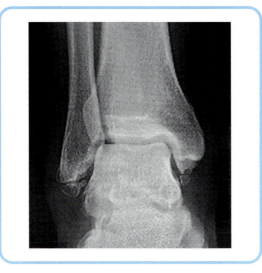

図3　os subfibulare

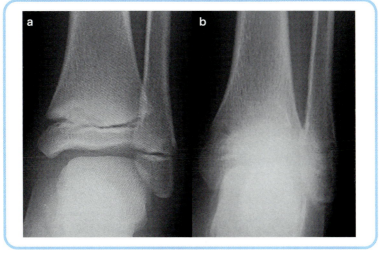

図4　os subfibulareに対する軸位撮影
通常の正面像と軸位撮影像．足関節正面像では捉えることのできない骨が確認される．

の既往は不確定であることが多い．

治療は基本的には保存療法を行う．サポーターやテーピング，外返し運動による腓骨筋トレーニングなどを行う．

D 手術療法

再捻挫により疼痛が増悪して慢性化したときには，手術療法を考慮する．MRIで腓骨との間隙に炎症像や距骨側にも骨軟骨損傷が認められることもある．

手術は骨片を切除して残存靱帯を利用して再建する方法が一般的で良好な成績が得られる．しかし靱帯の菲薄化がみられるときには何らかの補強が必要である．骨片の骨接合術は癒合率が明らかに悪いために，骨片がかなり大きいときにのみ選択される．

[ⅲ] os subtibiale

A 疾患概念・病態

足関節内果下端に存在する骨端角の副核由来の過剰骨と考えられている．発生頻度はos subfibulareと比較して明らかに低く，1%程度であるが，小児ではこの副核が約20%存在するという報告もあり，外傷との鑑別には臨床所見が重要となる．os subfibulareの発生

機序と同様に小児期での外傷によって発生することもあり，裂離骨折というよりも三角靱帯による牽引性骨髄炎の結果とも考えられる（図3参照）．

B 診断・評価

単純X線やCTにて診断は比較的容易である（図7参照）．ただ小児期での障害ではMRIなどを用いて炎症の有無などと確認する．

C 保存療法

治療の基本は保存療法である．捻挫など内果副核を含めた三角靱帯の損傷では，3～4週間のギプス固定を行う．中長期に外固定を行うと癒合率は明らかに良好である．

慢性期や陳旧例は足底挿板などを用いて，局所の安静を図る．

D 手術療法

三角靱帯は構造上強靱な靱帯であり，骨折を伴わない靱帯損傷のみで不安定性が生じることは少ないが，慢性的な疼痛などが続く場合には，摘出手術を行う．

[ⅳ] os peroneum

A 疾患概念・病態

os peroneum は約9%に存在すると報告されている．長腓骨筋腱が立方骨粗面を支点として，足部が急縁から足底側にルートを変える部分の長腓骨筋腱内にある種子骨である．内返し捻挫やスポーツ活動によって傷害を生じる（図5）．

B 診断・評価

単純X線足部斜位像でその描出は可能である．骨片の骨折や分節化がみられる場合には，CT撮影を行えばより詳細な情報が得られる．ただこの os peroneum も先天的に二分化し，また以前の外傷で分節化している場合もあり，新鮮骨折か否かの判断は，臨床所見や単純X線およびCTにて総合的に評価する．また，長腓骨筋腱の断裂や骨軟骨障害なども合併することもあり，超音波検査やMRIも術前検査では有用である．

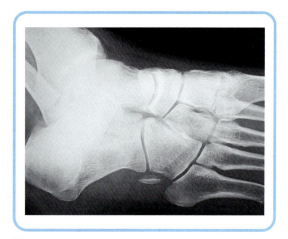

図5　os peroneum

C 保存療法

新鮮例での治療は，捻挫に準じた保存療法で軽快することが多い．テーピングや装具よりもギプス固定が望ましい．固定肢位は軽度外反位か外返しで行う．

D 手術療法

保存療法に抵抗し，症状が慢性化し，疼痛によって日常生活および仕事に必要な動作まで制限される場合やスポーツ選手の場合には摘出手術を行う．その際には腓骨筋腱の再建を要することが多い．

[ⅴ] 三角骨障害

A 疾患概念・病態

三角骨（os trigonum）は距骨後突起の後方に存在する過剰骨である．健常者での出現率は8～15%である（図6）．距骨後突起の外側には後距腓靱帯が付着し，内側には長母趾屈筋腱が滑走するため，足関節後方部の要ともいえる部分である．三角骨障害の病態的には癒合不全により，過剰骨となる．ただ比較的大きな距骨後突起が足関節の過度の底屈により，脛骨と踵骨に挟まり，骨折を起こして偽関節となって分離する病態も存在する．よって先天的な癒合不全から外傷による偽関節としての過剰骨と様々な病態があることが三角骨の特徴である．

症候性となるのは上記のように足関節底屈位で挟まり，可動性を持つ三角骨が炎症を繰り返して，疼痛を発症する．特に過度の底屈を強制されるバレエダン

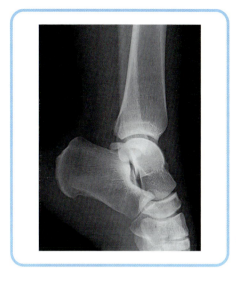

図6 三角骨(os trigonum)
足関節最大底屈での側面像.

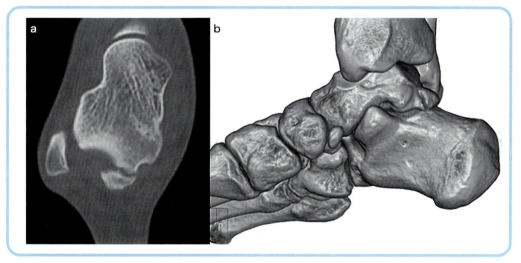

図7 三角骨のCT画像

サーやサッカー選手，時に水泳選手で症候性となることが多く，スポーツ障害として位置づけられる．

B 診断・評価

画像での診断は単純X線で容易である．偽関節様の状態や炎症性変化をみるにはCTやMRIが有用である（図7）．術前検査としてCTでは大きさの確認や周囲骨との関係，MRIでは長母趾屈筋腱腱鞘炎の存在や腱自体の損傷などの把握に有用である．

C 保存療法

急性期には局所の安静が必要である．CT検査で距骨後突起の新鮮骨折が疑われる場合にはギプス固定で癒合させる方法を考慮する．慢性期にはスポーツ選手では，底屈制限のために足関節用のサポーターやテーピングなども有用である．

D 手術療法

保存療法に抵抗する場合には摘出術の適応となる．足関節後外側を展開して摘出することが一般的であったが，昨今では後方足関節鏡を用いた摘出術が広く行われるようになった（図8）．前者では術後ギプス固定を2週間行い，局所の安静を要する．後者の鏡視下手術ではギプス固定は不要で低侵襲であり，スポーツも早期に復帰が可能である．

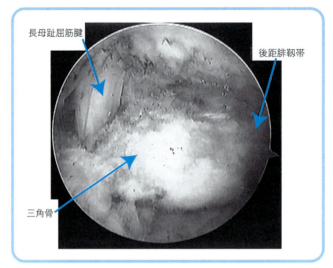

図8 内視鏡視下三角骨摘出術
後方からの鏡視で三角骨,長母趾屈筋腱,後距腓靱帯が確認できる.

[vi] 母趾MTP関節種子骨障害

A 疾患概念・病態

母趾種子骨はMTP関節の底側板(plantar plate)に存在し,主として短母趾屈筋腱が付着する.内外側に2つ存在するこの種子骨は中足骨頭底側と関節面を形成し,両骨の間を長母趾屈筋腱が滑走し,同腱の保護にも寄与している.外反母趾では両骨が外側へと亜脱臼もしくは脱臼し,種子骨中足骨関節の関節症変化へと進行する.スポーツ障害としては,骨軟骨障害,疲労骨折や骨折,骨壊死などがあり,その結果,関節症変化が出現してくる.歩行時の踏み返しに大きく関与するため,症状が出現した場合にはスポーツ活動時のみならず,日常生活動作にも影響してくる.

スポーツ選手では骨折・疲労骨折が多く,母趾の過伸展強制や直達外力などで特に内側種子骨に発症する.その結果,炎症性変化が惹起されて,関節症変化や女性では外反母趾発症要因となる.

B 診断・評価

典型的な例では単純X線の側面像と軸位像でも骨折や疲労骨折は観察可能であるが,比較的診断が困難であることが多い.CT検査が有用で,骨折の状態や疲労骨折の有無などを詳細に診断可能となる(図9).

C 保存療法

局所の安静が必要であるが,母趾MTP関節の伸展を制限する足底挿板が有用である.ただし柔道や剣道,空手など裸足での競技では本疾患の発生率は高いものの,足底挿板の装着は困難で,テーピングなどでの対処となる.

D 手術療法

母趾種子骨は母趾MTP関節にとって重要であるため,摘出術はできる限り回避する.その理由は内側種子骨の摘出で足底板の機能が破綻し,母趾MTP関節の伸展・屈曲の不安定性,外反母趾変形の発現や外側種子骨への負荷の増大による胼胝形成などの合併症がある.

ただし難治性で分節化,炎症性変化が軽減しない場合には,摘出術の適応となる.摘出後の足底板は明らかに菲薄化するため,縫縮するだけでなく,何らかの補強再建を施行すべきである.その理由は上述したように外反母趾変形を惹起する可能性があること,母趾MTP関節伸展時の支点が外側のみに集中することなどがあげられる.後療法はやや硬性の足底挿板を用いて,負荷を軽減させる.

文献
1) 高倉義典(監修),田中康仁,北田 力(編):図説 足の臨床,第3版,メジカルビュー社,p.167-182,2010
2) Coughlin MJ et al: Mann's Surgery of the Foot and Ankle,

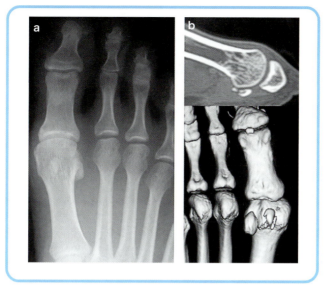

図 9　母趾 MTP 関節・内側種子骨の骨折および分節化
　a：単純 X 線では捉えがたい.
　b：CT および 3D-CT にて詳細に把握可能である.

9th Ed, Coughlin MJ et al (eds), Elsevier Saunders, p.492-568, 2013
3) 熊井　司：【ブラッシュアップ！関節鏡視下手術テクニック】下肢関節鏡の足関節外への応用．Orthopaedics **27** (5): 173-183, 2014
4) Haraguchi N et al. New radiographic projections for avulsion fractures of the lateral malleolus. J Bone Joint Surg Br **80**: 684-688, 1998

Ⅱ．アドバンストピックス ── 3．スポーツ障害

6 インピンジメント症候群

【キーワード】
足関節，インピンジメント，衝突性外骨腫，三角骨障害，関節鏡手術

A 疾患概念・病態

　足関節のインピンジメント症候群は，「異常な骨組織が衝突することにより，または軟部組織が関節内に挟み込まれることにより，足関節の正常な可動域が疼痛を伴い制限される病態」（足の外科用語集第2版より）である．足部のインピンジメント症候群には足関節以外にも様々な病態が混在しており，強剛母趾や足根骨癒合症などもインピンジメント障害のひとつと考えられるが，これらは他項に詳記されており参照いただきたい．本項では代表的な足関節前方インピンジメント症候群と後方インピンジメント症候群について解説する．

　足関節前方インピンジメント症候群は，衝突性外骨腫に代表される．足関節前方の骨棘障害は1943年に"athlete's ankle"，1949年に"footballer's ankle"として報告された当初，プロサッカー選手にみられたことから足関節底屈運動による前方関節包の伸張ストレスの繰り返しによって形成された骨棘と考えられていた．その後，1957年にO'Donoghueは，アスリートだけでなく日常生活上で足関節背屈を頻繁に行うような症例において同様の骨棘がみられたことから，骨棘の形成は関節背屈による衝突性外力の繰り返しによるものと定義し"impingement exostoses"と報告した[1]．1980年代以降，軟部組織によるインピンジメント障害の報告や足関節不安定症など様々な病態との関連が明らかになり，これらを総称して足関節前方インピンジメント症候群（anterior ankle impingement syndrome：AAIS）という言葉が使われるようになった．

　一方，足関節後方インピンジメント症候群の原因として代表的な三角骨は足部の種子骨のひとつであり1804年にはその存在が認知されていた．三角骨は距骨の二次骨化中心であり7歳から13歳の間に単純X線上で可視化し，1年以内に距骨と一体化してStieda結節となる．しかし，7～14％は距骨と癒合せずに分離したまま三角骨となる．破格ではあるが本来病的なものではない三角骨は1920年代よりその衝突性障害の可能性は指摘されていたが，最初の手術例が報告されたのは1982年であった．1980年代終盤になり三角骨障害やその他の足関節後方の衝突性障害を総称して足関節後方インピンジメント症候群（posterior ankle impingement syndrome：PAIS）と呼ばれるようになった．

　インピンジメント症候群は足関節にかかる圧迫力，牽引力，外傷，繰り返す微少外力，関節不安定症などによって発症する．その障害の原因としては骨性のものと軟部組織性のものとに分けられる．前・後方インピンジメントともに骨性のものとしては衝突性外骨腫，骨棘，遊離体，石灰化塊などがあり，後方に特有なのは三角骨，突出した距骨後外側突起，同突起の骨折などがある．軟部組織性のものとしては，肥厚，肥大化した滑膜組織，断裂靱帯の瘢痕，メニスコイド，靱帯の破格などがある．前下脛腓靱帯はまれに前方の，長母趾屈筋腱は後方のインピンジメントの原因となることがある．

エキスパートオピニオン

　足部のインピンジメント症候群の症例は近年増加傾向にある．それは昨今の健康志向に伴いマラソンや登山などのスポーツ愛好家人口が拡大していることが少なからず影響している．しかし，それだけでなく画像診断技術の発展とともにより多くの臨床医が疾患概念を深く理解することによって患者の訴えを正確な診断に結びつけられるようになり，関節鏡技術の発達により低侵襲で安全な治療が提供できるようになったこと，すなわち診断から復帰までの治療体系が確立されたことで，今までネグレクトされていた対象が減少したためであると考えられる．

B 診断・評価

　インピンジメント症候群は"nut in a nutcracker"（図1）に象徴されるように，「衝突」，「挟み込み」の繰り返しによって生じるためスポーツとの関連が強い．すなわちスポーツ活動性の高い比較的若い年齢層，学生などに多い．

1）前方インピンジメント症候群

　足関節前方において衝突を繰り返す，すなわち急激なストップ&ゴーやジャンプと着地を繰り返す種目において頻度が高い．患者は運動時の足関節前方の痛み，詰まり感を訴えて来院する．安静時には痛みはないものの足関節背屈制限があり，用手的に足関節背屈させて誘発テストを行うと疼痛が再現される．軟部組織性

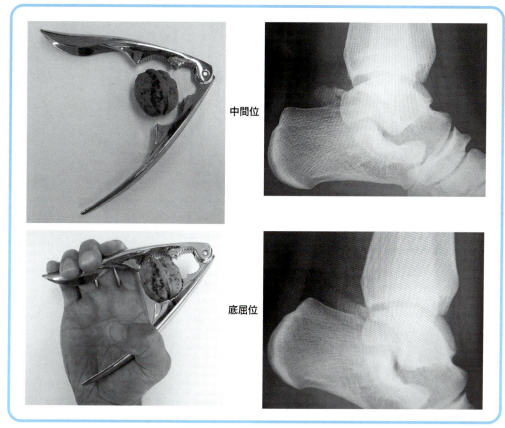

図1 足関節インピンジメント症候群の "nut in a nutcracker" 現象

のインピンジメントでは弾発現象が生じることがある．症例によっては関節水腫や足関節前方に骨性隆起を触れる．前方インピンジメント症候群は病変部が浅層にあり視診，触診で確認することは比較的容易である．また，足関節不安定症は衝突性外骨腫となるので捻挫の既往，足関節不安定性の有無を確認することは必須である．

インピンジメントが疑われた場合，まず単純X線検査を行うが，通常の前後，側面像で明らかでない場合には斜位像を追加する．骨棘はその大きさは様々で斜位像によって確認されることもある．一般に脛骨側の骨棘は外側に，距骨側の骨棘は内側に形成される．臨床分類としてはScrantonらの分類[2]がある．術前計画など，より正確な診断には3D-CTが外骨腫の大きさや広がりを確認することができて最適である（図2）．軟部組織のインピンジメントが疑われる場合にはMRIを行うとともに超音波検査で"インピンジ"する動態を観察できることもある．

2) 後方インピンジメント症候群

以前より足関節底屈を強制するサッカーやバレエに

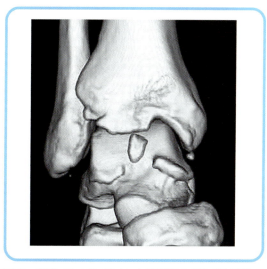

図2 前方インピンジメント症候群の3D-CT画像
脛骨および距骨の衝突性外骨腫に加え，遊離体も確認できる．

多いといわれてきたが，捻挫後やダッシュ時の底屈力でも生じるためあらゆるスポーツで生じる可能性があ

る．患者は運動時に生じる足関節後方やアキレス腱の漠然とした痛みを訴える．足関節後方で「何かがぶつかる」，「挟み込まれる」といった具体的な症状を訴えるケースはまれである．安静時および平地歩行時に痛みはなく，階段降段やランニングのダッシュ時，時には正座で痛みを生じる．健側に対し患側の底屈可動域は制限されることが多い．アキレス腱周囲に病変がないことを確認し，足関節に底屈ストレスをかけると疼痛が誘発される．後方インピンジメント症候群は病変部が深層にあるため表面的な所見に乏しい．足関節後方の疼痛では常に鑑別診断のひとつとして頭に入れておくことが重要である．

画像診断として単純X線検査を行い，足関節後方にて骨の有無を確認する．最大底屈位側面像を追加すると脛骨と踵骨との間に挟み込まれる様子がわかり，患者にも痛みを引き起こすメカニズムをよく理解できる（図1）．MRI検査を行うと足関節後方に炎症性滑膜，骨髄内浮腫，水腫，後突起の骨折所見などより仔細に観察できる（図3）．

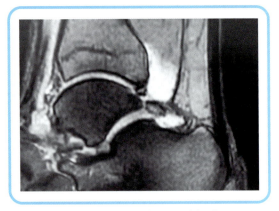

図3 足関節後方インピンジメント症候群のMRI（T2強調像）

エキスパートオピニオン

足関節前方インピンジメント症候群では衝突性外骨腫や骨棘など，骨性の場合はスクリーニングの単純X線検査にて明らかな異常所見として確認されるので診断は比較的容易である．それに対し，後方インピンジメント症候群の主たる原因である三角骨や後突起は破格ではあるものの本来異常な所見ではない．そのため診断を単純X線所見だけに依存していて捻挫後遺症やアキレス腱付着部炎などと誤診されたままになっているケースも散見される．インピンジメント症候群の可能性を常に意識して問診，触診を怠らないことが正確な診断へのカギであることはいうまでもない．

C 保存療法

治療の第一選択はもちろん保存療法である．急性期であれば一定期間の運動中止と病変部への刺激を避ける．関節腫脹が強い場合にはアイシング，歩行困難であれば必要に応じてギプスなどの外固定を行う．NSAIDsは効果よりも副作用のデメリットが上回らない程度の限定的な使用にとどめる．

慢性期には運動量のコントロールをしながらテーピング，装具などで底背屈を制限させる．前方インピンジメントの場合はヒールカップを用いて足関節底屈させ背屈を制限させる方法がある．足関節不安定症のある症例ではテーピングなどによる制動も考慮する．糖質コルチコイドやヒアルロン酸の関節内注射は関節内炎症性滑膜に作用して一時的な除痛を期待できるが，本項執筆時点では足関節へのヒアルロン酸注射は保険適用がないので注意を要する．

D 手術療法

保存療法によって軽快せず，日常生活動作に制限があり目的とするスポーツ活動に支障が生じるようになると手術療法を考慮する．以前より関節切開法にてインピンジメントの原因を切除，摘出する方法が行われてきた．しかしながら大きな創瘢痕は癒着を生じ，術後合併症の原因となり，そのために早期競技復帰の妨げになっていた．また，過去の数多の報告を見ても切開法の術後成績は様々で安定していない．これには様々な要因が推察されるが，やはり手術のスキルや術後療法の指導内容など術者の疾患習熟度が大いに影響していると考えざるを得ない．1988年にHawkinsが前方骨棘の鏡視下切除[3]を，1994年にWilliamsらが後方三角骨の関節鏡下摘出を報告[4]して以降，インピンジメント症候群に対する関節鏡手術のテクニックが一般的になるに従い鏡視下手術が切開法に取って代わっている．そのメリットは傷が小さく，低侵襲であるため合併症が少なく復帰が早い[5]ということにある．

エキスパートオピニオン

関節鏡下手術の成績については現在までに数多くの追試がされているが，その特筆すべき点は諸家の成績がほぼ一定していることである．関節鏡手術の手技習得にはある程度の熟練を要するが，誤解を恐れずにいえば，基本を習得した整形外科医ならば，誰にでも一定以上の成績が期待できることが関節鏡下手術の優位な点といえる．

1）前方インピンジメント症候群

標準的な前内側，前外側の2つのポータルを基本とし（図4），骨片や骨棘の場所により適宜最適なポータルを追加する．特に前外側のポータル付近に浅腓骨神経が通るため神経損傷に気をつける．足関節の牽引は術者の好みでよいが，前方の操作には術中足関節底背

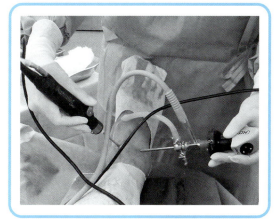

図4 前方インピンジメント症候群のポータル（右足）

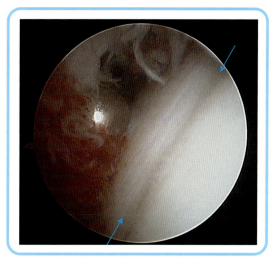

図5 距骨にみられる"tram track lesion"（右足）

屈が可能であることが望ましい．関節の動態を把握できるだけでなく，背屈させることで関節包が弛緩し，脛骨前縁の骨棘基部まで確認できるようになる．さらに距骨内側前縁の骨棘も関節鏡の視野に入り切除が容易になる．有痛性の関節炎では滑膜炎が存在し，これが炎症性疼痛の原因となる．また，関節鏡操作において視野の妨げになるため，この増殖した滑膜組織を丁寧に切除する．遊離体や骨棘も視野の妨げになるので確認できるところから切除していくと良好な視野が得られ，その後の作業が容易になる．脛骨側骨棘の張り出しによって距骨滑車には tram track lesion（図5）と呼ばれる軟骨表面の溝が形成される．溝に相対する骨棘は特に念入りに切除する．脛骨内果前縁にも骨棘があり，これも切除する．足関節不安定症の合併例では靱帯再建術を並行して行うことも考慮する．

2) 後方インピンジメント症候群

後方へのアプローチ法は2とおりある．後外側と副後外側の，アキレス腱の外側で2つのポータルを作製する方法[6]と，アキレス腱の内，外側縁でポータルを作製する方法[7]である（図6）．どちらの方法でも術者の好みでよいが，アキレス腱の外側には腓腹神経があり愛護的な操作を心がける．また，距骨後外側突起のすぐ内側に長母趾屈筋腱とともに足底へ向かう脛骨神経・動静脈が隣接している．これらを決して傷つけることのないように細心の注意を払う．骨片の切除とともに増殖した滑膜組織の切除も行う．骨片が正しく切除されるとその内側に長母趾屈筋腱が確認できる（図7）．後方インピンジメント症候群では同腱の腱鞘炎を高率に合併し，しばしば症状を有するので，視野内で腱鞘滑膜の切除，クリーニングを行っておく．

エキスパートオピニオン

スポーツ選手は早期のスポーツ復帰を第一に考えて治療を希望する．足関節不安定症はしばしば前方インピンジメント症候群の原因になるが，後療法が遷延する傾向にある靱帯修復や再建術を同時に行うことには消極的になってしまう．最近は関節鏡手術に対して寛容になっているものの姑息的な骨棘切除にとどまるのが現状である．近年関節鏡視下に足関節外側靱帯縫合や再建を行う手法が確立されつつあり，早期に復帰することが可能になってきている．鏡視下手術テクニックの発展によりインピンジメント障害を訴えるスポーツ選手にも根治的な治療を行うことが期待される．

3) 後療法

インピンジメント症候群では術後より特別の固定を要さず，術翌日より可及的に関節可動域訓練および荷重歩行を許可する．創状態や関節腫脹の消退に応じて負荷を増大させていく．参考までに当院の後方インピンジメント症候群での成績になるが，術後3週間まで安静を指示した群は練習参加までに平均5.8週を要し，1週抜糸後に運動許可した群は平均2.7週で可能であった[8]．

足関節不安定症にて靱帯修復・再建術を追加した場合は靱帯手術後のプロトコールに従う．

文献

1) O'Donoghue DH. Impingement exostoses of the talus and tibia. J Bone Joint Surg Am **39**: 835-852, 1957
2) Scranton PE et al: Anterior tibiotalar spurs: a comparison of open versus arthroscopic debridement. Foot and Ankle **13**: 125-129, 1992

Ⅱ．アドバンストピックス ── 3．スポーツ障害

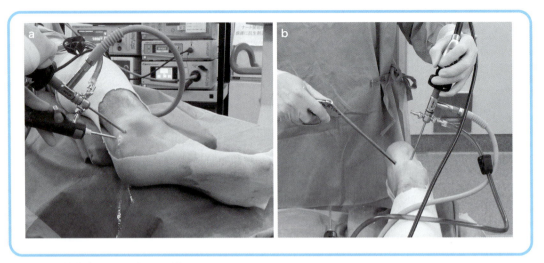

図6　足関節後方へのアプローチ法
　a：後外側と副後外側ポータル（Ferkel 法 右足側臥位）
　b：後内側と後外側ポータル（van Dijk 法 左足伏臥位）

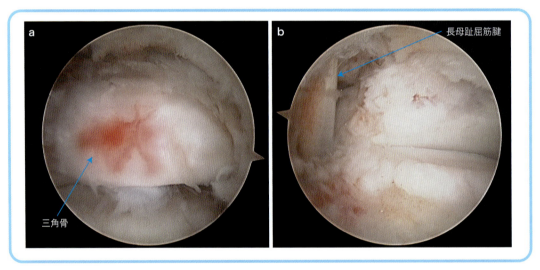

図7　後方インピンジメント症候群の術中所見（右足）

3) Hawkins RB: Arthroscopic treatment of sports-related anterior osteophytes in the ankle. Foot Ankle **9**: 87-90, 1988
4) Williams MM et al: Subtalar arthroscopy: indicateons, techniques, and results. Arthroscopy **10**: 345, 1994
5) Noguchi H et al: Arthroscopic excision of posterior ankle bony impingement for early return to the field: short-term results. Foot Ankle Int **31**: 398-403, 2010
6) Ferkel RD: Subtalar arthroscopy. Arthroscopi Surgery: The Foot and Ankle, Ferkel RD (ed), Lippincott-Raven, p.231-254, 1996
7) van Dijk CN et al: A 2-portal endoscopic approach for diagnosis and treatment of posterior ankle pathology. Arthroscopy **16**: 871-876, 2000
8) 野口英雄：後方インピンジメント症候群に対する鏡視下手術．整外最小侵襲術誌 **83**: 75-80, 2017

7 各種腱付着部症—1. 総論

【キーワード】
腱・靱帯付着部，腱付着部障害（症），線維軟骨，オーバーユース症候群

A 疾患概念・病態

腱・靱帯付着部症（enthesopathy）は，上腕骨外側上顆炎（テニス肘），膝蓋腱炎（ジャンパー膝），アキレス腱付着部症，足底腱膜炎といった一連の疾患群であり，すでにこれまでの日常診療でもよく遭遇し運動器疾患のなかでは多くの疾患がこの病態として捉えることができる（表1）．

基本的には，腱や靱帯といった軟組織が，硬組織である骨に接合している部分であり，力学的特性が異なる2つの構造が接続されている部分であることを考えると，力学的な破綻（損傷，障害）が発生しやすい部位であることがわかる．軟組織と硬組織の境界面には，血管に乏しい軟骨基質を含む線維軟骨組織が介在しており，おのずとその修復能は低いことが予想される．また，筋収縮による力学的なストレスが反復し続ける以上，自然回復は望めず修復不良状態（難治性病変）へと移行していくことが予想される．

こういった状況は特にスポーツ現場や重労働の環境で多くみられる．各スポーツ種目の動作特性を反映した反復トレーニングや，持久系スポーツや同じ環境での重労働など，長時間にわたる動作の繰り返しによりオーバーユース症候群（overuse syndrome）のひとつとしての側面を持ち，臨床では難治性の不可避病変として治療に難渋することも少なくない．

1）腱・靱帯付着部の構造

解剖学的な腱・靱帯付着部（enthesis）は，骨，軟骨，腱，靱帯など他の運動器と同様に，その基本構造には多くの共通点が存在することから，近年では全身にみられる運動器の一構造体として捉えられるようになってきている[1,2]．腱・靱帯付着部の近傍には，滑液包，滑膜性脂肪組織，線維軟骨組織などの共通した組織構造が存在していることがわかっており，腱・靱帯付着部を含めたひとつの器官（enthesis organ）として捉えることが腱・靱帯付着部症の病態を考えるうえで非常に重要となる[3〜5]（図1）．

腱・靱帯付着部の構造は，線維軟骨層の有無により線維軟骨性付着部（fibrocartilaginous enthesis）と線維性付着部（fibrous enthesis）の2つのタイプに分類される．前者は主として骨端や短骨（手根骨や足根骨など）

にみられるもので，腱板，アキレス腱，膝蓋腱など多大な牽引力が作用する部位にみられ，付着している領域は狭く限られている．これに対し後者は骨幹部にみられるもので，内転筋や三角筋，骨間筋など付着している領域は比較的広いことが特徴である[3,6]．一般に障害を起こしやすいのは前者であり，治療の対象となる

表1 腱・靱帯付着部症

- 上腕骨外側上顆炎（テニス肘）／上腕骨内側上顆炎（ゴルフ肘）
- 野球肘（内側型）
- 肩腱板損傷
- 膝蓋靱帯炎（ジャンパー膝）
- Osgood-Schlatter病
- 大腿四頭筋腱付着部炎
- シンスプリント（medial tibial stress syndrome）
- アキレス腱付着部症／アキレス腱滑液包炎
- 踵骨骨端症（Sever病）
- 外脛骨障害
- 足底腱膜症
- 剥離（裂離）骨折（avulsion fracture）

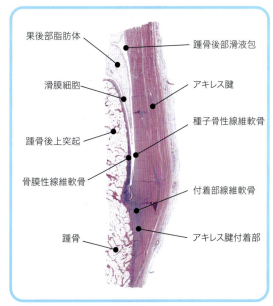

図1 enthesis organ concept（アキレス腱付着部）
腱・靱帯付着部とその周囲には特徴ある構造が観察され，症状の発現に密接に関連している．

II. アドバンストピックス ── 3. スポーツ障害

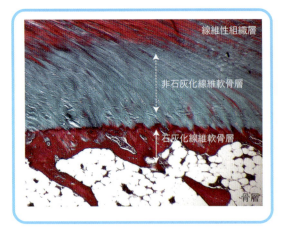

図2 線維軟骨性付着部の4層構造
線維性組織層，非石灰化線維軟骨層，石灰化線維軟骨層，骨層の4層に区別される．

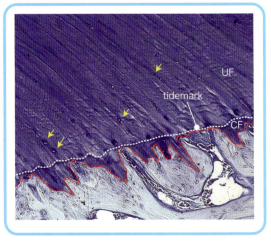

図3 非石灰化線維軟骨層（UF）と石灰化線維軟骨層（CF）の組織学的特徴
線維軟骨細胞（矢印）が線維に平行に配列しているUFとCFの境界には直線状のtidemarkが存在するのに対し，CFと骨層との境界は入り組んだジグソーパズル状の構造をしている．

ことが多い．線維軟骨性付着部は，線維軟骨層を含む特徴的な4つの階層（zone）から成り立っている（図2）．
　①腱・靱帯の線維性組織層（dense fibrous tissue）
　②非石灰化線維軟骨層（uncalcified fibrocartilage）
　③石灰化線維軟骨層（calcified fibrocartilage）
　④骨層（bone）
　非石灰化線維軟骨層から石灰化線維軟骨層に移行する部位に，組織学的に非常に明瞭な境界線（tidemark）が観察される．この境界線は組織の石灰化前線（calcification front）を意味し，乾燥骨標本の作製時，浸解処理される際に軟部組織が剥がれ落ちる境界面である．石灰化線維軟骨層と骨層との境界は，空間的にも非常に複雑な構造を呈していることが知られており[7]，腱・靱帯の膠原線維と骨組織との実質的な境界と考えられる．組織像でもジグソーパズルのような入り組んだ境界が観察さるのが特徴である．比較的単純な直線を呈するtidemarkとは対照的である（図3）．

2）腱・靱帯付着部症の病態

　腱・靱帯付着部に起こった病変・障害は付着部症（enthesopathy）と呼ばれ，この部位にみられる疾患の総称として臨床上非常に有用な概念である．日本では，これまで「付着部炎」と訳されることも多かったが，厳密には病理組織像としての炎症性変化を伴うものばかりではなく，むしろ退行性変性や外傷性変化によるものが多くみられることより，関節リウマチや脊椎関節炎にみられる炎症性付着部炎（enthesitis）とは区別されている．

　日常では前述のようにオーバーユース症候群を基盤として発症することが多く，時間的および力学的な腱・靱帯付着部への過負荷が大きな要因となる．つまり，繰り返される過度の力学的負荷（牽引や剪断力）により，構造上の微細損傷が生じることにより引き起こされるが，その病理は主として非石灰化線維軟骨層での亀裂，縦断裂とその修復像が初期病変と考えられている[8]．この外傷と修復のバランスが崩れることにより発症し，組織学的にも種々の変性像や肉芽形成，石灰化，骨化といった器質的変化が進んでいく（図4）．さらにenthesis organの構成要素である腱・靱帯深層にみられる種子状線維軟骨（sesamoid fibrocartilage）と，相対する骨表面にみられる骨膜性線維軟骨（periosteal fibrocartilage）が繰り返し衝突することで，両組織の表層に層状変性や脱落が生じ結果的に滑液包炎（bursitis）にいたる（図5）[9]．

　また，発症要因の観点から拡大解釈すると，靱帯裂離性の剥離骨折や成長期にみられる骨端症（Osgood-Schlatter病，Sinding-Larsen-Johansson病など）も，同じく広義の「腱・靱帯付着部症」として捉えることが可能である．

B 診断・評価

1）症状

　最も多くみられる症状は，運動（活動）時の付着部痛である．骨に付着している腱・靱帯による牽引で疼痛が発症し，疼痛回避のための運動制限がみられるようになる．疼痛は各腱の牽引力を高めることにより誘発され，診断に有用となる．上腕骨外上顆炎でのThom-

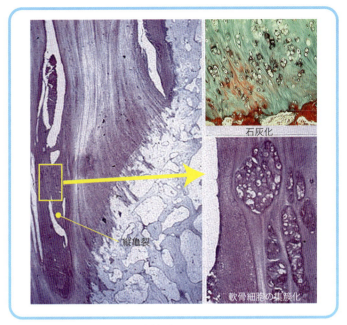

図4　腱付着部にみられる変性所見
　非石灰化線維軟骨層での縦亀裂，縦断裂像と，その修復像と考えられる軟骨細胞の集簇化が認められる．右上は石灰化像．

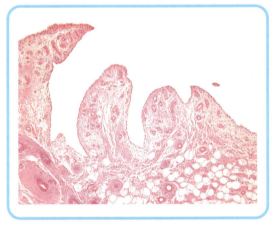

図5　踵骨後部滑液包炎の病理組織所見
　表層は絨毛状変化を呈し，滑膜細胞と血管の増生を主とした非特異性慢性滑膜炎の所見を示している．

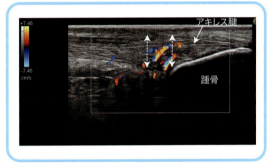

図6　アキレス腱付着部症での超音波画像
　腱実質の肥厚（破線↔）とドプラ法での異常血管の侵入が著明である．

sen テスト，中指伸展テストは有名である．腱・靱帯付着部の圧痛は明瞭であり，時に軽い熱感がみられることもある．また，近傍の滑液包炎を併発している例では，滑液包の腫脹と把持痛がみられる．

2）画像診断

　単純X線検査では，腱・靱帯の骨付着部に不整像や硬化像，骨隆起像が認められることがあるが特異的ではない．付着部近傍の骨棘形成もみられることがあるが，症状の有無とは必ずしも一致せず診断の決め手にはならない．
　MRIでは，腱・靱帯の骨付着部での肥厚像や実質内信号変化がみられることが多い．また，近傍の滑液包炎も確認することができる．
　超音波検査の有用性は高く，腱実質の肥厚像（図6）とドプラ法での異常血管の増生・侵入が確認できる．

C 治療法

　初期治療は保存療法が原則となる．少なくとも6ヵ月間の保存療法を集中的に行うが，結果的に数ヵ月か

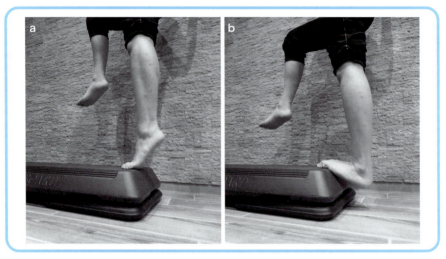

図 7　heel cord tightness に対する下腿三頭筋の遠心性ストレッチング
最大底屈位（爪先立ち）から徐々に最大背屈位まで踵を下げていくことで遠心性収縮を行わせる．

ら 1 年以上に及ぶこともあり，再発を繰り返すことも少なくない．スポーツや就労による繰り返し動作が基盤となるため，その要因となる動作を中止することは実際には難しく，徐々に進行していくことになる．各疾患別の保存療法は次項に詳述されているので参照されたい．

症状が強い急性期には，安静（局所の固定）とアイシングが原則であるが，慢性期では各腱の牽引力を軽減させることが基本となるため，各筋腱複合体の柔軟性を高めるためのストレッチングやマッサージを行う．特にアキレス腱〜足底腱膜にかけての heel cord tightness の強い症例では，遠心性ストレッチングが有効とされており（図 7）[10,11]，必要に応じて night splint を用いる[12]．また，回内・回外足や高アーチなど，足部アライメント異常により骨付着部への応力が強くなることも多く，インソールなどでのアライメント補正を行うことも有用である．

近年では，理学療法に加え体外衝撃波治療[13]や超音波ガイド下局所注入療法（PRP やヒアルロン酸など）[14]などを組み合わせた低侵襲治療法が主流となりつつある．

手術療法としては，足底腱膜症に対する腱膜切離術や腓腹筋退縮術，アキレス腱付着部症に対する踵骨後上隆起および滑液包切除術や付着部再建術が行われるが，頻度はそう多くない．

文献

1) Niepel GA et al: Enthesopathy. Clin Rheum Dis **5**: 857-872, 1979
2) 熊井　司，高倉義典：腱・靱帯付着部障害の病態と治療法の選択．整・災外 **48**: 527-538, 2005
3) Benjamin M et al: The skeletal attachment of tendons - tendon 'entheses'. Comp Biochem Physiol **133A**: 931-945, 2002
4) Moriggl B et al: The structure and histopathology of the 'enthesis organ' at the navicular insertion of the tendon of tibialis posterior in man. J Rheumatol **30**: 508-517, 2003
5) Benjamin M, McGonagle D: The enthesis organ concept and its relevance to the spondyloarthropathies. Adv Exp Med Biol **649**: 57-702, 2009
6) Benjamin M, Ralphs JR: Fibrocartilage in tendons and ligaments: an adaptation to compressive load. J. Anat **193**: 481-494, 1998
7) Milz S et al: Three dimensional reconstructions of the Achilles tendon insertion in Man. J Anat **200**: 145-152, 2002
8) Rufai A et al: Structure and histopathology of the insertional region of the human Achilles tendon. J Orthop Res **13**: 585-593, 1995
9) Benjamin M, McGonagle D: Histopathologic changes at "synovio-entheseal complexes" suggesting a novel mechanism for synovitis in osteoarthritis and spondylarthritis. Arthritis Rheum **56**: 3601-3609, 2007
10) Magnussen RA et al: Nonoperative treatment of midportion Achilles tendinopathy: a systematic review. Clin J Sport Med **19**: 54-64, 2009
11) Ohberg L et al: Eccentric training in patients with chronic Achilles tendinosis: normalised tendon structure and decreased thickness at follow up. Br J Sports Med **38**: 8-11, 2004
12) Batt ME et al: Plantar fasciitis: a prospective randomized clinical trial of the tension night splint. Foot Ankle Int **6**: 158-162, 1999
13) Gerdesmeyer L et al: Current evidence of extracorporeal shock wave therapy in chronic Achilles tendinopathy. Int J Surg **4**: 154-159, 2015
14) Kumai T et al: The short-term effect after a single injection of high-molecular-weight hyaluronic acid in patients with enthesopathies (lateral epicondylitis, patellar tendinopathy, insertional Achilles tendinopathy, and plantar fasciitis): a preliminary study. J Orthop Sci **19**: 603-611, 2014

7 各種腱付着部症—2．アキレス腱の障害

【キーワード】
アキレス腱，アキレス腱症，アキレス腱周囲炎，アキレス腱付着部症，アキレス腱滑液包炎

A 疾患概念・病態

アキレス腱は腓腹筋とヒラメ筋の複合腱であり，人体最大の腱である．腱の平均長は20～25cm，平均断面積は70～80mm^{2}とされており，体重の約8倍もの張力がかかるといわれている．その付着部は踵骨隆起後面に位置しており，付着部の幅は12～25mm，厚みは5～6mmである．表層の線維は足底腱膜と連続しており，付着部から近位へ約2～6cmの実質部は血行が乏しく腱鞘の代わりに腱上膜であるパラテノンに覆われている．アキレス腱障害はこの付着部以外のアキレス腱障害（non-insertional Achilles tendinopathy）と付着部の障害であるアキレス腱付着部障害（insertional Achilles tendinopathy）と大別される．

純粋な意味でのアキレス腱付着部は踵骨後上隆起のやや遠位部分から始まっており，アキレス腱は4層からなる線維軟骨組織を介して踵骨に付着している．また，アキレス腱は踵骨隆起後面をプーリーとして取り巻くように走行しており，踵骨後上隆起との間でwrap around構造を形成している．周囲にはアキレス腱前方に位置する踵骨後部滑液包（retrocalcaneal bursa）とアキレス腱と皮下の間に存在するアキレス腱皮下滑液包（superficial calcaneal bursa）の2つの滑液包が存在している．

アキレス腱障害の各名称については様々に提唱されており世界的なコンセンサスは得られていない．付着部以外のアキレス腱障害は，アキレス腱周囲のパラテノンの炎症であるアキレス腱周囲炎（Achilles paratenonitis, calcaneal paratendinitis），アキレス腱実質部分の変性変化であるアキレス腱症（Achilles tendinosis），それら2つの病態が混在した状態の3パターンが存在する．一方，欧州では症状からmid-portion Achilles tendinopathyとAchilles paratendinopathyの2つに分類している．いずれの状態も使い過ぎ（オーバーユース），誤ったトレーニング，急激な負荷，下腿三頭筋の柔軟性の低下，凹足などのアライメント不良，不適切な靴の使用などが原因となる．その他，加齢に伴う変化，糖尿病や高血圧といった基礎疾患，ステロイドやエストロゲン，キノロン系抗生物質などの薬剤，外傷の既往といった要素も発症に関与している可能性が指摘されている[1]．

アキレス腱付着部障害は，その解剖学的位置や病態の違いからアキレス腱付着部症（insertional Achilles tendinosis）と滑液包炎である踵骨後部滑液包炎（retrocalcaneal bursitis）およびアキレス腱皮下滑液包炎（superficial calcaneal bursitis）に分類される．

アキレス腱付着部症はアキレス腱の牽引ストレスにより付着部の線維軟骨組織の微細損傷が誘発されることが発端となる．線維軟骨組織部分の血行は不良であるから，いったん損傷されると修復が期待されない．その修復不良状態でさらに牽引ストレスがかかることにより慢性の変性へと変化していくものと考えられる．

一方，アキレス腱滑液包炎は，圧迫刺激が原因と考えられている．踵骨後部滑液包炎は足関節背屈時にwrap around部分でアキレス腱と踵骨後上隆起が繰り返し衝突（インピンジメント）し圧迫されることにより起こるオーバーユース障害と考えられており，アキレス腱皮下滑液包炎は靴による外部からの直接的な圧迫刺激などにより生じると考えられている（図1）[2]．

エキスパートオピニオン

一般的にアキレス腱症をアキレス腱炎としていることが多いが，腱実質に炎症所見はなく厳密には診断名として適切ではない．

B 診断・評価

1）症状

a．付着部以外のアキレス腱障害（non-insertional Achilles tendinopathy）

運動時のアキレス腱部の疼痛，腫脹，熱感が主訴であり，進行すると安静時痛が出現し歩行困難となる．また，起床時の1歩目の疼痛（starting pain）やこわばり感の訴えも多い．腱実質部分は無血管領域であるためそれ自体が疼痛の原因となることはないため，アキレス腱症にパラテノンの炎症症状であるアキレス腱周囲炎が伴うと症状が出現する．

アキレス腱付着部から中枢側2～6cmに圧痛を認め，同部位に腱のびまん性肥厚や結節を触診することもある．健側に比べてアキレス腱の柔軟性が低下しており背屈制限を認めることが多く，背屈時に疼痛を伴い捻発音（crepitation）を認めることもある．

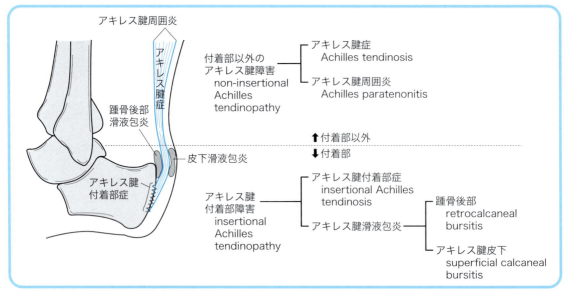

図1　アキレス腱障害の分類と発症部位
（熊井　司：足の外科の要点と盲点，山本晴康（編），文光堂，p.348-353, 2006[2]）を参考に作成）

> **エキスパートオピニオン**
> アキレス腱症では足関節の底背屈で疼痛部位が移動するのに対して，アキレス腱周囲炎では同じ部位にとどまることが両者の鑑別に有用である．

b. アキレス腱付着部障害（insertional Achilles tendinopathy）

アキレス腱付着部症，アキレス腱滑液包炎ともに歩行時や運動時のアキレス腱付着部周囲の疼痛を主訴とするが，若干の症状の違いがある．

アキレス腱付着部症では付着部のやや遠位内側部に圧痛を認める．後方から観察するとアキレス腱付着部全体が幅広くなっていることが多く，アキレス腱の拘縮による足関節背屈制限や背屈時痛，運動後の踵部全体の疼痛を訴えることもある．

アキレス腱滑液包炎のひとつである踵骨後部滑液包炎では付着部のやや近位内側部に圧痛や腫脹，発赤を認めることが多く，アキレス腱皮下滑液包炎は付着部のやや近位外側に pump bump と呼ばれる母趾頭大の発赤した腫瘤を認めるのが特徴である（図2）．また，踵骨後上隆起が後方に突出することでアキレス腱とインピンジメントを起こしやすくなり踵骨後部滑液包炎の原因となる．この突出した後上隆起のことをHaglund deformity と呼ぶ．

> **エキスパートオピニオン**
> アキレス腱付着部症は付着部遠位全体，踵骨後部滑液包炎は近位内側，アキレス腱皮下滑液包炎は近位外側と，それぞれ好発部位が違う．それぞれが合併して発症することも多いが，好発部位をしっかり把握しておけば圧痛点から診断は容易である．

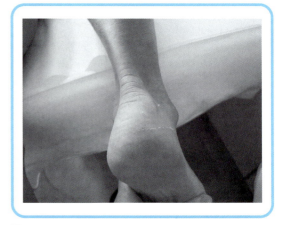

図2　pump bump

2）画像検査

a. 単純X線, CT

アキレス腱症では変性部分の腱内石灰化が確認できることがあり，アキレス腱付着部症では踵骨隆起の硬化像や腱内に突出した骨棘，さらには腱内石灰化を認めることもある．

b. MRI

特徴的なのは障害が起こった部分のアキレス腱の肥厚した像が認められることである．正常アキレス腱内はT1でもT2でも均一な低信号を示すが，腱内にT2強調像での高信号領域を認めれば，それは腱実質の変性所見を表している．また，周囲炎や滑液包炎があればT2強調像やT2脂肪抑制像での高信号領域としてそ

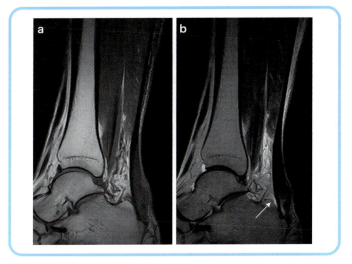

図3 MRI
a：T1強調像，b：T2強調像
T1，T2とも腱の膨隆・内部の不均一を認め，変性所見と考えられる．矢印部には踵骨後部滑液包炎（retrocalcaneal bursitis）を認める．

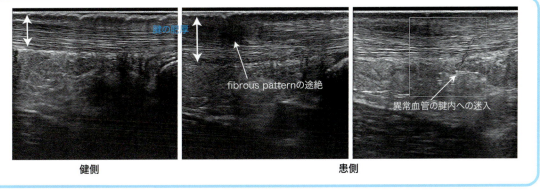

図4 エコー画像

れぞれの発症部位に認められる（図3）．

c．エコー

近年ではエコーも診断ツールとして広まりつつある．腱の肥厚は容易に判断可能であり，腱実質に変性が生じれば腱の線維の走行（fibrous pattern）に乱れが生じる．炎症症状が強い場合には異常血管の増生がドプラ画像にて腱周囲に認められ，時には腱内にまで血管が迷入することもある（図4）．また，滑液包は低エコー像として認められ，骨棘や石灰化も確認することができる．いずれの場合も健側と比較することにより判断は可能であり，容易に健側と比較できるのもエコーの長所である[3]．

エキスパートオピニオン

アキレス腱障害の治療において最も有用な画像検査は，やはり腱の太さや変性・炎症所見といった軟部組織の情報だけでなく，骨髄浮腫などの骨の情報までが得られるMRIである．しかし，近年ではエコーによって得られる情報量が格段に増してきており，その簡便性と動的な情報が得られる点からも，今後アキレス腱障害の治療には必須のツールになっていくと思われる．また，手術となった場合は単純X線・CTで骨や石灰化部分の位置や形態を把握することも重要である．

C 保存療法

アキレス腱障害の治療の基本は保存療法である．腫脹や熱感を伴う急性期には安静やアイシング，消炎鎮痛薬の内服や外用を行う．また，踵部を高くした足底挿板によりheel upすればアキレス腱の負荷を軽減することが可能である．急性期が過ぎて最も重要なのは

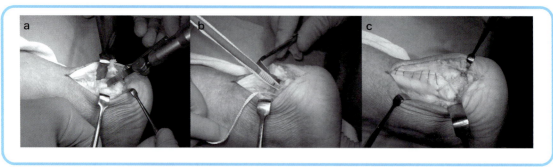

図5　suture bridge法による再建
　アキレス腱を縦割し左右に観音開きしたあと，石灰化部分や後上隆起，滑液包などを切除する．その後，アンカーと人工靱帯を用いてsuture bridge法によりアキレス腱付着部を再建する．

　アキレス腱のストレッチングであるが，下腿三頭筋やハムストリングも同時に行うことにより下肢背側全体の伸張性を改善することもアキレス腱の負荷軽減，さらには再発予防に重要である．また，足底挿板やリハビリテーションにて回内足やknee-inを改善することも有用である．アキレス腱症に対してはeccentric exercise therapyの有用性も確認されており，行ってみるべきである[4]．

　エコーガイド下のヒアルロン酸注入療法も近年行われるようになってきた[5]．筆者らはアキレス腱周囲炎などで異常血管が増生した場合や踵骨後部滑液包炎に対してはヒアルロン酸の局所注入を行っている．

　少なくとも半年以上の保存療法にても改善が認められない場合は，手術療法を考慮する．

> エキスパートオピニオン
> ステロイドの局所注射は脂肪組織の萎縮や腱の脆弱化，さらには腱断裂などを引き起こすことが知られており，使用はできる限り控えるべきである．

D 手術療法

1）付着部以外のアキレス腱障害

　アキレス腱周囲炎でのパラテノンの炎症や周囲との癒着に対しては，パラテノンの部分切除術や癒着剝離術が行われる．アキレス腱症で実質の変性を認める場合は，腱を縦割して変性部分を切除する．

2）アキレス腱付着部障害

　アキレス腱付着部症では，腱内に突出した骨棘や遊離した石灰化部分，腱の変性部分を切除する必要がある．アキレス腱を縦割し付着部から部分的に剝離したうえで骨棘や踵骨後上隆起をボーンソーで切除し，腱内の石灰化や変性部分も切除し，最後にアキレス腱を再建する．

　踵骨後部滑液包炎に対してはHaglund deformityに起因しているため滑液包切除とともに踵骨後上隆起の切除を行う必要がある．

> エキスパートオピニオン
> 筆者らは剝離したアキレス腱の再建に人工靱帯とアンカーを使用したsuture bridge法で再建している（図5）．また，滑液包と後上隆起の切除は直視下では行わず，後足部内視鏡を使用して切除している．

文献

1) 野口昌彦：アキレス腱症．Orthopaedics 24 (13): 47-53, 2011
2) 熊井　司：アキレス腱付着部障害．足の外科の要点と盲点，山本晴康（編），文光堂，p.348-353, 2006
3) 皆川洋至：アキレス腱の観察．超音波でわかる運動器疾患，メジカルビュー社，p.217-221, 2011
4) Fahlstrom M et al: Chronic Achilles tendon pain treated with eccentric calf-muscle training. Knee Surg Sports Traumatol Arthrosc 11: 327-333, 2003
5) Kumai T et al: The short-term effect after a single injection of high-molecular-weight hyaluronic acid in patients with enthesopathies (lateral epicondylitis, patellar tendinopathy, insertional Achilles tendinopathy, and plantar fasciitis): a preliminary study. J Orthop Sci 19: 603-611, 2014

7 各種腱付着部症—3．足底腱膜症

【キーワード】
足底腱膜，足底腱膜症（炎），踵部痛，付着部症，踵骨棘

A 疾患概念・病態

足底腱膜症は足部に愁訴を持つ患者全体の 11～15％を占めるとされ[1]，米国では毎年 200 万人が罹患し，その約半数が外来患者として医療機関を受診する非常に頻度の高い疾患である[2]．日常生活の欧米化とともに，わが国でも認識が高まり診療する機会は増加している．

足底腱膜炎の主病変は腱膜の炎症ではなく，むしろその踵骨付着部に起こる変性とその修復不良像であることがわかっており[3]，踵部への力学的負荷を軽減させることが最も有効な治療法であるといえる．しかし，下肢の運動パフォーマンスのほとんどは，踵を地面に接地するものでありアキレス腱の牽引力を介するものである．今日の社会で「立つ，歩く，走る，登る，跳ぶ」といったような運動の基本動作を制限することは実質的には不可能であることより，症状の軽快には長期間の継続した介入を要することとなる．慢性の病態を呈し難治性となることも少なくない[4]．

足底腱膜（plantar aponeurosis）は足底筋群を覆う筋膜で，その中央部は強靭な線維で構成されている（図1）．踵骨隆起の内側結節から起こり，MTP 関節を越えて各足趾の基節骨底面に停止しており，足アーチの保持に重要な役割を果たしている．また，MTP 関節の背屈により足底腱膜の緊張が高まり，縦アーチが増加する巻き上げ機構（windlass mechanism）がみられる（図2）．

このような機能解剖上の特徴から，足底腱膜は踵部接地の際の衝撃を吸収し，立脚相における足部の安定化および推進力に大きく寄与している．そのため基本的な日常動作において足底腱膜の踵骨付着部には牽引力とともに荷重による圧迫力が反復されることになる．組織学的所見からも，腱膜による牽引力と荷重による圧迫力の双方が加わっていることが推測されており，荷重関節ならぬ「荷重性付着部（weight-bearing enthesis）」といえるような特殊な組織像を呈していることがわかっている[3]．

また踵骨棘については，以前より足底腱膜付着部に発生した"traction spur"とする説が有力であったが，近年の組織学的検討により否定的であることが証明されている．踵骨棘は踵骨付着部深層の腱膜に接するかたちで形成されており，腱膜実質内に形成される traction spur というよりは，むしろ関節包や靱帯付着部辺縁に形成される marginal osteophyte の形態と類似している[3]（図3）．このことは足底腱膜付着部深層に観察された変形性関節症性の組織像から考えても納得のいくものであり，足底腱膜付着部深層には繰り返される荷重により"enthesis OA"といえるような病態が起こっているといっても過言ではない（図4）．

B 診断・評価

1）症状

最も特徴的な症状は，朝起床時の第 1 歩目の強い痛み（initial step pain）である．同様の現象はしばらく椅子に座っていたあとの立ち上がり動作時にも認められる．歩行とともに一時的に軽快することもあるが，多くは歩行距離・時間の遷延とともに鈍痛や足底にかけての放散痛を訴えるようになる．安静や就寝にて軽快するが，翌朝には足底の突っ張り感とともに再び第 1 歩目の激痛を訴える．つま先立ち動作で疼痛が増強す

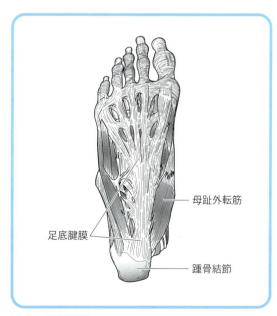

図1 足底腱膜
足底腱膜は踵骨の内側結節と足趾基節骨を結ぶ腱膜で，足底筋群を覆いその中央部は強靭な線維で構成されている．

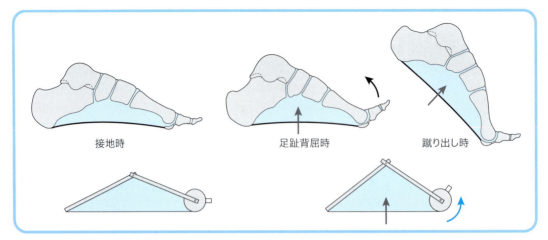

図2 足の巻き上げ機構（windlass mechanism）
中足趾節関節（MTP関節）を背屈させると足底腱膜が緊張することで足縦アーチは増加する（高くなる）．つまり蹴り出し時には足底腱膜が緊張し後足部は安定することになる．

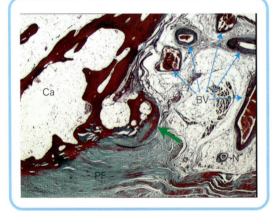

図3 踵骨棘の組織像
踵骨棘は踵骨付着部深層の腱膜上に接する形で形成されており，腱膜内に形成されるtraction spurではなく，腱膜付着部辺縁に形成されるmarginal osteophyteの形態を呈している．
（Masson-trichrome染色）
Ca：踵骨，BV：血管，N：神経組織，PF：足底腱膜，緑矢印：踵骨棘

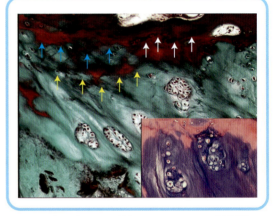

図4 足底腱膜踵骨付着部にみられるOA類似様の病理組織像
深層の腱膜内には軟骨細胞の集簇像や軟骨性基質の増加（拡大像）など，荷重関節軟骨にみられるOA像と類似した病理像がみられる．
（Masson-trichrome染色，右下拡大像はAlcian blue＋HE染色．矢印は多重tidemark像）

ることもあり，上述の巻き上げ機構が影響していると考えられる．

圧痛は足底腱膜の踵骨付着部やや内側に位置することが多く，圧痛点のわずかな違いにより他の疾患も念頭に入れる必要がある（図5）．外側足底神経第1枝の絞扼性神経障害[5]やJogger's Foot，踵部脂肪体の萎縮による踵部痛，踵骨疲労骨折との鑑別が重要となる．足趾の背屈強制で疼痛が誘発されることも多い．

2）画像診断

単純X線検査では側面像にて踵骨棘を認めることがあるが，症状の有無とは必ずしも一致しないため診断の決め手にはならないことを覚えておくべきである．単純X線撮影では，荷重時側面像でアーチの評価を行うことも重要である．

MRIでは，踵骨付着部での腱膜実質肥厚像（図6）や高信号像がみられる．付着部踵骨内の骨挫傷様の異常信号が認められることもある．

超音波検査の有用性は高く，腱膜実質の肥厚像や骨棘（図7），ドプラ法での異常血管の増生が認められる．足趾を背屈させると腱膜の緊張が高くなるため，他の組織との判別がしやすくなる．MRIとともに，足底脂

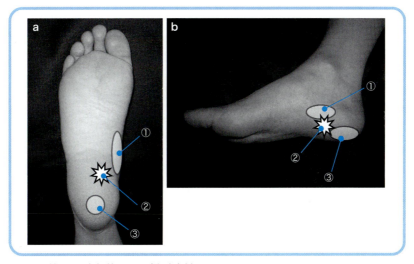

図5 踵部の圧痛部位による鑑別診断
　足底腱膜症では腱膜の踵骨付着部やや内側に圧痛がみられる．
　①：Jogger's Foot，②：足底腱膜症，③：踵部脂肪体萎縮

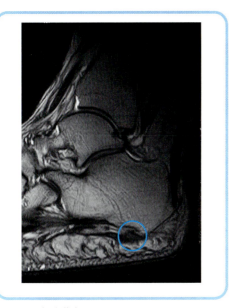

図6　足底腱膜症のMRI
　足底腱膜の踵骨付着部に，腱膜の肥厚像がみられることが多い（円内）．

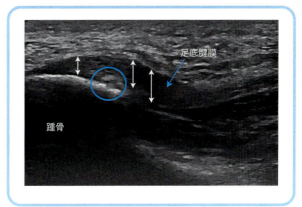

図7　足底腱膜症の超音波画像
　腱膜の肥厚像（↔）とともに実質内の変性がみられる（円内）．

表1　足底腱膜症に対する保存療法

○安静および発症要因となる活動の制限
○消炎鎮痛薬（内服，外用）
○運動療法（heel cord を意識したストレッチ，アライメント修正，足趾筋力強化）
○装具療法（インソール，night splints）
○体外衝撃波治療
○局所注入療法：ステロイド，多血小板血漿（PRP），ヒアルロン酸

肪組織（plantar fat pad）の状態も評価することができるため鑑別診断にも役立つ．

C 保存療法

　初期治療は保存療法であり80〜90％が軽快するとされているが[6]，数ヵ月から1年以上に及ぶことも少なくない．そのため，患者にはまずそのことを説明し，保存療法を継続してもらうための覚悟を持ってもらうことが重要となる．保存療法は表1のような方法を組み合わせて行う．

　まずは踵部痛が発症するきっかけとなった要因を突き止め，それを制限することができるかどうかを確認

する．中高年者の場合，立ち仕事の時間，歩行距離などが増加したことで発症したのであれば，それらを制限することができるかどうかを検討する．また体重増加により徐々に発症するケースも多く，体重のコントロールも重要である．スポーツによる場合には，練習量の増加やランニングコースの変更，靴・インソールの変更によって発症することも多く，それらを修正することが可能かどうか検討してみる．

消炎鎮痛薬は発症初期には有効なこともあるが，プラセボとの無作為試験では有意な差は得られなかったという報告もあり[7]，長期投与による効果は期待できない．

ストレッチングは，有効とするいくつかの報告があり初期治療の柱として位置づけられている[8]．ストレッチの際には，足関節を最大背屈させ heel cord 全長を十分に伸張させた状態で行うことが重要である（図8）．就寝時に背屈5°でシーネ固定を行い夜間に足底腱膜の伸張を図る night splint も推奨されている[9]．外出の多い人にはアーチサポートとともに疼痛部位に衝撃吸収材を用いたインソールも有効である．スポーツ活動時にはアーチ保持のためのテーピングや踵骨パッドが用いられている．

体外衝撃波治療（extracorporeal shock wave therapy：ESWT）は，わが国でも保険適用となり徐々に実用化されつつある（図9）．近年，その有効性についてはエビデンスの高い報告が出てきており[10]，超音波画像にて変性部位を正確に確認し照射することで，より高い治療効果が得られている．再発性の慢性足底腱膜炎に対する体外衝撃波治療の成績は，約61％に有効であったとされている[11]．今後，エネルギー強度や照射間隔・頻度についての最適条件の設定，他の保存療法

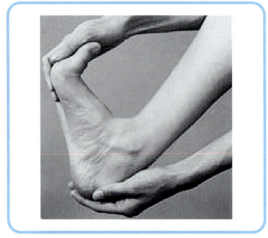

図8　足底腱膜症に対するストレッチ
　足関節を最大背屈させ，さらに足趾をMTP関節で最大背屈させる．

と併用することでの有効性など，より効果の高いプロトコールの確立が期待されている．

超音波ガイド下での腱膜実質内変性部位へのPRP（多血小板血漿）注入療法も行われているが，その有効性についてはいまだ確立されていない．投与時期，投与量，投与頻度など至適条件についての検討が望まれている．

足底腱膜踵骨付着部近傍の疎性結合組織内には血管や神経要素が存在しており，超音波ガイド下でのヒアルロン酸局所注入療法が行われている（図10）．比較的長期にわたる疼痛軽減効果が認められており実用的であるが[12〜14]，現時点では保険適用外での治療となる．

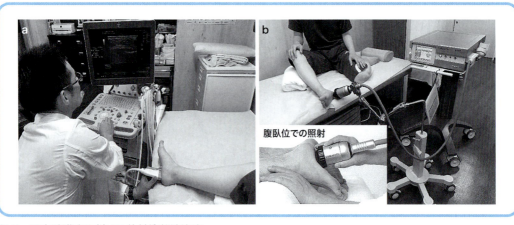

図9　足底腱膜症に対する体外衝撃波治療
　a：超音波画像で足底腱膜内の変性部位と深度を評価しマーキングする
　b：マーキングした部位に体外衝撃波を照射する．通常，仰臥位で照射時の症状の変化を聞きながら行うが，腹臥位で行うこともある．

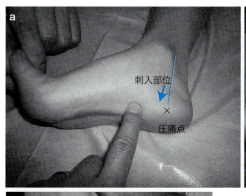
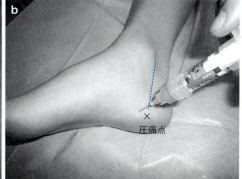
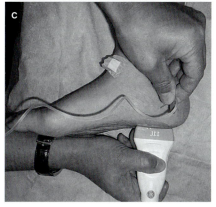

図10 足底腱膜症に対するヒアルロン酸注入療法

a：母趾を背屈させることで足底腱膜の輪郭を触知し，圧痛部位に向けてトレースしていく．足底腱膜の内側縁やや近位で，足底腱膜と踵骨内側隆起の接点を確認する．両者の接点は，通常内果後縁から遠位に下ろした垂線上にあたる．

b：注射針を接点のやや上前方にある疎性結合組織内に，内側から約1〜2cm進める．薬液を少量ずつ注入するが，針先が正確に疎性結合組織内にあれば，注入開始時の抵抗はほとんどみられない．

c：超音波ガイド下に行うことで，より的確な位置に注入することが可能である．腱膜実質内には注入しないように注意する．

D 手術療法

足底腱膜切離術が基本となる．直視下または鏡視下に足底腱膜の踵骨付着部近傍での切離が行われる．直視下の場合，通常，踵部内側からアプローチする．足底腱膜の全切離により，足アーチの破綻や中足部痛が報告されていることより，通常，腱膜の部分切離術が行われることが多い．まとまったエビデンスを伴う唯一の術式であるが，その治療成績は一定しておらず患者の満足度はそう高くないとの報告もみられる[15,16]．

腓腹筋退縮術（gastrocnemius recession）が腱膜切離術に併用され多用されつつある．前述したように，足底腱膜炎症例では高率に足関節背屈制限が認められることから，腓腹筋単独拘縮に対して直視下または鏡視下に腓腹筋筋膜を部分切離することで，足関節背屈制限を軽減し heel cord tightness を解除する方法として多用されている．踵部痛の軽減に有効とされる新しい手術法である[16,17]．

これらの手術療法を行ったのち，疼痛が自制内となれば下腿三頭筋を含めた heel cord 全体のストレッチングを開始する．踵への部分荷重は通常，インソールを装着して術後3週から開始する．術後約6週までに全荷重歩行を目指す．

文献

1) Pfeffer G et al: Comparison of custom and prefabricated orthoses in the initial treatment of proximal plantar fasciitis. Foot Ankle Int **20**: 214-221, 1999
2) Riddle DL, Schappart SM: Volume of ambulatory care visit and patterns of care for patients diagnosed with plantar fasciitis: a national study of medical doctors. Foot Ankle Int **25**: 303-310, 2004
3) Kumai T, Benjamin M: Heel spur formation and the subcalcaneal enthesis of the plantar fascia. J. Rheumatol **29**: 1957-

1964, 2002
4) Schepsis AA et al: Plantar fasciitis: etiology, treatment, surgical results and review of literature. Clin Orthop **266**: 185-196, 1991
5) Baxter DE, Pfeffer GB: Treatment of chronic heel pain by surgical release of the first branch of the lateral plantar nerve. Clin Orthop **279**: 229-236, 1992
6) Davis PF et al: Painful heel syndrome: results of nonoperative treatment. Foot Ankle Int **15**: 531-535, 1994
7) Donley BG et al: The efficacy of oral nonsteroidal anti-inflammatory medication (NSAIDS) in the treatment of plantar fasciitis: a randomized, prospective, placebo-controlled study. Foot Ankle Int **28**: 20-23, 2007
8) DiGiovanni BF et al: plantar fascia-specific stretching exercise improves outcomes in patients with chronic plantar fasciitis. A prospective clinical trial with two-year followup. J Bone Joint Surg **88-A**: 1775-1781, 2006
9) Batt ME et al: Plantar fasciitis: a prospective randomized clinical trial of the tension night splint. Foot Ankle Int **6**: 158-162, 1999
10) Buchbinder R et al: Ultrasound-guided extracorporeal shock wave therapy for plantar fasciitis: a randomized controlled trial. JAMA **288**: 1364-1372, 2002
11) Gerdesmeyer L et al: Radial extracorporeal shock wave therapy is safe and effective in the treatment of chronic recalcitrant plantar fasciitis: Results of a confirmatory randamoised placebo-controlled multicenter study. Am J Sports Med **36**: 2100-2109, 2008
12) 東山一郎, 熊井 司ほか：足底腱膜炎に対する高分子ヒアルロン酸投与の臨床効果. 日足外会誌 **28** (2): 25-28, 2007
13) Kumai T et al: The short-term effect after a single injection of high-molecular-weight hyaluronic acid in patients with enthesopathies (lateral epicondylitis, patellar tendinopathy, insertional Achilles tendinopathy, and plantar fasciitis): a preliminary study. J Orthop Sci **19**: 603-611, 2014
14) Kumai T et al: Short-term efficacy and safety of hyaluronic acid injection for plantar fasciopathy. Knee Surg Sports Traumatol Arthrosc 2017 Mar 2. doi: 10.1007/s00167-017-4467-0
15) Davies MS: Plantar fasciitis: how successful is surgical intervention? Foot Ankle Int **20**: 803-807, 1999
16) DiGiovanni BF et al: Preferred management of recalcitrant plantar fasciitis among orthopaedic foot and ankle surgeons. Foot Ankle Int **33**: 507-512, 2012
17) Maskill J: Gastrocnemius recession to treat isolated foot pain. Foot Ankle Int **31**: 19-23, 2010

Ⅱ. アドバンストピックス

4. 小児疾患

Ⅱ．アドバンストピックス ── 4．小児疾患

1 先天性足部変形―1．保存療法

【キーワード】
先天性内反足，先天性垂直距骨，骨アライメント，Ponseti 法，徒手矯正

［i］先天性内反足

A 疾患概念・病態

1）疾患概念
生下時に内反，内転，尖足，凹足変形と，容易に徒手矯正できない拘縮がある（図1）．原因不明で麻痺はなく，症候性のものがある．治療抵抗性で再発しやすい．

2）病態
病態の基本は，①足の変形，②軟部組織の短縮，拘縮，③骨・軟部組織の成長障害である．

a．変形
①尖足，②内反（内返し），③内転，④凹足からなり，骨のアライメント異常に起因する（図2a〜d）[1,2]．
- ①尖足：足根骨全体が底屈し，さらに距骨下で踵骨が底屈して生じる．
- ②内反（内返し）：距骨下で踵骨が底屈・内旋・内返しして距骨の下に潜り込み（roll-in），中〜前足部も内返し位をとる．
- ③内転：Chopart 関節における舟状骨・立方骨の内旋による中足部内転と，主に第1中足骨の内旋による前足部内転の2つからなり，舟状骨は距骨頭の内側に移動している．
- ④凹足：主に前足部での第1中足骨の底屈，内旋からなり，第1中足骨の底屈は前足部内側部分の外返し（回内）を形成する．

b．軟部組織の短縮・拘縮
内反足では筋，腱，靱帯に膠原線維の形成傾向があり，拘縮の原因となっている．下腿三頭筋，後脛骨筋，長趾・母趾屈筋，前脛骨筋，三角靱帯，底側踵舟靱帯，二分靱帯，後距腓靱帯，踵腓靱帯，外側距踵靱帯の短縮・拘縮が認められるが，骨間距踵靱帯は正常である[1,2]．膠原線維の形成傾向は4〜5歳まで存在し，再発や手術侵襲に起因する拘縮の原因となる．

c．成長障害
生下時から骨・軟部組織の双方に生じている．片側例では下肢長，足長，大腿・下腿周径の左右差が存在する．手術侵襲は骨・軟部組織の発育障害をもたらす[1,2]．

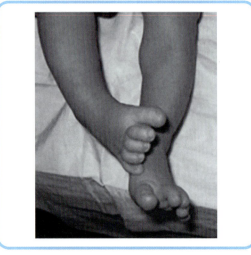

図1　右先天性内反足
（北　純：先天性内反足．整形外科 63：673-681，2012 より引用）

B 診断・評価

臨床症状と単純X線像の所見から診断する．

1）臨床所見
前述の変形と拘縮があり，麻痺がなければおおよそ診断できる．重症度は Dimeglio 法や Pirani 法で評価し，治療成績の評価や経過観察に有用である．鑑別診断は麻痺性内反足や症候性内反足，うつぶせ寝症候群，下腿内捻，大腿骨頸部前捻に起因する内旋歩行がある．内転足は徒手矯正法が異なるので重要である．

2）画像診断
単純X線像の足根骨背底像と最大背屈側面像で行う．内反足では背底像で距骨と踵骨が重なる．最大背屈側面像では距骨と踵骨は平行に近く，底屈位となる．

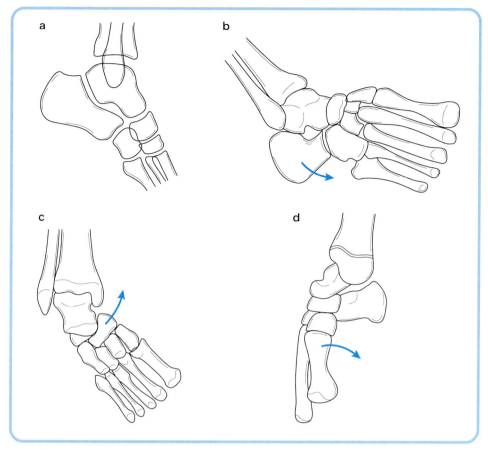

図2　変形の原因は骨配列の異常にある
（北　純：先天性内反足．整形外科 63: 673-681, 2012 より引用）

C 保存療法（動画㉘）

治療の目標は全足底接地，よい ROM，無痛，十分な筋力，通常の履物が履けることであり，治療合併症の発育障害，筋力低下を最小にする．全身状態，下肢の循環状態をみながら，早期に治療を開始する．

Ponseti 法[1,2] の治療体系に従い，徒手矯正により骨配列を正し，得られた矯正位をギプスで保持する．必要時にアキレス腱の皮下切腱術を行い，足部外転装具装用を正確に実施して ROM を獲得する．

1）徒手矯正とギプス保持[1〜3]

すべての変形を同時に矯正せず，足根骨が尖足位のままで下腿三頭筋による後足部の拘束を排除して矯正を開始する．矯正の基本概念は足底方向から足関節に向かう再構築である．はじめに距骨下にある足部を矯正し，次に距骨に対してこの構成要素を整復し，最後にアキレス腱の緊張が強い時，これを切腱術によりを緩めて足関節の運動を確保する，と理解するとよい．

初回は第 1 中足骨の底屈・内旋を矯正して，長母趾屈筋，足底腱膜など足底軟部組織の短縮を除き，凹足を矯正して距骨下から遠位の骨アライメントを正常に近づける．これが不十分だと，後の矯正が成功しない．two hands technique と one hand technique がある．右足を例にすると，前者（図 3a）では助手が児の膝を前方から持ち，反対の手で児の母趾，第 2 趾をつまむように持つ．術者は椅子に座り，左中指を内果に当て，左母指を距骨体部前外側に当てて矯正の支点とする．距骨を内転させないよう注意する．右示指を楔状骨から第 1 中足骨の内底側に当て，前足部を背屈，内返ししながらゆっくり外旋する．1 回目に前足部が内旋 10°に矯正されていれば十分で，下記のギプス保持を行う．one hand technique（図 3b）では左示指を距骨体部前外側に当て，同じ左手母指を楔状骨から第 1 中足骨の内底側に当てて矯正を行う．

ギプスは足趾の先端から膝下まで矯正位で石膏ギプス固定を行ったあと，膝屈曲 90°で鼠径部の遠位までギプスを巻く．

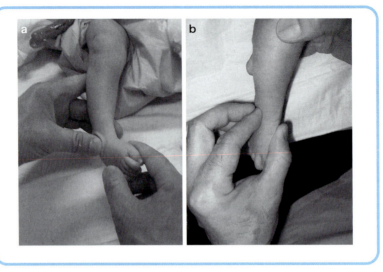

図3　Ponseti 法の徒手矯正手技
a：two hands technique
b：one hand technique
（北　純：先天性内反足. 整形外科 63：673-681, 2012 より引用）

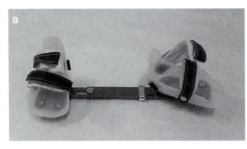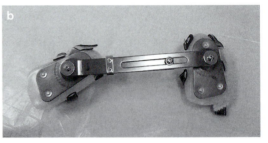

図4　足部外転装具
患側足部を 70°外旋, 背屈 10°に保持する. 関節の柔らかい児では外転 40°とし, 健側は外転 30°に保持.

2回目以降も尖足位で前足部，後足部が内返しのまま，距骨体部前外側を支点にして舟状骨・楔状骨から第1中足骨の内底側を押して中・前足部を外旋する．このとき，踵骨が立方骨と連動して外旋し，roll-in が矯正される．踵部に触れて矯正を行ってはいけない．また，背屈，外返しを避ける．この矯正とギプスを4〜7日ごとに行う．1回に 15°〜20°ずつ外旋し，およそ5回目に足部外旋 70°を得る．この段階で，距骨とそれ以下の足部は正常アライメントに近づく．矯正はゆっくりと行い，空腹状態でミルクを飲ませて脱力状態をつくって行う．ギプス除去は直前に外来で行う．循環が悪い例では徒手矯正のみ行い小児科の診断を受ける．ギプス中で大きな足の移動（ずれ），循環障害が生じたときはすぐにギプスを除去する．

2）アキレス腱皮下切腱術[1〜2]

足部外旋 70°が可能となった段階で，後足部の背屈が 15°以下であればアキレス腱皮下切腱術を行う．90%以上の症例に適応がある．適応がなければ装具に移行する．局所麻酔または全麻で行う．術後は内返し位で，外旋 70°，背屈 20°で3週間のギプス固定を行い，装具に移行する．

3）足部外転装具による再発防止[1〜3]

Denis-Browne 様の装具により，足部を 60°〜70°外旋位に保持し，バーの両端を背屈 10°に保持する．関節の柔らかい児では外転 40°とすることもあり，健側は外転 30°に保持して扁平足を防止する（図4）．バーの長さは両肩峰の先端を結ぶ幅とする．初期3ヵ月は入浴時以外装着（1日に 23 時間），その後は昼寝を含む

就眠時に4歳～4歳半まで使用する．足部外転装具の使用コンプライアンスが悪いと再発率は80％以上と報告されている[2]．矯正靴は使用しない．Denis-Browne装具の名称を使うと上記の要点が認識されないので，足部外転装具の名称を使う．

4）再発例，遺残変形例の治療

初期治療後，骨アライメントの再度悪化や，malalignmentが遺残する例がある．再発例は装具が適切に使われていないことが多く，再指導する．3歳以下では3～5回の徒手矯正とギプス保持を行う．これで効果がないとき，観血的治療が必要になる．これは症例の15～20％と考えられている．

D 治療成績の評価

形態，機能，X線写真の3点から評価するInternational Clubfoot Study Groupのrating systemであるOutcome Evaluation in Clubfootが提唱されている．

E 非定型的な内反足

内反足のなかには特別に変形と拘縮が高度で矯正に抵抗性の例がある．また，徒手矯正過程のなかでそのような状態になる例もあり，これらはcomplex idiopathic clubfootと呼ばれる[3]．中足骨が底屈位にあり，踵の近位や足底に皮膚の深い皺があり，母趾が短く過伸展している．足全体が浮腫状のことが多い．このような例ではPonseti法の変法で治療する．徒手矯正にあたっては，two hands techniqueで外旋30°まで矯正できたら凹足と尖足の矯正を行う．両手の示指を脛骨の前面に，両母指を足底の中足骨頭に当て，両中指を踵にかけて，前足部を背屈しながら踵を引き下げる．ギプス固定では膝を屈曲110°にし，下巻きとギプスは膝窩部に厚く巻かないようにし，密着させる．膝前面にギプスシーネを巻き込んで補強する．6～8回の徒手矯正・ギプス固定後に，ほとんどの症例でアキレス腱の切腱術が必要で，このとき背屈10°は獲得する．外転装具は外転30°とする．

[ii] 先天性垂直距骨

A 疾患概念・病態

1）疾患概念

生下時に後足部の外反（外返し）・尖足・内旋と，中・前足部の背屈・外旋・外反（内返し）変形を呈し，Chopart関節でいわゆる船底変形（rocker bottom foot）を呈して容易に徒手矯正できない拘縮を呈する（図5）．原因不明で麻痺はない特発性のものもあるが，60％は症候性である．治療抵抗性で難治性である[1,2]．

2）病態

病態の基本は，①骨のアライメント異常に起因する足の変形，②軟部組織の短縮，拘縮である[4~6]．

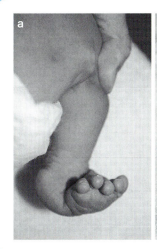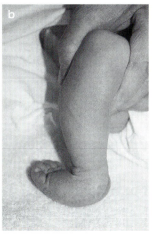

図5 先天性垂直距骨の外観
後足部：尖足，外反（外返し），内旋
前足部：背屈，内反（内返し），外旋
内底側が舟底形に突出し，ここに距骨頭を硬く触れる．
拘縮が強く，底屈制限が大．

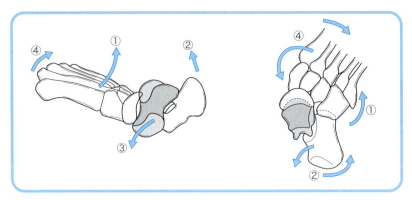

図6 先天性垂直距骨の骨アライメント
①Chopart関節での中足部の背側脱臼
②後足部の内旋外反尖足
③距骨の底屈(垂直位)
④中・前足部の背屈・外転・外反(外返し)

a. 骨のアライメント異常に起因する足の変形

変形の主体はChopart関節での中足部の背側脱臼で，これに伴い後足部，中・前足部の変形が生じている．また，アライメント異常に応じて関節の変形も生じている(図6)．

①Chopart関節で舟状骨が距骨頭から背側外方に脱臼しており，立方骨も踵骨に対し背側外方に脱臼して外返しにある．中・前足部全体が背屈・外旋・外反(内返し)にあり，内側列が長く，外側列が短くなっている．

②後足部の距骨と踵骨は距腿関節窩に対し内旋外反底屈している．

③距骨の底屈：距骨は踵骨の載距突起上から前内側に移動し，ほぼ足底に対し垂直に底屈して，距骨滑車は距腿関節窩に対し亜脱臼を呈する．距骨頭は内側側に突出して硬く触れる．距踵関節の前関節面は通常は消失し，中関節面は低形成となる．

b. 軟部組織の短縮・拘縮

骨のアライメント異常に合わせて，背側で前脛骨筋，長母趾伸筋，長趾伸筋，短趾伸筋，後方で下腿三頭筋，外側で短腓骨筋などが腱とともに短縮している．後脛骨筋腱や長腓骨筋腱は前方に脱臼して背屈力として働く．長母趾屈筋，長趾屈筋の腱は伸長していると考えられている．

靱帯も変形に合わせて短縮，伸長しており，ばね靱帯は伸長して薄い．舟状骨が背側脱臼しているので三角靱帯の脛舟靱帯は硬く短縮している．二分靱帯，踵腓靱帯，骨間距踵靱帯も拘縮している．

前脛骨動脈から足背動脈は短縮しており，後脛骨動脈は欠損していることもある．

B 診断・評価

臨床症状と単純X線像の所見から診断する．

1) 臨床所見

前述の変形と拘縮があり，麻痺がなければ診断できる．通常の扁平足では背屈時に後足部が背屈するが，本症では尖足位のままである．

2) 画像診断

単純X線像の足部側面像が有意義である．側面像で距骨は足底に対し垂直に位置し，踵骨は尖足位で距踵角が大きい．3歳まで舟状骨は骨化しないので距舟関節の脱臼程度の評価には浜西が考案したTalar Axis first Metatarsal Based Angle (TAMBA)[4]が有用である．年長児では舟状骨は底屈した距骨頚部の背側に脱臼し，脛骨下端の前面との間に存在する．最大底屈位にしてもこの関係は変わらず，距舟関節が整復される例はoblique talus 斜位距骨と呼んで，vertical talus といわゆる外反踵足の中間に位置するものとされている[2]．

Lichitblauは本症を3グループに分け，グループⅠ奇形性 teratogenic は治療抵抗性で，グループⅡ神経原性 neurogenic，グループⅢ後天性 acquired は治療効果が得やすいとしている[2]．

C 保存療法 ▶動画㉘

DobbsはPonsetiの内反足に対する治療体系を本症に応用して，徒手矯正・ギプス保持の後，アキレス腱の皮下切腱術と必要時に距舟関節の観血的整復とワイヤー固定を行って，良好な治療成績をあげている[6]．本法について，筆者の考えを加えながら解説する．

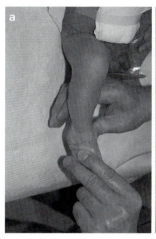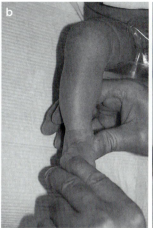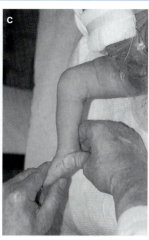

図7 先天性垂直距骨の徒手矯正手技
a：はじめに前足部を外返しし，底屈，内旋して足背の長趾伸筋腱などの軟部組織を伸ばして矯正する．
b：前足部を前底側に牽引して距骨頭が整復されるスペースをつくる．
c：距踵・距舟関節の整復を行う．距骨頭を足底から押し上げ，次いで外側に押して距骨を踵骨の上に戻して距舟関節と距踵関節を整復する．

　すべての変形を同時に矯正せず，後足部を尖足位にして下腿三頭筋による後足部の拘束を排除して矯正を開始する．徒手矯正の基本概念は，はじめに距骨下（周囲）にある前足部の矯正を行い，距骨とこの距骨下にある足部の関係を整復し，最後にアキレス腱の緊張を緩めて足関節の運動を確保すると理解するとよい．すなわち，足底方向から順に足関節に向かって構築することになる．

　最初に前足部を外返し，底屈，内旋して足背の長趾伸筋腱などの軟部組織を伸ばして矯正するとともに踵立方関節の整復を行う（図7a）．引き続き距踵・距舟関節の整復を行う．内反足では距骨下で踵骨が roll-in し，舟状骨，立方骨も内側に移動して足根骨全体が内側に向かって収束しており，これをもとに戻して矯正するが，扁平足や先天性垂直距骨では距骨が内側に，踵骨は外側に，舟状骨と立方骨は背外側に向かっており，足根骨が散逸する配列になっている．中足部と後足部の徒手矯正はこれらの足根骨をまとめる操作になる．そのためには前足部を前方に牽引して距舟関節に距骨頭が整復されるためのスペースをつくり，次いで距骨頭を足底から押し上げ，次いで外側に押して距骨を踵骨の上に戻して距舟関節と距踵関節を整復する操作を加える（図7b, c）．また，足のアーチの矯正のためには舟状骨から前足部を内旋，回内（外返し）する．得られた矯正位を大腿から足までのギプスで保持し，1週ごとに矯正を行う．5〜6週でよい矯正が得られたら，全身麻酔下に距舟関節の整復位を保持し，逆行性にKirschner鋼線で固定する．十分な整復が得られなければ距舟関節内側に背底方向の小切開を加えて整復する．前足部の底屈25°，内旋10°が得られていなければ，整復位の保持は困難なので前脛骨筋腱と長趾伸筋腱，短腓骨筋腱の fructional elongation を行う．矯正の秘訣は背側の前脛骨筋腱，長趾伸筋腱など足背の軟部組織，短腓骨筋腱を十分伸ばして距骨の下（周囲）の足部をできるだけ矯正していくことである．最後にアキレス腱皮下切腱術を行い，足関節背屈5°で他の部分は中間位の長下肢ギプス固定を5週間行う．2週の時点でPonseti法の足部外転装具を採型し，さらに背屈10°〜15°の長下肢ギプス固定を行う．5週でKirschner鋼線を抜去し，足部外転装具に変更する．shoes部分はバーに対し90°にする．歩行開始後の症例は2週で短下肢装具を使用するが，このとき中足部で15°内転，15°底屈とする．歩行開始前に治療した症例では歩行開始時点で短下肢装具を歩行時に装着する．これは2歳まで，1日に12〜14時間装着する．

D 治療成績の評価

　前述のTAMBA[4]，Adelaarらの方法，American Orthopaedic Foot and Ankle Society（AOFAS）の midfoot score などが用いられている．

エキスパートオピニオン

　内反足も垂直距骨も，前足部の変形の原因になっている軟部組織の拘縮を伸ばして距骨下関節より遠位の構造を矯正し，これを距骨に対して矯正している．このとき距骨には筋の起始，停止がないことが有利に働く．また，後足部を

尖足位のまま矯正を行うことで距骨下から遠位の矯正が可能になる．後足部はアキレス腱短縮を伴う尖足拘縮を示しているが，後足部に停止する腱はアキレス腱のみなので，最後にアキレス腱切腱術を行って後足部を開放して自由な運動を許しており，変形は大きく異なるが，その矯正方法は同じ理念に基づくと考えられる．これは足部の変形矯正の基本的概念と考えられる．

文献

1) Ponseti IV: Congenital Clubfoot: Fundamentals of Treatment, Oxford University Press, 1996
2) www.global-help.org Clubfoot: Ponseti Management 日本語第3版
3) Ponseti I: Treatment of the complex idiopathic clubfoot. Clin Orthop Relat Res **451**: 171-176, 2006
4) Anthony IR: Vertical talus. Tachjian's Pediatric Orthopaedics, 5th Ed, Herring JA (ed), Saunders, p.818-826, 2013
5) Ramanoudjame M: The surgical treatment of children with congenital convex foot (vertical talus). J Bone Joint Surg Br **96**: 837-844, 2014
6) Dobbs M: Early results of a new method of treatment for idiopathic congenital vertical talus. J Bone Joint Surg Am **88**: 1192-1200, 2006

1 先天性足部変形―2. 手術療法（先天性内反足に対する距骨下関節全周解離術）

【キーワード】
距骨下関節全周解離術，距骨下関節完全解離術，距骨下関節，筋腱低形成，軟部組織解離術

A 病因と病態

病因は不明であるがHeckらは，細胞のアポトーシスに関与し，成長の過程で重要な役割を演じている*CASP10*遺伝子に関連する2q31-33染色体の欠失が内反足の病因に関与していると報告している[1]．しかし，これらの病因は現状では，治療者がコントロールできるわけではなく，眼前の患者治療には寄与しない．

一方，病態をどう捉えるかは，治療法に直結する．足根骨の形態異常を病態の本質と考え，過去には小児期に距骨頚部骨切り術や距骨下関節形成術，踵骨外反骨切り術が行われた時期があったが，結果は良好とはいえなかった[2]．

新生児では足根骨の大部分が軟骨で形成されているため，X線画像による病態の描出が困難であったが，MRIや超音波画像の進歩は，X線写真や関節造影法にかわって新たな知見をもたらした．これらの所見は，内反足の後足部内反・前足部内転が距骨下関節での踵骨の内旋・内反・底屈によって起こっていることを明らかにした．Turcoが踵骨のroll-inと呼び[3]，McKayが踵骨の回旋異常と呼んだ変形で，あくまで距骨下関節に沿った踵骨の動きによってできる形態である（図1）[4]．MRIや超音波画像は同時に足関節の底屈筋群の低形成，距骨滑車の低形成を明らかにし，重症例では足関節背屈筋群である前方区画筋の低形成や欠損などをも描出している．内反足でみられる足関節での強い底屈と後足部の内反は，下腿の骨長に見合わない低形成な下腿3頭筋とアキレス腱の筋腱ユニットにより，踵骨結節が脛骨の近位内側方向に牽引されていることが主因であると考えると治療を組み立てやすい．足部では，後足部に対して前足部が回内して凹足変形と前足部の内転変形を形成しているが，足底筋の低形成により前足部が踵骨内側下端方向に牽引されている．足底腱膜と足底筋を踵骨起始部で解離し，前足部を回外すると足部内の変形を矯正しやすい．

2000年代半ばから日本でも標準的保存療法として

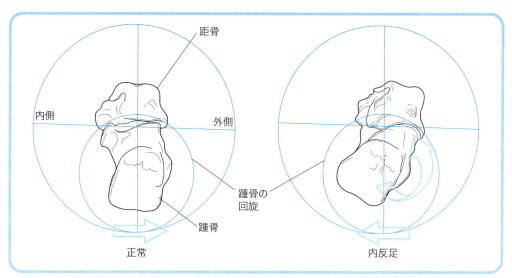

図1　内反足変形をつくる踵骨の回旋異常（距骨下関節を後方から観察）
　踵骨が距骨関節面に接しながら，内旋して距骨に対して内反＋内旋＋底屈の位置に偏位して内反足の後足部変形の形となる．
　（McKay DW: J Ped Orthop 2: 347-356, 1982 [4] を参考に作成）

Ⅱ．アドバンストピックス ── 4．小児疾患

Ponseti法[5,6]が普及し，1歳未満で軟部組織解離術を要する内反足症例は激減したが，先天性内反足は重症度に大きな拡がりがあり，再びアキレス腱の切腱術とPonseti法によるギプス治療を必要とする症例は多く，広範軟部組織解離術を必要とする症例も少なからず存在する．

1989年以降，筆者は踵骨の回旋変形の矯正を中心とした足根骨配列矯正に，Cincinnati皮切により直視下に距骨下関節全周解離術を行ってきたので，その術式を詳述する[7]．

B 手術療法 (▶動画㉙)

1）手術の目的

①解離術の目的は足根骨の配列異常の矯正であり，距骨下で回外–内転–内旋している踵骨の回旋を距骨下関節面に沿って回旋させ正常化することにある[4,7]．すなわち，内反足の後足部変形の矯正は，距骨とその周囲の足根骨ユニット（踵骨・立方骨・舟状骨）の間で行われる．距骨下関節運動の障害となるのは，硬い屈筋腱腱鞘や腓骨筋腱腱鞘，拘縮している距骨周囲の関節包と靱帯を必要に応じて解離が必要になる．特にZ状に延長した踵腓靱帯を再縫合することは，術後の距骨下関節の安定性に重要である．

②踵骨に対する前足部の回内変形を矯正する．足部正面での内転変形と，側面での凹足変形は，足軸に沿った捻れで起こっており，変形原因は足底筋に低形成による骨長との不適合である．

足底解離術で足底腱膜と足底筋を踵骨起始部で解離する．

③筋の低形成には，腱を延長することにより機能域を底屈位から中間位に移動させて対応する．

足部を矯正位にしたとき相対的に短くなるアキレス腱や後脛骨筋腱，長母趾屈筋腱，長趾屈筋腱を延長して，歩行中の足底接地期に筋腱ユニットが有効に機能するように機能域を移動する．

2）適応とタイミング

Ponseti法ではアキレス腱切離術を早期に行うため，尖足変形の程度は重症度の指標にできない．歩行開始後の内旋歩行や外縁接地歩行が著明な症例を手術の適応としている．手術時期は歩行開始後から3歳までが至適時期で，さらに年長になると距骨滑車や中足骨の骨性変形が強くなるのと，患児が荷重歩行を怖がるようになるため後療法に難渋しやすい．

3）術前検査

足関節の軸を基準として，最大矯正位の2方向の単純X線写真と，後足部の軸射を撮影する（図2）．年長児では3D-CTが有用な検査法で，後足部の回旋状態や，足部の長軸の回内変形を評価するのに適している（図3）．立位想定位で撮像し，距骨頚部と踵骨前方の重なりの状態，距骨滑車の形成の程度，距骨頚部に対する舟状骨の位置を確認し，解離すべき軟部組織の部

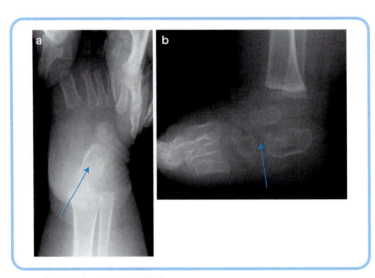

図2 術前単純X線写真の特徴
右先天性内反足（生後11ヵ月）
a：足部正面．距骨と踵骨骨核の前方の重なりが大きい（矢印）．
b：足部側面．足関節の内果と外果を通るようにX線を照射する．踵骨頭部は距骨の下方にあるため，踵骨骨核の前方が重なっていない（矢印）．踵骨の傾きにより載距突起が上方凸にみえる．

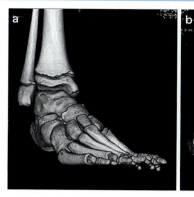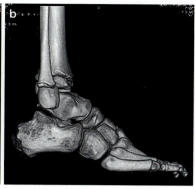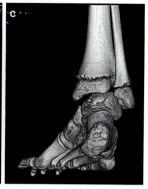

図3 3D-CTによる評価（9歳）
a：正面，b：側面，c：後面
立位を想定した最大矯正位で撮像する．踵骨の回旋異常の程度や前足部の回内変形の程度を評価して，解離術の範囲と変形矯正の程度を想定する．

位を想定する．正常足では，舟状骨が距骨頚部軸の延長線の外側にあり，距骨踵骨前方の重なりは小さい．

4) 手術手技

① 全身麻酔下に患児は腹臥位として，大腿に駆血帯を用いる．

② 足底解離術：前足部回外する方向に力を加え，足底内側縁の小皮切から足底腱膜と足底筋を踵骨付着部で切離する．

③ Cincinnati 皮切：内側では内果下方を，後方では踵骨結節の1cm上方を通り，外側では，外果下端を通る U 字状横皮切を用いる．

④ アキレス腱をZ状に切開し足関節後方の fatpad の硬い瘢痕組織は切除する．長母趾屈筋腱を同定し腱鞘を切開すると腱が前方へ屈曲する部位があり，足部を内外反して距骨下関節を同定する．

⑤ 外側浅層では，小伏在静脈と腓腹神経を保護し，外果下端で腓骨筋腱鞘を腱と直交する方向に全周にわたって切開する．踵腓靱帯を延長にそなえてZ状に切離する．

⑥ 内側浅層では，後脛骨神経血管束を保護し，長趾屈筋と長母趾屈筋腱の腱鞘を切開し，腱を挙上する．長趾屈筋腱鞘は，一部に flap を形成してから走行に沿って切開する．長母趾屈筋腱鞘も同様に切開する．両腱は載距突起を越えてから交差するが，切開はこの部位までにとどめる．後脛骨筋腱は内果の上方で Z 状に切離し，内果前方に腱鞘から引き出し，距舟関節を同定する（図 3a）．

⑦ 足関節後方を背屈させて，関節包を横に切開し同定するが，それ以上は解離を拡げない．足部を底背屈−内外旋させながら距骨下関節を同定し外側関節包をすべて解離する．

⑧ 外側深層では距舟靱帯（Y靱帯の内側枝）と頚靱帯の切離を追加する．腓骨動脈の距骨枝を損傷しないように注意しつつ距踵骨間靱帯の外側をわずかに切離する．踵立方関節で内転していれば関節を解離し，踵立方靱帯を解離する．距舟関節背側は内側から距骨寄りに外側から舟状骨寄りに切離し，背側の関節包の連続性をZ状に保つことで，舟状骨が不安定になるのを防止する（図 4b）．

⑨ 内側深層では距舟関節の位置を確認しつつ内側から三角靱帯の浅層と距舟関節内側下方にあるスプリング靱帯解離を行い，載距突起に沿って距骨下関節の内側を解離する．後脛骨動脈から三角靱帯に入る距骨の栄養動脈を温存する．距骨下関節を覆う長趾屈筋腱鞘と長母趾屈筋腱鞘は関節面に沿って剪刀で切開し切離する．後距踵関節の前縁に骨間距踵靱帯があり，その前方は載距突起で，関節は急激に上方に向かうので，突起を損傷しないようにする．突起の上方，前方を解離し，距骨下関節は全周にわたって直視下に解離が完了する（図 5）．

⑩ Ponseti 法と同様に前足部を回外させて凹足と内転変形を矯正し，距骨頚部外側を支点として前足部に外旋力を加えて，距骨下関節に沿った踵骨の回旋運動を起こす（図 6）．

⑪ ピンニング：踵骨と立方骨と第4中足骨（外側支柱）を矯正位にして，後方から φ1.6mm の Kirschner 鋼線を貫通するように刺入する．次に足部を外旋して距骨頚部軸より外側に舟状骨を滑らせて，距骨滑車後方から第1中足骨基部（内側支柱）に Kirschner 鋼線を刺入する．距骨下関節

II．アドバンストピックス ── 4．小児疾患

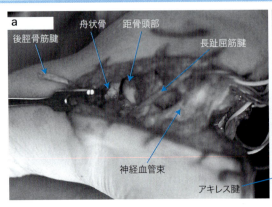
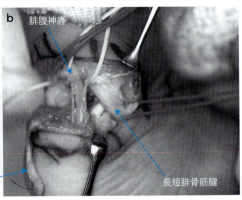

図4　Cincinnati 皮切による距骨下関節解離術
　a：内側
　b：外側
　直視下に踵骨回旋の障害となっている腱を延長し，腱鞘と靱帯を切離する．軟骨を損傷しないよう十分な解剖学的な知識と注意が必要である．

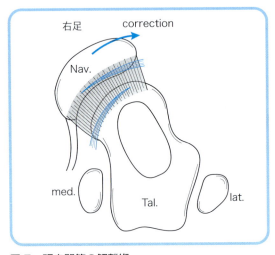

図5　距舟関節の解離術
　距舟関節背側は内側から距骨寄りに外側から舟状骨寄りに切離し，背側の関節包の連続性をZ状に保つ．

後方関節面が離開していなければ，この時点で自動的に踵骨は外反背屈位に矯正されている．足底から，踵骨，距骨の骨核を貫くように足底から距骨頚部に向けて2本のKirschner鋼線を刺入してピンニングを完成する．X線透視画像により，側面像では踵骨の上面が凹面の陰影としてみえること（bean sign）を確認する．正面像では距骨頭部と踵骨頭部の重なりが解消し距骨頭部が外側に出ていることを確認する（図7c, d）．
⑫足関節を背屈させて，滑車の状態を観察する．背屈が不良であれば transmalleolar ligament の内果側を解離する．足部を中間位としてZ状に切離した腱と踵腓靱帯を延長した位置で縫合し，長母趾屈筋と長趾屈筋は腱鞘内に戻して，筋腱移行部より中枢で腱部分を横切する fractional elongation を行う．
⑬サクションドレーンを留置し，皮下は3-0吸収糸を用いて縫合し，皮膚はダーマボンドとテープを用いて閉鎖する．滅菌したギプスパッドを巻き，ファイバーキャストを用いて，外固定する．膝屈曲90°で足部軸は大腿に対して15°〜20°外旋させる．キャスト前方に縦に割を入れ，腫脹したら拡大できるようにしておく．

5）後療法
　術翌日にドレーンを抜去し，術後7日目にギプスを除去して創をチェックし，もう一度ギプス固定する．術後2週で，足底から距踵関節を固定しているKirschner鋼線を抜去し，ヒンジキャストで可動域訓練を開始する．術後4〜6週で内側支柱と外側支柱をそれぞれ固定している2本のKirschner鋼線も抜去する．その後は，夜間だけDenis-Browne装具やPonseti装具を用いて外旋位70°固定を1年間続ける．

6）臨床成績
　1986〜1996年の間に57例72足にCincinnati皮切による距骨下関節全周解離術を行い，7年以上経過観察可能だったのは43例55足で平均経過観察期間は12.2年であった．McKayの評価法[4]では excellent 25足，good 21足，fair 8足，poor 1足であった．遺残変形で多かったのは前足部の内転であったが，術前か

1. 先天性足部変形 ― 2. 手術療法（先天性内反足に対する距骨下関節全周解離術）

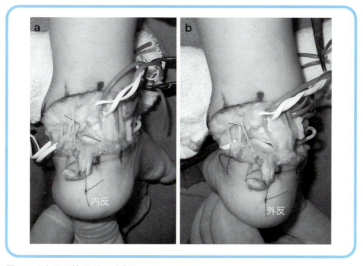

図6　踵骨回旋異常の矯正
　a：矯正前
　b：矯正後
　前足部に外旋力を加えて，距骨下関節に沿った踵骨の回旋運動を起こす．

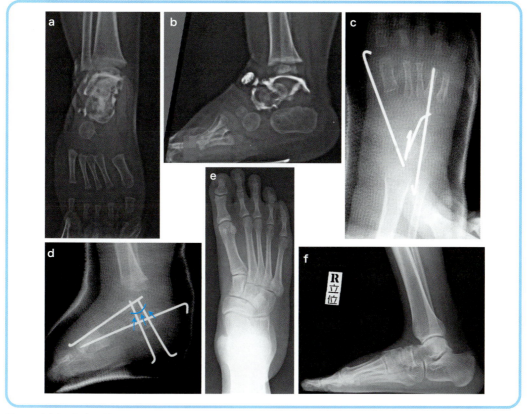

図7　症例．右先天性内反足
　1歳4ヵ月時に距骨下関節全周解離術を施行した．
　a：手術直前の関節造影正面．距骨の骨核は頚部にあるため，roll-in している踵骨の骨核との重なりが大きい．
　b：手術直前の関節造影側面．未骨化の滑車の形態がよく描出されている．
　c：術後正面．前足部の内転を矯正し切れていない．　d：術後側面．踵骨背側は凹面を形成して bean sign（矢印）がみられる．
　e：18歳時の足部正面．McKay Score 175 Excellent．　f：18歳時の足部側面

● *263* ●

ら遺残していた踵骨に対する前足部の回内変形が影響していた．本術式により後足部は極めて良好な矯正を獲得できるようになったが，足底腱膜切離術や長母趾屈筋腱延長術を行っていない症例に前足部の内転変形の遺残がみられ，後足部に対する前足部の回内変形矯正が重要であることを示している[8]．

エキスパートオピニオン

①内反足の内反・底屈・凹凸変形を矯正するのに，最も重要なのは距骨下で踵骨を三次元的に回旋させること．後方関節面に沿って外旋させると踵骨は自動的に外反背屈し，関節裂隙の離開は起こらない．
②足底解離術を行い，踵骨に対する前足部ユニットの回内変形を矯正する．
③距骨下関節解離は直視下に行い，関節裂隙にハサミや剥離子を無闇に挿入しない．
④骨間距踵靱帯は回旋の軸であり，中央を1/2以上温存する．
⑤距骨への栄養動脈を最大限温存する．
⑥X線透視でbean signを確認し，十分な矯正位でピンニングする．
⑦術後2週過ぎたら運動療法を行い，癒着や拘縮を防ぐ．

7）症例

9歳，男子．右先天性内反足
生後1週間で北海道大学式のcorrective castにて治療を始め，生後3週で北海道大学を初診した．生後2ヵ月にDenis-Browne装具を開始，生後7ヵ月でCRS装具に移行した．1歳1ヵ月に処女歩行開始したが外縁接地歩行が明らかとなり，1歳4ヵ月時に距骨下関節全周解離術を行った．術後17年，軽度の前足部内転はあるものの，足部痛はなく，足関節可動域は背屈25°，底屈50°と良好で，McKay 175点でexcellentと評価された（図7a～f）．

8）考察

筆者が教育を受けた北海道大学整形外科では，1970年に早期解離術を開始して以来，より正確な矯正を目指して後方解離術から後内方解離術へ，踵骨の内旋変形の矯正に注目し後外方解離術へと術式は進化し，さらに内側解離術を追加することで距骨全周の解離を行うにいたった．これに伴い，変形再発が減少し，追加手術の必要性も減少し治療成績は向上した．Crawford，McKay，Simonsらにより報告されたCincinnati皮切によるcomplete subtalar release（CSR：距骨下関節完全解離術）は，距骨下関節の全周を直視下に展開することが可能で，盲目的な手術操作をなくし，距骨下関節を三次元的に回旋させ生理的な運動方向に矯正することを可能にした．しかし，CSRの距踵骨間靱帯の完全切離は，距骨の成長や距骨下関節の安定性保持のためには有害であり，距骨滑車の低形成やover correctionと呼ばれる距骨下関節脱臼の原因となった．また，足根洞は腓骨動脈からの距骨の栄養枝が骨内に入る部位であり距骨の血行を温存する観点から切り離すべきではない．距踵骨間靱帯は距骨下関節での矯正の際，回転の軸となり，さらに術後は踵骨の側方偏位による扁平足変形を防ぐために重要である．筆者らが行ってきた距踵骨間靱帯の中央部を温存するcircumferential subtalar release（CirSR：距骨下関節全周解離術）は，CSRより低侵襲である．超音波画像，MRI，3D-CTなどの進歩で，病態と解離しなければならない範囲も明確になってきた．矯正の質と確率を高めるためには，距骨下関節のすべての方向からの観察が必要であり，Cincinnati皮切で，十分な術野を確保できる．しかし，解離範囲が拡大することは，再手術を困難にするため，1回の手術で確実に矯正することが大切である．

文献

1) Heck AL et al. Variation in CASP10 gene is associated with idiopathic talipes equinovarus. J Pediatr Orthop 25: 598-602, 2005
2) Ozeki S et al: The results of talar neck osteotomy in resistant congenital clubfoot. The Clubfoot, Springer-Verlag, p.351-360, 1993
3) Turco VJ: Surgical correction of the resistant club foot: one-stage posteromedial release with internal fixation: a preliminary report. J Bone Joint Surg Am 53: 477, 1971
4) McKay DW: New concept of and approach to club foot treatment: Section Ⅰ-principles and morbid anatomy. J Ped Orthop 2: 347-356, 1982
5) Ponseti IV: Treatment of congenital club foot. J Bone Joint Surg Am 74: 448-454, 1992
6) 大関 覚：【足の疾患 私の外来診療のコツ】小児の足部障害—先天性内反足．Orthopaedics 20 (11): 1-5, 2007
7) 大関 覚ほか：シンシナチ皮切による距骨下関節解離術—その適応と実際．日足の外科会誌 14: 219-224, 1993
8) 大関 覚：3大小児整形外科疾患と言われた先天股脱，先天性内反足，筋性斜頸—その過去と現在—先天性内反足—手術療法．日整会誌 90: 491-496, 2016

2 小児の麻痺性足部障害（CP，spina bifida，CMT）

【キーワード】
A型ボツリヌス療法，アキレス腱延長術，Sharrard分類，Ponseti法，腱移行術

[i] 脳性麻痺（cerebral palsy：CP）

A 疾患概念・病態

脳性麻痺という病名は軽症のものから重度で全介助が必要なものまでを含む包括的な疾患概念である．現在，日本で最も汎用されている定義は1968年の「厚生省脳性麻痺研究班会議」のものであり，「脳性麻痺とは受胎から新生児期（生後4週間以内）までの間に生じた脳の非進行性病変に基づく，永続的なしかし変化しうる運動および姿勢の異常である．その症状は満2歳までに発現する．進行性疾患や一過性運動障害または将来正常化するであろうと思われる運動発達遅延は除外する．」とある．すなわち，運動と姿勢の様々な異常パターンによる症状発現が病態の主体をなし，その原因は中枢神経由来の運動の協調性と筋緊張調節の欠陥である．

B 診断・評価[1]

診断を行ううえで乳児の発達チェックが行いやすい月齢（Key months：4，7，10，18，36ヵ月）で運動発達，反射，精神発達の面からの評価が推奨されるが，十分な科学的根拠はない．各原始反射の残存または未出現，筋緊張亢進などは同症を積極的に疑う所見である．早期産児にベッドサイドで簡便に行える経頭蓋エコーで脳室内出血，脳室周囲嚢胞，脳室拡大を認めた場合は脳性麻痺となるリスクが高いと考えられる．MRIは超音波画像に比較して解像度が高く有用な検査のひとつである．

評価には経時的な変化を観察し重症度を分類したうえで，粗大運動能力，上肢機能，生活機能，生活の質（quality of life：QOL）などをみる必要がある．重症度については粗大運動能力分類システム（gross motor function classification system：GMFCS）によりレベルI～Vの5段階評価が汎用される．

脳性麻痺児の足部障害については中枢神経に由来する足部周囲筋の痙性および筋力不均衡でもたらされ変形も多彩である．痙性の強い場合は尖足や内反変形がみられる．幼児期の尖足歩行から脳性麻痺の存在が疑われ精査にいたる場合も少なくない．また，歩行可能な児で足部支持力の低下がある場合には外反扁平足がみられ，底屈力がなく歩行できない重症児では踵足変形がみられる．

C 保存療法

1）リハビリテーション

神経発達学的治療法（neuro developmental treatment：NDT）により，歩行や立位動作における膝関節や足関節の動的関節可動域を改善する効果が期待できるため積極的に行われるべきである．

2）装具療法

装具は変形を矯正し関節をできるだけ良肢位に保持することで，筋力低下を補い支持性を高めることができる．特に尖足歩行に対して底屈を制限する短下肢装具は歩行の改善を期待できる．

3）A型ボツリヌス療法

軽症から中等症の痙性麻痺に伴う尖足変形に対しA型ボツリヌス毒素（Botulinum Toxin Type A：BTX-A）をヒラメ筋，腓腹筋へ局所投与する方法で一定の効果は認められている[2]．ただし短期間での反復投与や多量投与により中和抗体が産生されれば効力が減弱あるいは消失するため注意が必要である．

> **エキスパートオピニオン**
>
> 脳性麻痺の足部障害に対して，治療の第一選択は保存療法であることはいうまでもない．ただ，治療抵抗性であるケースは速やかに手術療法を選択する必要がある．特に尖足変形はどの程度まで保存療法が可能かという質問を受ける場合が多い．母親から多いのは「普段の生活でいつもつま先歩きをしている」という訴えであるが，筆者は患児の歩行を詳細に観察して，少なくとも診察室内で踵接地歩行ができれば保存療法を継続するようにしている（▶動画㉚）．

D 手術療法

小児期で問題となるのはほとんどが尖足変形なので，同症に対する手術療法について述べる．

1）Vulpius 法（図1）

下腿後面中央部に縦皮切を置き，腓腹筋膜を逆V字状に切離し，膝伸展位で足関節を背屈させ切離部を延長させる方法である．手術手技が容易であり腓腹筋の筋力低下も少ないという点で優れている．しかし背屈可動域の改善度には限界がある．

2）アキレス腱延長（図2）

アキレス腱付着部から近位へ5 cm ほどの縦皮切を加え，腓腹神経に注意して腱性部でZ状に切離する．術前に予定した角度まで足関節を徒手的に背屈させスライド延長されたアキレス腱を縫合する．

> **エキスパートオピニオン**
>
> 筆者は，膝伸展位で尖足拘縮が30°以内かつ膝屈曲位で拘縮が改善される症例に対してはVulpius法を選択している．それ以上拘縮の強い尖足や膝の屈伸にかかわらず背屈制限が改善されない症例ではアキレス腱延長術が必要と考えている．

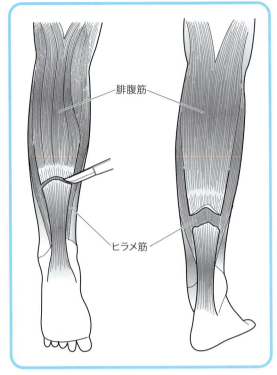

図1　Vulpius 法

［ii］ 二分脊椎（spina bifida）

A 疾患概念・病態

胎生早期の神経管閉鎖障害による先天性の脳脊髄病変で，生下時より存在するひとつないしそれ以上の椎弓癒合不全により椎弓が左右に分裂している状態の総称である．潜在性二分脊椎（spina bifida occulta）と囊胞性二分脊椎（spina bifida cystica）に大別される．前者には脊髄脂肪腫（spinal lipoma）などが合併することが多く，後者は脊髄髄膜瘤（myelomeningocele）が代表的疾患である．

骨性異常のみで無症状のものは治療を必要としないが，問題となるのは髄膜，脊髄，神経根などに直接あるいは間接的障害を有し，脳神経学的，泌尿器科的，あるいは整形外科的に多彩な中枢神経症状を呈する場合であり，集学的治療の対象となる．特に破裂性脊髄髄膜瘤（ruptured myelomeningocele）では出生後早期に皮膚形成を用いた一次閉鎖と水頭症に対する脳室腹腔シャント術が行われる．後遺する高次脳機能障害，膀胱直腸障害，さらに脊髄病変レベルによる下肢運動器障害が患児の社会生活の質を大きく左右する．

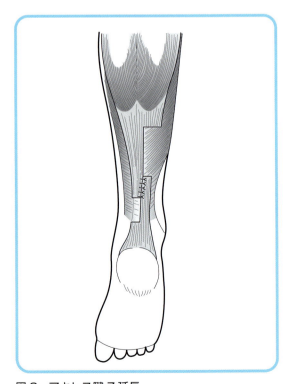

図2　アキレス腱Z延長

B 診断・評価

破裂性脊髄髄膜瘤の診断は生下時より明らかであるが，皮膚に覆われた嚢胞性二分脊椎や潜在性二分脊椎では腰仙部の瘤や仙尾部陥凹(dimple)が診断のきっかけとなることも少なくない．特に低位レベルの脊髄脂肪腫で下肢麻痺が明らかでない場合は診断が遅れることもある．MRI は脊髄自体の病変や脂肪腫と脊髄との関係を検索するうえで必須の検査である．

重症度は病変の高位により決まるが，通常は胸髄以下に存在するので麻痺症状は体幹を含む下肢に出現する．この疾患の下肢機能評価として通常用いられるのは Sharrard 分類(図3)である[3]．これは股関節の状態と残存する下肢筋力との関係により I～VI 群に分類され，各群間で脊柱変形，股関節脱臼，膝や足部の変形といった症状発現に一定の共通点がある．さらにこれら体幹・下肢症状は患児の移動能力に強い影響を与えるので重要であるが，本項では足部障害のみに言及する．

1) 胸髄レベルの麻痺(Sharrard I群)における足部障害

尖足変形を呈することが多い．これらの変形が車椅子での安定した坐位やフットレストでの足部の安定に支障をきたす場合は装具あるいは手術的な治療が考慮される．

2) 腰髄レベルの麻痺(Sharrard II～IV群)における足部障害

腰髄レベルの麻痺では足部変形はほぼ必発である．内反，外反，尖足，踵足，凹足などが単独あるいは組み合わさって多彩な変形を呈する(図4)．変形の存在

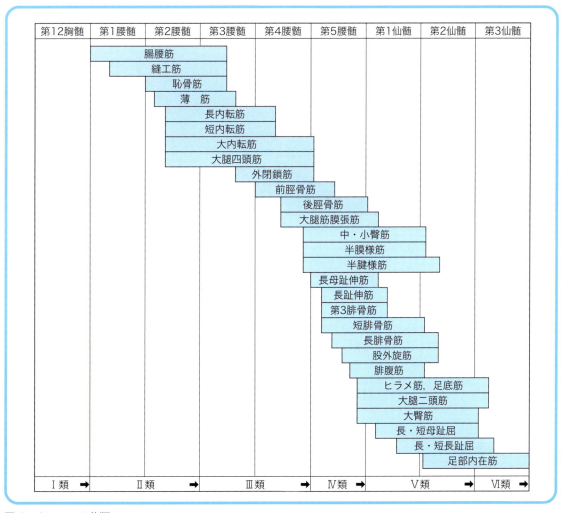

図3　Sharrard 分類
(Sharrard WJW et al: J Bone Joint Surg Br 46: 426-444, 1964 [3] を参考に作成)

Ⅱ．アドバンストピックス ── 4．小児疾患

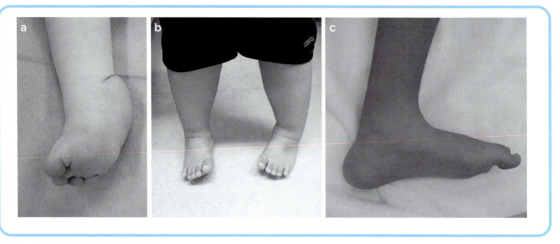

図4　二分脊椎の多彩な足部変形
　a：非常に拘縮の強い尖足変形
　b：内反変形
　c：踵足変形

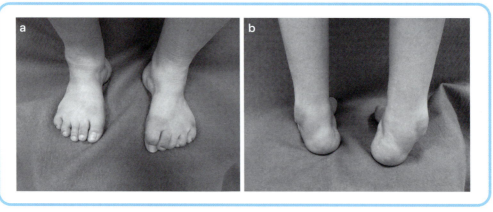

図5　脊髄髄膜瘤患児の内反凹足変形
　a：前足部内転と凹足がみられる．
　b：後足部の内反変形が著明である．

が直接移動能力に反映されるわけではないが，弛緩性麻痺による足部周囲筋の筋力不均衡と相まって歩容異常を呈する（図5）（▶動画㉛）．また，足底部への不均衡な体重負荷と知覚鈍麻のため放置すれば難治性の潰瘍（図6）を形成することがあるので注意が必要である．

3）仙髄レベルの麻痺（Sharrard Ⅴ・Ⅵ群）における足部障害

　脊柱変形はなく，股関節，膝関節の障害もないので移動能力について問題となることはない．足部変形がみられることがあり唯一の整形外科的問題点となりうる（▶動画㉜）．

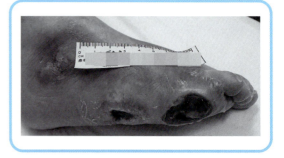

図6　二分脊椎患者の足底部褥瘡

C 保存療法

　足部変形はすべての麻痺レベルで出現する可能性はあるもののこの疾患のADLレベルを直接規定するわけではない．しかしながら変形による歩容異常，荷重部位の偏在は知覚障害と相まって褥瘡をつくり，放置すれば潰瘍や骨髄炎に進展することは前項で述べた．このような状況は患児のQOLレベルを著しく低下させるため足部障害の治療は極めて重要といえる．新生児期から初期の幼児期においては先天性内反足に対して行われるPonseti法が同症の麻痺性内反足に有効とする報告もある[4]．ただ歩行開始後の装具・矯正靴・足底挿板などは変形を根本的に解決するのではなく，使用中のみに変形や歩容を改善しうる限界のある補装具であることを認識する必要がある．つまりこれらの使用によって逆に褥瘡をつくることがあるならば治療目的としては本末転倒である．

エキスパートオピニオン

　保存療法の核心はフットケアにある．清潔，日々の目視による創有無のチェック，適切な履物の選択，などにより小さなものでも褥瘡をつくらないという予防が大切である．できてしまった褥瘡は小さいものでも完全に治るまでは免荷が必要である．装具や足底挿板の工夫で創部を免荷できれば荷重を許可してもよいが，難しい場合は思い切って非荷重を指示することも治癒への近道である．小児期では保護者の協力が不可欠である．

D 手術療法

1）軟部組織解離術

　尖足変形単独の場合はアキレス腱延長術のみでの対応が可能であるが，実際には内反尖足変形が最も多いので後脛骨筋腱，長母趾屈筋腱，長趾屈筋腱などの延長も併用する後内方解離術が必要となる．凹足変形を伴う場合は足底腱膜切離も追加する．

2）腱移行術

　軟部組織解離のみでは麻痺による筋力不均衡を解消できないと判断された場合に併用手術として必要となる．移行腱として汎用されるのは前脛骨筋腱であり，内反変形に対しては外側移行（図7）（動画㉝），踵足変形に対しては後方移行が行われる（図8）．

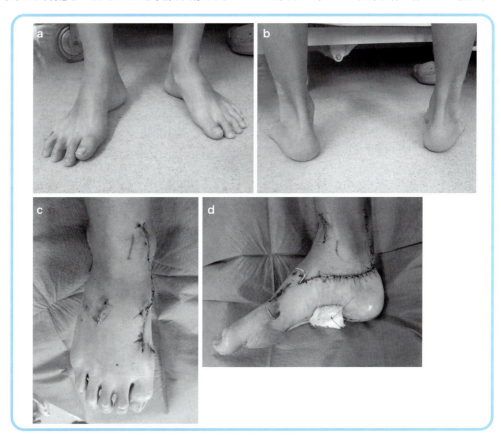

図7　右内反尖凹足変形に対する手術療法
　a，b：術前普通写真
　c，d：後内方解離術＋前脛骨筋腱外側移行術＋足底腱膜切離術＋第1中足骨矯正骨切り術の術直後

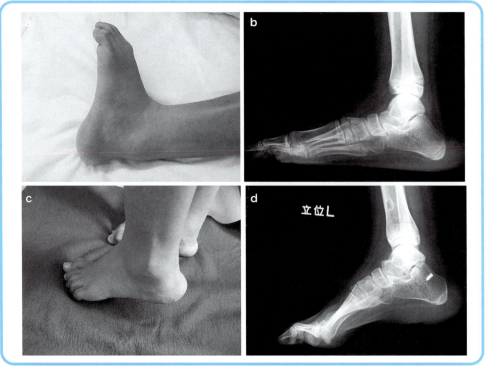

図8 左踵足変形に対する手術療法
　a：術前普通写真
　b：術前X線像
　c：前脛骨筋腱後方移行術後6ヵ月時にはつま先立ちが可能となった．
　d：術後X線像．移行腱は踵骨へインターフェランススクリューを使用して固定している．

3）関節固定術

　10歳以上の学童期で軟部組織解離術の既往がある，あるいは適切な治療を受けてこなかったなどの理由で結果的に拘縮の強い変形が遺残した場合最終的な矯正手技として選択される．三次元的に変形が遺残しているので3関節固定術でなければ対応できない．

エキスパートオピニオン

　拘縮の強いケースを除けば，二分脊椎の足部変形は麻痺による筋力不均衡と荷重や運動の影響を受けて現れてくるものなので，手術目的で麻酔をかけた場合に容易に中間位まで矯正できる場合も多い．ともすれば内方の解離は不要なのではと思うこともあるが，これを行わなければ必ず変形は再発する．一方であまり広範囲な解離を行えば逆変形をきたす可能性があり，筆者は屈筋腱群の延長のみにとどめ関節包や足根骨間の靱帯切離はなるべく行わないようにしている．また，拘縮が強くかつては3関節固定の適応と思われた変形に対して，創外固定器を使用して緩徐矯正を行う手技も近年注目されている．優れた方法である反面，疾患特性の知覚鈍麻があるので固定ピン周囲の感染コントロールに苦労した症例を筆者は1例経験した．適応には慎重な判断が必要である．

［iii］Charcot-Marie-Tooth病（CMT）

A 疾患概念・病態

　10～20歳に発症する緩徐進行型の遺伝性ニューロパチーで末梢神経障害を主病変とする．現在までに70種類以上の原因遺伝子が特定されており，同一の遺伝子異常であっても異なる臨床型を示す場合がある．

B 診断・評価

1）臨床症状

　下腿の筋萎縮が著明になると逆シャンペンボトル様下腿を呈する．末梢では手部，足部の内在筋萎縮，種々の足部変形に伴う歩行異常，強い尖足変形では鶏歩を呈する（動画㉞）．最終的には緩徐進行性に凹足，尖凹足，屈趾を呈することが多い（図9）．その他，手袋・靴下型の感覚障害，腱反射の消失，手指振戦，筋痙攣，疼痛，温度覚の低下，先端チアノーゼをきたすこともある．

2. 小児の麻痺性足部障害（CP, spina bifida, CMT）

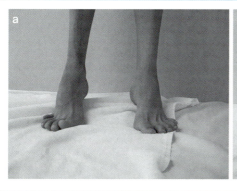
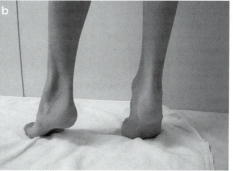

図9　CMTの尖凹足変形

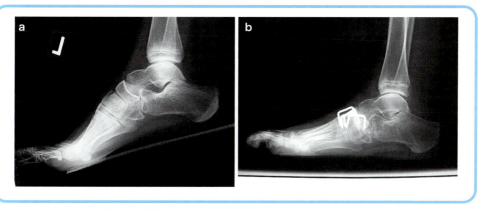

図10　CMTの凹足に対する手術療法
a：術前の最大背屈側面X線像．中足部から前足部の尖足を認め足部全体は凹足変形を呈している．
b：術後側面X線像．中足部で楔状骨切り術を行い良好な矯正を得た．

エキスパートオピニオン

足部変形としては，軽度の尖足変形で始まることが多いので診断がつくまでに時間を要する場合も少なくない．原因疾患の明らかでない尖足変形の鑑別診断としてこの疾患を念頭に置くことは重要である．家族歴の聴取も忘れてはならない．

2）検査所見

この疾患を疑えば神経電動速度は必須であり低下がみられる．遺伝子検査により原因遺伝子を特定する．また，他のニューロパシーとの鑑別のためには神経生検が望ましい．

C 保存療法

拘縮予防の理学療法，歩容改善のための装具療法があげられるが，進行性の病変であるため抵抗性の場合が多い．

D 手術療法

1）軟部組織手術

凹足に対する足底腱膜切離術，尖足に対するアキレス腱延長術，内反変形に対する後内方解離術などを単独あるいは組み合わせて行う．筋力不均衡を伴えば腱移行術も適応となる．

2）骨性手術

拘縮が著明で軟部組織の処置のみでは矯正不能な場合には骨性手術が必要である．前足部の尖足変形に対する中足骨骨切り術，凹足が強固なものに足根骨楔状骨切り術（図10），後足部の内反変形に踵骨骨切り術，内反も凹足も強固なものに3関節固定術などが行われる[5]．

文献

1) 日本リハビリテーション医学会(監修):脳性麻痺の診断(まとめ).脳性麻痺リハビリテーションガイドライン,第2版,金原出版,p.30, p.50-55, 2014
2) Graham HK et al: Recommendations for the use of botulinum toxin type A in the management of cerebral palsy. Gait Posture **11**: 67-79, 2000
3) Sharrard WJW et al: Posterior iliopsoas transplantation in the treatment of paralytic dislocation of the hip. J Bone Joint Surg Br **46**: 426-444, 1964
4) Gerlach DJ et al: Early results of the Ponseti method for the treatment of clubfoot associated with myelomeningocele. J Bone Joint Surg Am **91**: 1350-1358, 2009
5) Wicart P: Cavus foot, from neonates to adolescents. Orthop Traumatol Surg Res **98**: 813-828, 2012

3 下肢形成不全と義肢・装具療法

【キーワード】
下肢長不同，形成不全，装具療法，義肢

A 下肢長不同に対する装具療法

1）成長期における脚長不同—補高の必要性

脚長不同がある場合，眼・耳の水平感覚を維持するために，その個体にとって最も効率のよい方法で頭の位置を補正している．①短い下肢を尖足にする，②長い下肢の股関節・膝関節を屈曲させる，③骨盤を傾け可撓性に富む脊柱で代償して眼と耳を水平に保持する，の3つの場合が考えられる．小児では骨盤を傾け脊柱で代償することが最も多く，成長期の小児でこの脚長不同補正のメカニズムを放置すると不可逆性の脊柱変形を生じ腰痛など将来の二次的障害を生じる可能性がある．成長途上の小児に対しては脚延長術による脚長不同の補正が可能となったが，その手術までの待機期間あるいは手術が困難なものに対しては治療のための補高装具を処方する．可能な限り装着率を向上させ二次的障害の発生を防止する．成長終了以降に引き続き非手術的に経過観察しうるか，何らかの手術的方法で脚長不同1.5cm以内にするかについては原疾患など総合的評価が必要である．放射線治療後，リンパ管腫，血管腫など患側への手術的侵襲が著しい困難を伴う場合には機能的装具での治療が第一選択とされる．

二次的障害の予防の意味からも適切な補高を処方する必要がある．また，臨床経験からは正しい補高を処方した結果，下肢長不同の予測値より少ない脚長不同で成長が終了した症例も存在する．小児期・思春期に脚長不同が生じて成人となったものでは，脚長不同に適応した歩行パターンが確立している場合がほとんどである（図1）．脚長不同に対する手術療法は，新たに変形性関節症などを生じたとき，その治療に脚長不同の補正が加味される場合がある．

2）補高装具について必要なこと

小児にとってできるだけ快適に活動性の制限が少なく補高の目的が達せられることが必要である．このことが装着を嫌がらず治療者側の意図が十分発揮されるための前提条件となる．また，補高装具には室内では裸足であるという日本の生活習慣にも配慮が必要である．装着が面倒なものであってはなかなか装着率が向上しない．

3）補高装具の選択の基準と方法

a. 靴のインサートによる補高
市販靴に足底補高のためにインサートを入れるのは1cm強までの補高なら可能である．症例によっては屋内装具を併用する．

b. 足袋型装具による補高
足を尖足位にして補高するもので足の大きさにもよるが2.5～3cm程度まで補高可能である．ただしこの装具のまま市販靴を装用すると靴の踵部の安定性に問題をきたす場合があり，靴へのストラップの追加などが必要な場合がある（図2）．

c. 靴底による補高
靴底と靴の間を一度切り離せる構造の靴底の場合にはそこでの補高が可能である．靴底面の性状が左右異なるのは靴の機能上問題がある．左右とも新しい靴底を張って補高することも可能である．補高のために重量が増加しそのために靴がぬげる感じが生じない範囲が補高の限度である（足の大きさ・児の活動性・もとの靴の構造によって異なる）．

d. 短下肢装具による補高
靴底による補高では重過ぎて靴が脱げてしまうなどの場合にはプラスチック短下肢装具での補高を選択する．補高部分が重くても下腿装具部分での懸垂が可能となる．腓骨列形成不全など足の横軸形成不全などを合併する場合によい適応となる．補高が5～6cmになる場合にはdouble foot orthosisが機能上は有利になる（図3）．

e. double foot orthosis
歩行時の踵接地時のクッション機能，踏み返しの機能が補高装具の足部に義足足部を装着することにより正常歩行に近づけることができる利点がある．理論的には機能性義足の足部の装着も可能である．そのためには義足足部を下肢装具の下につなげるためのスペース（5～6cm）が必要である．残存する足部は装具の懸垂のために有効である（図4）．

B 前額面での異常アライメント・長軸荷重が困難な場合

手術的矯正が困難な脚長不同や著しいアライメント異常が存在するものに対しては足底に補高することで

Ⅱ．アドバンストピックス ── 4．小児疾患

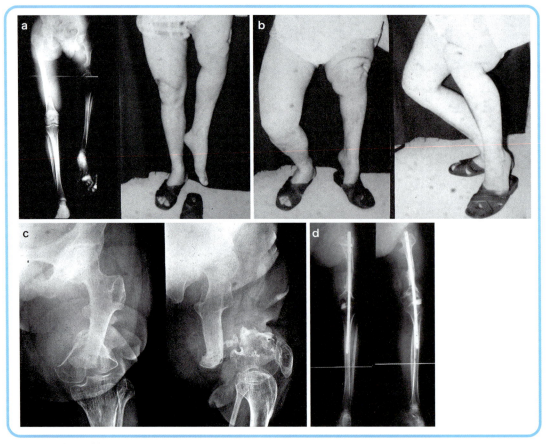

図 1 65 歳, 男性
　a, b：初診時. 子供のときの大腿骨骨折. 治療内容不明. 偽関節・脚長不同で生活. 実用長不同 30cm
　c：荷重時 X 線では偽関節部は軟部組織が挟まって安定性を得ている. ほとんど偽関節部で動いており膝の可動域ほとんどなし. 愁訴は歩行に伴う疲れと腰痛. このままで補高装具を試みることを提案するも手術療法の希望が強く手術.
　d：予定延長は得られなかったものの大腿・膝の安定性・支持性は獲得. しかし装具の重量に打ち勝つだけの股関節筋力がなく歩行は両松葉杖となった.

は何ら機能的向上が得られない場合が少なくない. この場合, 存在する下肢の延長上に足部を設置するのではなく, 下肢近位からおろした荷重線に足部を設置し下肢は下肢義足の支持部と考えた装具の処方が必要となる. 大腿・下腿の骨に手術的矯正不能の変形があり, 足部への荷重が事実上不能なものに対しては残存する下肢を義足の支持部にして義足を作製するのが現実的である (図 5).

C 矢状面での変形を伴う場合

1) 片側の股関節屈曲拘縮変形

通常両松葉杖になるが, 両脚起立補高させるには大腿部に支持面を置いた義足の処方が適応となる. 膝継手以下は通常の大腿義足の構造と同じである.

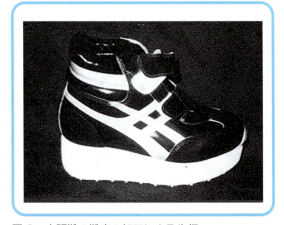

図 2 市販靴の靴底の加工による歩行
　小児では靴の消耗が激しいので靴型装具での補高より市販靴の加工のほうが経済的である. 通常の目線では補高しているのは気づきづらく, デザインも周囲の児童と同じであって受け入れやすい.

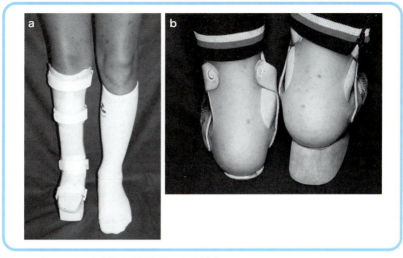

図3　プラスチック製短下肢装具による補高

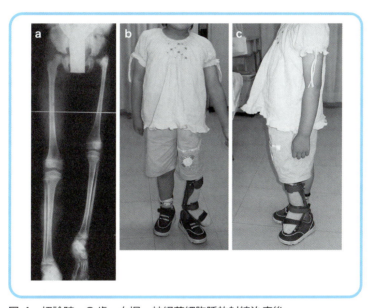

図4　初診時．6歳，女児．神経芽細胞腫放射線治療後
　　左股関節部への放射線治療による大腿骨近位の成長障害および股関節変形が存在．double foot orthosis を処方．脚長不同は進行しているが股関節疼痛はなく装具で日常生活を送っている．

2）片側の膝関節屈曲変形

　矯正不能の膝屈曲拘縮に対しては bent knee prosthesis が適応となる．両松葉杖歩行を行っているものに対して，膝立ち訓練を行い膝屈曲拘縮側の股関節機能が荷重・歩行が可能であることを確認してこの義足を処方する．膝継手には膝関節離断に対して用いる継手が選択される．義足への支持や義足の懸垂は非常に安定しているので，美容上の問題を除けば機能的には優れた選択である（図6）．

3）尖足拘縮への対処法

　一側の尖足による脚長不同は健側の補高により脚長補正する．尖足のまま生活させると膝に常に伸展ストレスが加わり二次的問題を生じることがあるので尖足側にも踵補高の装具を処方して起立時の膝過伸展ストレスを減少させる配慮が必要である．

Ⅱ．アドバンストピックス ── 4．小児疾患

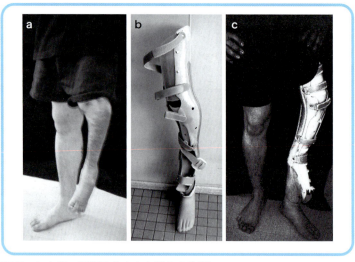

図5　左大腿・下腿骨内病変を伴う血管腫
　形成外科での手術歴はあるが左下肢での荷重不能であった．大腿から下腿に骨折を生じないよう装具で覆い下肢機能軸の延長上と思われる部分に義足足部を設置．歩行可能となった．経過中大腿骨折を一度生じたが保存的に治癒．機能的足部をつけてレクレーションスポーツも可能である．

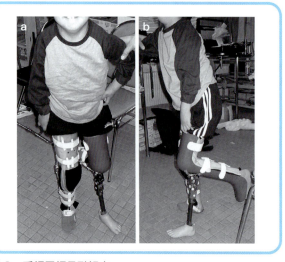

図6　手根足根骨融解症
　腎不全で腎移植待機中．膝の骨病変のため矯正不能の屈曲拘縮出現．日常生活の向上目的で bent knee prosthesis 処方．

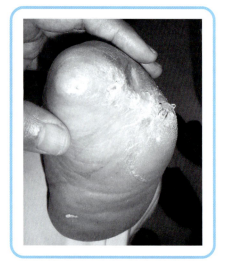

図7　足部長軸部分切断での断端部胼胝形成
　美容的足部義足では踏み返し時のレバーアームが得られず断端に胼胝を形成する．

D 足部の形成不全

1）足部の長軸の形成不全

　立位安定性は獲得されずかつ足部先端部に胼胝を形成する．欠損部を足袋型やゴム製の中足骨から趾までを美容上補う形の装具では足先端の胼胝形成は必発である（図7）．先端の皮膚障害を生じずにかつ踏み返し時の十分な支持性を装具で保障するためには下腿からの装具が必要である．また，足部の形成不全に下腿長の短縮を伴う場合には下腿義足の応用の適応がある（図8）．

2）足部の横軸の欠損・第1趾形成不全など

　残存する中足骨頭底面に胼胝を形成し，時に有痛性

3. 下肢形成不全と義肢・装具療法

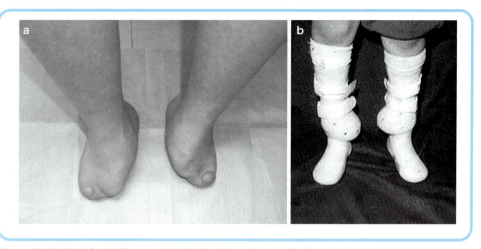

図8　先天性絞扼輪症候群による足部部分切断と下腿の形成不全
　プロポーションには膝から下の長さが大切であり残存する足部をサスペンションにしたDFOを処方した．これで学校体育などは可能．水泳などのときの対応については親御さんとよく相談，場合よっては同様の障害のある家族と相談して人前ではできるだけ隠さないことを幼小児期からやることが児の精神発達からは必要と考えている．

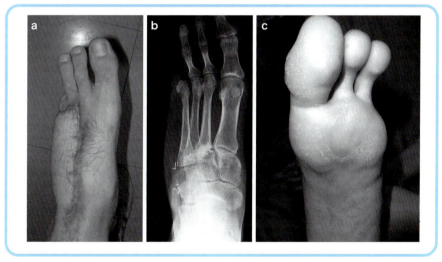

図9　足の横軸切断例
　足幅が狭くなることにより残存する中足骨頭へのストレスが増大．胼胝・滑液包を形成する．疼痛出現予防・治療のためには中足骨バーが有効である．

となる．中足骨バーを挿入するのが第一選択であるがこれで不十分な場合には短下肢装具と中足骨バーとの併用を考慮する（図9）．

Ⅱ．アドバンストピックス ── 4．小児疾患

4 足根骨癒合症

【キーワード】
足根骨癒合症，先天異常，距踵関節，腓骨筋痙性扁平足

A 疾患概念・病態

足根骨癒合症は2つまたはそれ以上の足根骨が先天的に線維性，軟骨性，骨性に癒合した状態として18世紀からその報告がみられる[1,2]．外傷後や関節リウマチによる炎症性の後天性癒合は含まれない．また，症例の多くは学童期に症状が出現するため，小児の整形外科疾患として扱われることも多い．

近年の画像技術の進歩と疾患概念の普及に伴い，日常診療においても比較的早期に診断されるようになり，身近な疾患となりつつある[3,4]．一度，臨床の場で経験するとその後の診断は比較的容易になるが，疾患そのものを経験したことがない整形外科医にとってはいまだ診断に苦慮しているのが現状である．

1）分類と頻度

足根骨癒合症は単一関節癒合のものと，2箇所以上が癒合している多関節癒合に分けることができる．後者は足根骨のほとんどすべてに及ぶ汎発性骨性癒合の形態をとることが多く，腓骨欠損や欠趾症など他の奇形を高頻度に伴うため異なった病態を呈する．一般に完全な骨性癒合が認められる場合，癒合部位自身による症状は乏しく，むしろ球状足関節による症状が主となることが多い[5]．日常診療上よく見かけられるのは前者の単一癒合による障害で，病因としては胎生期における足根骨原始間葉系の分節障害によるという説が最も一般的とされている．文献上での発生頻度は，おおむね1％以下とされている[6,7]．しかし近年の画像診断の進歩，特にCT撮影による距・踵骨癒合症の診断率は飛躍的に向上しており，無症候性を含めると実際にはさらに多いものと考えられている[3,4]．両側例の報告も，文献や癒合部位によりかなり差がみられるが（22～80％），約半数以上にみられるとするものが多い[8]．性差については，男女ほぼ同率かあるいは男性にやや多くみられるとする報告が多い[7,9]．

足根骨癒合症の臨床像は癒合している部位により大きく左右されるため，一般に癒合部位による分類が多用されている．そのなかで臨床上，最も重要となるのは距・踵骨癒合症と踵・舟状骨癒合症であり，欧米では両者が約半数ずつを占めるとされている[7]．しかし，わが国では舟状・第1楔状骨癒合症も比較的多くみられるのが特徴であり，発生に人種特異性が関与することが示唆される[3,9]．

2）病態

足根骨癒合症の本態は，元来良好に動くはずの2つの骨（癒合している2つの骨）の可動性が，線維軟骨性の不完全癒合または骨性の完全癒合により制限される

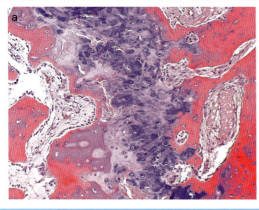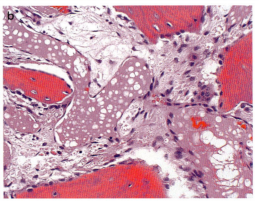

図1 足根骨癒合症の病理組織像
 a：癒合部の弱拡大像（HE染色）．線維軟骨性癒合部の基質には亀裂と変性がみられ，境界部の骨内には血管増生が観察される．
 b：癒合部–骨の境界部の強拡大像（HE染色）．癒合部との境界面では破骨細胞と骨芽細胞による活発な修復像が観察される．

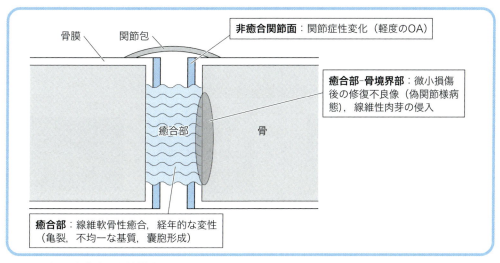

図2　足根骨癒合症の病態模式図

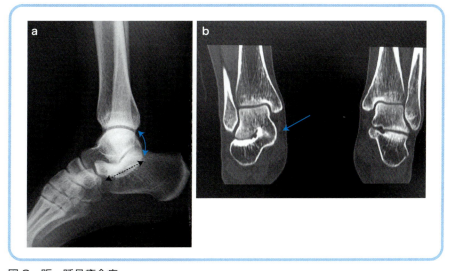

図3　距・踵骨癒合症
　19歳，女性．右骨性癒合例．骨性に癒合しているため，不完全癒合症にみられるような癒合部の機械的損傷はみられず，疼痛はまったくみられない．
　a：単純X線側面像：載距突起は後方に拡大し（両端黒破線矢印），C sign（両端青矢印）が著明である．
　b：CT冠状断像：右側で骨性癒合（青矢印）がみられる（反対側は正常）．

ことにある．その際，疼痛を有する症例の多くは不完全癒合であり，病理組織学的には癒合部および癒合部周囲骨内（軟骨下骨領域）にみられる種々の機械的損傷による変性所見（癒合部基質の亀裂，囊胞形成，癒合部・骨境界部の微小骨折）とその修復像が本体と考えられている（図1，図2）．つまり，不完全ながらも可動性が認められるがゆえに，過度の運動や外傷により癒合部自身に異常な応力が加わり，癒合部および両骨内に機械的損傷が引き起こされ，その後の修復不良像を呈していると考えられる．病理組織学的には，骨折後の偽関節様病態あるいは二分膝蓋骨や有痛性外脛骨に認められる骨化核癒合不全状態とほぼ同様の所見である[10]．そのため骨性癒合を呈している場合には，成人期においてもまったく疼痛を訴えず経過している症例もある（図3）．癒合部自体は軟骨性基質が豊富なため，神経終末は存在しないことが知られている．癒合関節の関節包，骨膜，癒合骨の骨髄内には疼痛受容器である自由神経終末や感覚受容器が存在しており，疼

Ⅱ．アドバンストピックス ── 4．小児疾患

表1　癒合部位による特徴と有用な画像検査法

癒合部位	距・踵骨	踵・舟状骨	第1舟状・楔状骨
好発年齢	中学生～30歳	小学生～10歳代	20歳代～中・高年層
臨床症状	・内果後下方の疼痛（++） ・可動域制限・骨性隆起 ・足根管症候群・腓骨筋痙性	・外果前方の疼痛（++～+++） ・可動域制限・腓骨筋痙性	・中足部内側の疼痛（+）
圧痛部位	内果後下方	外果先端前方	中足部内側
単純X線撮影	足関節外旋位正面・側面	足部斜位・足関節側面	足部背底・側面
CT撮影	冠状断・矢状断・3D	足部水平断・3D	足部水平断・矢状断

痛の発生機序に関係しているものと考えられる[10]．

B 診断・評価

1）症状

代表的な症状は疼痛と可動域制限である．症状の発現時期は足根骨の骨化が進み，患者の活動性，運動性が増大する思春期以降に多くなる傾向にあるが，成人期までまったく無症候性に経過し，過度の運動や足関節捻挫などの外傷によりはじめて発症することも比較的多い[11]．以下のように症状の特徴は癒合部位により異なっている（表1）．

a. 距・踵骨癒合症

同部の骨化が進むのは12歳から16歳とされており，発症時期もほぼ同じ時期である．ちょうど中学生のクラブ活動での運動量が増加する時期とも重なっている．初期には後足部全体の運動時痛や疲労感といった症状から始まるが，この時期に診療に訪れることはそう多くなく，診断にはいたらないことも多い．スポーツ活動による軽微な外傷を受けたのちに「いつまでも疼痛がひかない」，「痛い部分をよくみると膨れている」，「正座すると痛くなった」といった訴えで来院されることが多い．成人期には長距離歩行後（特に不整地）の距骨下関節に沿った違和感，疲労感を訴える．圧痛は癒合部位のみでなく，広く距踵関節周囲や距舟関節にも及ぶことがある．距踵関節の可動域制限が観察されるが，腓骨筋痙性（peroneal spasm）のみられる症例では特に可動域制限が著明であり，踵骨は外反を呈する．内果の後下方に癒合部位に一致した骨性隆起（図4）がみられることが多く，片側例の場合，健側と比較することで診断が容易となる．骨性隆起が大きい症例やガングリオンを併発している症例（図5）では足根管症候群（tarsal tunnel syndrome）を呈することもあり，足根管部でのTinel徴候や足底部の知覚障害やしびれ感を認めるようになる[12]．

b. 踵・舟状骨癒合症

同部の骨化が進むのは8歳から12歳とされているため，前述の距・踵骨癒合症よりやや若年齢で発症することが多い．疼痛・圧痛は足根洞のやや前方にみられ，概して前述の距・踵骨癒合症よりも強いことが多い．年齢とともに増強し歩行困難を訴えることもある．足関節捻挫で内返し強制後に疼痛が増強し，同時に腓骨筋痙性を呈するようになり足部の可動域制限が著明となる．強い腓骨筋痙性のため「靴下が履きにくい」「靴を履くときに痛い」と訴えて来院することもある．そのため，初診時に腓骨筋痙性を訴えて来院する子供には，踵・舟状骨癒合症を念頭に入れた診察が必要となる．

c. 舟状・第1楔状骨癒合症

中足部内側から底側にかけての疼痛が一般的であるが，比較的軽いため放置されていることが多く，外傷を契機にX線検査で偶然発見されることも少なくない．疼痛や違和感が長時間の立ち仕事や運動後，正座時にみられる．元来可動域の小さな関節であるため，可動域制限による症状はほとんど認められない[3]．

2）診断

上記のような特徴的な臨床症状と，正確な疼痛・圧痛部位の把握，および適切な画像検査にてほぼ診断可能であるが，早期診断については診察時に前もって本疾患の存在を認識しているか否かが大きな鍵となる．小学校高学年から高校生で，スポーツ活動や軽微な外傷に関連した距骨下関節周囲の疼痛を訴える場合，本疾患を疑っての検索を進めていく必要がある．

単純X線像では，いずれの部位の癒合症も足根骨の骨化が進む10歳代に病変部の特徴が明瞭となってく

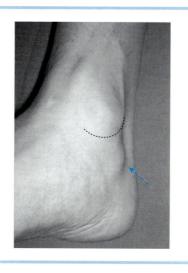

図4 距・踵骨癒合症に観察される骨性隆起
　内果(黒破線)後下方の足根管にほぼ一致した部位に骨性隆起が観察される(青矢印).

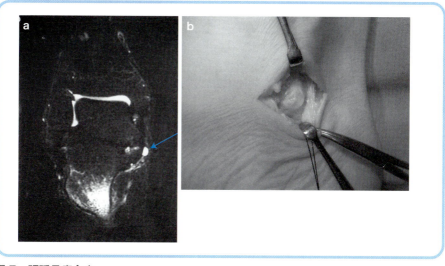

図5 距踵骨癒合症
　a：23歳．距踵骨癒合症．MRI(STIR冠状断)．癒合部先端でのガングリオン(矢印)が明瞭に写し出されている．
　b：23歳．距踵骨癒合症．術中写真．ガングリオンが確認された．

る．不完全癒合はX線上，関節裂隙の狭小化，軟骨下骨の硬化像，不整像として認められ，時に囊腫形成や小さな副骨様の骨片を伴う症例もある．MRIにて癒合部およびその近傍の骨内変化やガングリオンの存在などがさらに明瞭となる．骨化時期以前の幼少期の診断にはMRIや超音波検査が有効となることがある[13].

　a. 距・踵骨癒合症

　単純X線正面像では病変部を捉えにくいが，15°〜20°外旋位撮影にて距踵関節内側の突出が明瞭となる．側面像では後距踵関節(posterior facet)の不明瞭化，不整像，肥大像，載距突起の後方への延長，C sign[14]として認められることが多く(図3a)，距骨後突起の異型や後方への突出がみられる場合にも本症を疑う．また距踵関節の可動域が制限されることにより，距舟関節での代償性変形と考えられる距骨頭の嘴状変形(beaking)が認められることもある．また踵骨軸射像にて後距踵関節面の不整，突出像が確認される．最も診断的価値の高い画像検査は冠状面CT断層撮影である[15](図3b)．癒合部位の形状，範囲が明瞭に写し出され，距踵関節外側の変形を確認することも可能であるため，手術法の選択，切除範囲の決定には不可欠と考えられる．近年，3D-CTの応用により癒合部の形態

がより明瞭に把握することが可能となっている(図6).単純X線側面像で本疾患を疑った場合,冠状面CTで確定診断にいたる.

b. 踵・舟状骨癒合症

単純X線の足部斜位像で最も明瞭に写し出される(図7a).踵骨前方突起が舟状骨側に延長しており,両骨間には不整像がみられる.側面像で観察される踵骨前方突起の"anteater nose"も有用な所見である(図7b)[16].CT断層撮影は水平面で両骨間の不整像が確認できるが,距踵間癒合症ほど有用ではない.

c. 舟状・第1楔状骨癒合症

単純X線背底像にて舟状・第1楔状関節内側を中心とした関節裂隙の狭小化,不整像がみられる(図8a).時に嚢腫形成を認める.側面像では関節の足底側に同様の所見が認められる.これらの所見はCT断層撮影により明瞭となり(図8b),術式の選択には有用である[3].

C 保存療法

いずれの部位における足根骨癒合症においても,初期治療の原則は保存療法である.特に骨端線閉鎖前の少年期症例に対しては,早期から手術療法を選択せずに可能な限り保存療法で対処する.明らかな外傷を契機に発症した症例では,安静のための2〜3週間の下腿ギプス固定またはサポーター固定を行ったのち保存療法に移行する.

①スポーツ活動・運動量の制限と変更:本疾患の発症に関しては,骨性構造が急速に成長する時期に,学校でのクラブ活動などで運動量が急激に増加することが大きな誘因となっている.そのため運動量の制限や変更を行うことで,ある程度の症状緩和が得られる.

②消炎鎮痛薬,外用剤の投与:外傷を契機とする発症に対しては,外傷初期に安静とともに消炎鎮痛薬や外用剤の投与を行う.しかし長期にわたる投与は避けるべきであり,慢性期にはスポーツ活動に伴う症状の増減に応じた使用にとどめる.

③足底挿板の着用:縦アーチ保持のためのアーチサポートに加え,踵部の安定感を増強させるためのヒールカップをデザインした足底挿板を作成し着用させる.

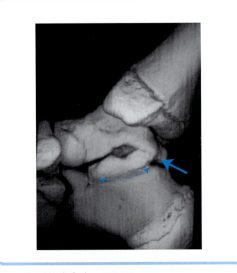

図6 距踵骨癒合症.3DCT
載距突起は後方に拡張しており(青破線↔),後距踵関節に不完全癒合が観察される(青矢印).

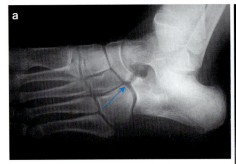
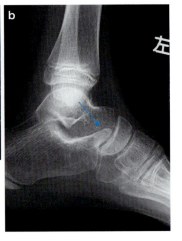

図7 踵・舟状骨癒合症
a:単純X線足部斜位像.踵骨前方突起と舟状骨外側との間が接近し,不整像(矢印)がみられる.
b:単純X線足部側面像.踵骨前方突起が上方に伸びたanteater nose(矢印)が特徴的である.

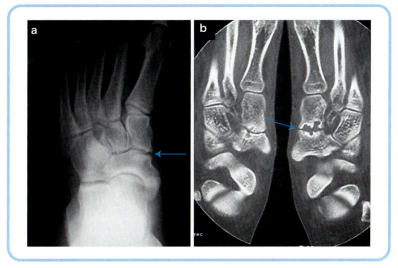

図 8　舟状・第 1 楔状骨癒合症
　a：単純 X 線足部背底像．舟状・第 1 楔状骨間に関節裂隙の狭小化・不整像がみられる（青矢印）．
　b：CT 水平断像．舟状骨・第 1 楔状骨間の不整像がより明瞭となる（青矢印）．

不整地や長距離歩行での距骨下関節に対する負担が軽減され効果的である．特に内側縦アーチに関連した部位にみられる舟状・第 1 楔状骨癒合症では，足底挿板の着用にて大部分の症例で症状の軽快がみられる．競技スポーツでは，種目に応じたスポーツシューズ内にフィットさせるように成型して装着させる．

　④サポーターの着用：スポーツ活動に際し，軟性または半硬性装具を装着させる．主として距骨下関節の安定性を獲得して負荷を軽減するのが目的である．長期間の使用は下腿筋萎縮をきたすため，使用は最小限にとどめるよう注意する．

　⑤局所注入療法：疼痛が強い場合や，腓骨筋痙性が強く歩行に支障が出ている場合には局所麻酔薬の注入を行っている．距・踵骨癒合症では外果後下方から後距踵関節内に，踵・舟状骨癒合症では足根洞に注入する．症状に応じてステロイド剤を加えることもあるが多用しないように心がける．

　⑥下腿三頭筋ストレッチング：長期にわたる腓骨筋痙性や局所の疼痛が持続している症例では，下腿三頭筋を中心とする筋・腱の拘縮傾向がみられる．そのため痙性や疼痛が改善した段階で，下腿三頭筋のストレッチングを開始し柔軟性の回復を心がける．

D　手術療法

前述した保存療法をいくつか組み合わせることで治療効果を期待できるが，学校に通う少・青年期において保存療法を徹底して継続することは困難なことが多い．少なくとも 3 ヵ月間以上，できれば 6 ヵ月間の保存療法を徹底して行い，個々の日常生活における改善度を評価する．最終的に日常生活，就学（特に体育の授業），就労などに支障が出る場合には，手術療法を勧める．

スポーツ活動での疼痛を訴えるアスリートの場合，保存療法に加え運動パフォーマンスを調整することである程度の改善は得られるが，それを継続することは本人にとって納得のいく治療法とは言い難い．そのためスポーツ活動への早期復帰を目指すことを主な目標とする場合には，手術療法を選択することが多くなる．手術時期については本症の多くが就学中の学生であることから，春，夏，冬休みを待って行うことが多くなる．

結果的に手術療法へと移行することが多いのは，一般に強い疼痛を訴えることが多い踵・舟状骨癒合症であり，次いで距・踵骨癒合症である．踵・舟状骨癒合症では腓骨筋痙性，距・踵骨癒合症では腓骨筋痙性や足根管症候群などを併発していることも多く，軽快しない場合には手術療法に移行しやすい．舟状・第 1 楔状骨癒合症は無症候性のものも多く，足底挿板を主とした保存療法によく反応し手術療法を要するものは比較的少ない．

a．距・踵骨癒合症

術式としては癒合部切除術または距踵関節固定術，3 関節固定術（triple arthrodesis）が選択される．実際には若年層に対する癒合部切除術が大半を占め，早期診断に留意すれば良好な成績が期待できる[11]．特にスポーツ選手など若年症例に対しては早期の癒合部切除

術が勧められる[17]．関節固定術は，原則的に距踵関節外側や隣接関節における変形性関節症性変化，後足部の外反変形が認められる症例にのみ適応となる．固定術に関して，欧米では3関節固定術が比較的多用されているが，わが国では正座を要する生活様式などを考慮すると距踵関節固定のみにとどめておくほうが望ましい[4]．手術に際しては術前の画像診断にて癒合範囲の把握，切除範囲の決定が最も重要である．

b. 踵・舟状骨癒合症

術式としては癒合部切除術または3関節固定術が選択される．距踵間癒合症と同様に，早期の癒合部切除術で比較的良好な成績が得られているが[16,17]，隣接関節の関節症性変化が認められる症例には3関節固定術が適応となる．このタイプの癒合症では10歳代前半での手術となることも多く，再癒合傾向が比較的高率にみられているため[16]，切除術に際して取り残しのないように十分注意する必要がある．さらに切除後の踵骨，舟状骨間には再癒合防止のために短趾伸筋や遊離皮下脂肪組織を充填する術式も報告されている[16,18]．

c. 舟状・第1楔状骨癒合症

舟状・第1楔状骨間関節は，元来可動域の小さい関節であり，さらに発症年齢が比較的高齢であることより，手術療法としては関節固定術を選択することが多い．ただ大部分が保存的治療にて軽快するため，手術にいたる症例は他の癒合症に比して少ない[3]．スポーツ選手の若年例では舟状・第1楔状関節の足底側にみられる癒合部のみを切除することで，スポーツ活動への早期復帰が可能となるが，現在のところまだ長期成績は不明である．

保存療法で効果のある症例での再発は少なく予後良好である．癒合部切除術，関節固定術ともにその中期成績はおおむね良好であるが，踵・舟状骨癒合症の少年期における癒合部切除術後において，再発が比較的高率に認められることには留意すべきである．再発症例では成長期での再手術は避け，骨成長が完了するのを待って再手術に踏み切るが，現時点では3関節固定術が最も信頼性が高いとされている[19]．

文献

1) Cowell HR et al: Tarsal coalition: review and update. Instructional Course lectures **31**: 264-271, Park Ridge, III, 1982, American Academy of Orthopaedic Surgeons.
2) Mosier KM, Asher M: Tarsal coalitions and peroneal spastic flat foot: a review. J Bone Joint Surg **66-A**: 976-984, 1984
3) Kumai T et al: Isolated first naviculocuneiform joint coalition. Foot Ankle Int **17**: 635-640, 1996
4) 熊井 司：足根骨癒合症．図説 足の臨床，第3版，高倉義典（監修），メジカルビュー社，東京，p.100-105, 2010
5) Takakura Y et al: Genesis of the ball-and-socket ankle. J Bone Joint Surg **68-B**: 834-837, 1986
6) Leonard MA: The inheritance of tarsal coalition and its relationship to spastic flat foot. J Bone Joint Surg **56-B**: 520-526, 1974
7) Stormont DM, Peterson HA: The relative incidence of tarsal coalition. Clin Orthop **181**: 28-36, 1983
8) Ehrlich MG, Elmer EB: Tarsal coalition. Disorders of the Foot and Ankle, 2nd Ed, Jahss M (ed), WB Saunders, Philadelphia, p.921-938, 1991
9) Takakura Y et al: Symptomatic talocalcaneal coalition, its clinical significance and treatment. Clin Orthop **269**: 249-256, 1991
10) Kumai T et al: Histopathological study of nonosseous tarsal coalition. Foot Ankle Int **19**: 525-531, 1998
11) Scranton PE: Treatment of symptomatic talocalcaneal coalition. J Bone Joint Surg **69-A**: 533-538, 1987
12) Takakura Y et al: Tarsal tunnel syndrome caused by coalition associated with a ganglion. J Bone Joint Surg **80-B**: 130-133, 1998
13) Denning JR: Tarsal Coalition in Children. Pediatr Ann **45**: e139-e143, 2016
14) Lateur LM et al: Subtalar coalition: diagnosis with the C sign on lateral radiographs of the ankle. Radiology **193**: 847-851, 1994
15) Sarno RC et al: Computed tomography in tarsal coalition. J Comput Assist Tomogr **8**: 155-160, 1984
16) Gonzalez P, Kumar JS: Calcaneonavicular coalition treated by resection and interposition of the extensor digitorum brevis muscle. J Bone Joint Surg **72-A**: 71-77, 1990
17) Elkus RA: Tarsal coalition in young athlete. Am J Sports Med **14**: 477-480, 1986
18) Moyes ST et al: The interposition of extensor digitorum brevis in the resection of calcaneonavicular bars. J Pediatr Orthop **14**: 387-388, 1994
19) Luchmann SJ, Schoenecker PL: Symptomatic talocalcaneal coalition resection: Indication and results. J Pediatr Orthop **18**: 748-754, 1998

5 骨端症

【キーワード】
舟状骨無腐性壊死（Köhler 病），踵骨骨端症（Sever 病），第 5 中足骨基部骨端症（Iselin 病），有痛性外脛骨

　骨端症とは骨端核の内軟骨化が障害されている状態であり，病態は二次骨化核の無腐性壊死である．原因は繰り返される微小外傷や付着する腱による牽引力によって起こる慢性的なストレス，または血行障害により起こると考えられる．
　骨端症は扁平骨の無腐性壊死型，腱付着部に生じる牽引型，骨端線障害型がある．本項では小児の足部に発症する骨端症について述べる．

[i] Köhler 病

A 疾患概念・病体

　Köhler 病は足舟状骨の無腐性壊死で 1908 年に Köhler により報告された．好発年齢は 5〜6 歳で男児に多く約 20％が両側例に発症する[1]．原因は骨化異常，血流障害，外傷，感染などの説があるがいずれも明らかでないが，舟状骨は足内側アーチの頂部に存在し荷重の際足前後の骨に挟まれて負荷がかかるため運動時の同部位へのストレスが誘因となっていると考えられる．

B 診断・評価

　臨床症状は歩行時，運動時の足部内側の痛み，舟状骨部の腫脹，圧痛などで単純 X 線像では舟状骨の前後像の減少，骨硬化像，分節化などが確認される（図1）．

C 治療

　治療は，安静，免荷，アーチサポートの使用やギプス固定などが行われる[1]．予後は良好で通常 2〜3 年の間に修復される．修復されるまでアーチサポートなどの使用が望ましい．

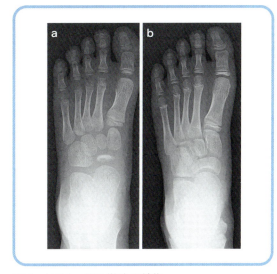

図 1　Köhler 病の単純 X 線像
　a：3 歳，女児．単純 X 線像で舟状骨の前後像の減少，骨硬化像を認める．
　b：7 歳時．舟状骨は自然修復されている．

[ii] 踵骨骨端症（Sever 病）

A 疾患概念・病態

　踵骨の骨端症で踵骨の二次骨化核が癒合する前に発症する．1912 年に Sever によって報告されたため Sever 病と呼ぶ[2]．原因は運動時にかかる踵への衝撃とアキレス腱の持続的な牽引による微小外傷によって起こると考えられる．

B 診断・評価

　10 歳前後の学童期に発症し踵骨結節部の痛みを訴える．また，踵骨結節部周囲に圧痛を認めることもあるが発赤や腫脹は認められないことが多い．単純 X 線像では骨端核の分節化，骨硬化像，骨端線の拡大や不整像などがみられる（図2）が，これらの所見は無症状でもみられることがある[3]．また，症状はあってもこのような像を呈さないこともあり，臨床症状を重視すべ

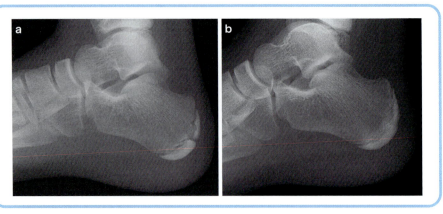

図2 Sever病の単純X線像
　a：10歳，女児．踵部痛があり単純X線側面像で踵骨の骨端核の分節化を認める．
　b：12歳時．踵部痛は改善し単純X線像も改善．

きである．

C 治療

　治療は保存加療が主であり安静（運動制限），免荷，症状が強い場合はギプス固定が行われる．アキレス腱の負荷を軽減させるためヒールの高い足底板の使用なども有効である．症状を繰り返すこともあるが予後は良好で機能障害を残すことはない．

[ⅲ] Iselin病

A 疾患概念・病態

　Iselin病は1912年 Iselin[4]により報告された第5中足骨基部の骨端症である．

　第5中足骨基部の骨端核の出現頻度は12〜15％で，10〜15歳で出現し，15〜16歳で閉鎖する．第5中足骨基部の骨端核は第5中足骨基部の外側，底側に存在し短腓骨筋腱が付着しており，歩行時には第5中足骨基部には強い牽引力が加わる．反復する外傷および短腓骨筋腱，小趾屈筋，小外転筋などの牽引力により骨端部にストレスが加わることが原因と考えられ，捻挫など軽微な外傷を機に発症する．

B 診断・評価

　第5中足骨基部の痛みを訴え来院し，軽度腫脹を認めることもある．診断には単純X線斜位像が有用である．骨端核の不整や分節化などがみられる．鑑別としては第5中足骨基部の剥離骨折があるが鑑別のポイン

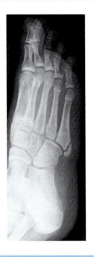

図3 Iselin病．13歳，女児
　第5中足骨基部の骨端核の分節化を認める．骨折の場合，骨折線は骨幹部にほぼ垂直に生じるので鑑別可能である．

トは骨折のX線像は骨幹部にほぼ垂直に生じるのに対し，骨端線は骨幹部にほぼ平行であるため比較的容易に鑑別可能である（図3）．

C 治療

　治療は安静，消炎鎮痛薬，足底板装着などでほとんどの症例が保存的に治癒するが治療に抵抗する場合は骨片摘出や骨接合術などの手術も検討される[5]．

[iv] 有痛性外脛骨

A 疾患概念・病態

舟状骨内側にみられる副骨障害であるが，外脛骨には後脛骨筋腱が付着しており，その牽引力により外脛骨の不安定生が生じ症状が出ることから腱付着部に生じる牽引型の骨端症といえる．外脛骨は舟状骨内側の骨性隆起で主に歩行時やスポーツ時に足内側に痛みを生じる．外脛骨自体は正常の偏位であるが，発生頻度は20%前後で足部の副骨のなかで最も多くみられる．大多数が両側性で女児に多いという報告が多い．外脛骨の骨化時期は8歳以降との報告があり有痛性外脛骨の確定診断がなされるのは9〜10歳以降となる．症状を有するのはほとんどがVeitch Type II [6)]である．Type II の結合部の病理組織は膠原線維増生を伴う線維性結合組織がみられ偽関節と同様の状態と考えられる．微小外傷により舟状骨と外脛骨の間の軟骨に損傷をきたし，また後脛骨筋腱付着部には後脛骨筋腱による強力な牽引力が働くため同部位に動揺性を生じ痛みが生じると考えられる．よって痛みは主に外脛骨の骨性隆起部に起こる炎症性滑液包炎とType II にみられる外脛骨と舟状骨の間の偽関節による痛みと考えられる．

B 診断・評価

歩行時痛や運動時痛に足部内側の痛みを訴えて来院する．10〜15歳の思春期でスポーツ活動を行っている者に多い．舟状骨内側に骨性隆起を触れ，同部位の圧痛，熱感，発赤などがみられる．また，扁平足を合併する症例もある．足部単純X線正面像，および側面像でも診断は容易に行える（図4）が3D-CTではより明瞭に外脛骨と舟状骨の分離部を確認できる．

C 保存療法

治療は安静，アーチサポートの使用などの保存加療を行うが症状が強い場合はステロイドの局所注射を行ったり，アーチをしっかりとモールディングした膝下ギプスを3週間ほど使用すると効果的である[7)]．

D 手術療法

再発を繰り返すもの，スポーツ選手などで長期の安静が困難なもの，スポーツへの早期復帰を希望するものには手術の適応となる．

手術は外脛骨の単純摘出，外脛骨を摘出し後脛骨筋腱を舟状骨へ縫縮するもの，外脛骨の舟状骨への骨接合がある．いずれの術式においても後脛骨筋腱の機能不全を避けるように注意が必要である．

エキスパートオピニオン

筆者らは痛みの原因が骨性隆起部に起こる炎症性滑液包炎と外脛骨と舟状骨の間の偽関節部の動揺性によると考え偽関節部を切除し骨性隆起を低下させ外脛骨を3.0mmのキャンセラススクリューを用いて骨接合を行っている（図5）（▶動画㉟）．しかし小児で骨片が小さくスクリューでの固定が困難である症例にはスーチャーアンカーを用い後脛骨筋腱ごと外脛骨を舟状骨へ縫縮している[8)]．

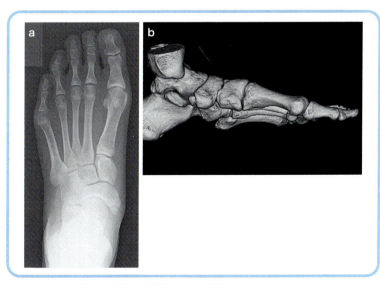

図4　有痛性外脛骨の単純X線像と3D-CT
　a：14歳，女児．左有痛性外脛骨（Veitch Type II）．
　b：3D-CTではより明瞭に外脛骨と舟状骨の分離部を確認できる．

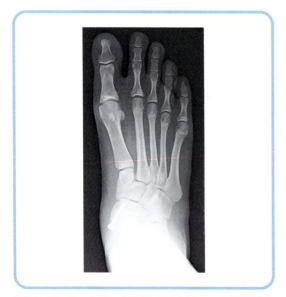

図5　12歳，女児．外脛骨をスクリューを用い固定

文献

1) Ippolito E et al: Köhler's disease of the tarsal navicular: long-term follow-up of 12 cases. J Pediatr Orthop **4**: 416-417, 1984
2) Sever JW: Appophysitis of the os calcis. NY Med J **95**: 1025-1029, 1929
3) Rachel JN et al: Is radiographic evaluation necessary in children with a clinical diagnosis of calcaneal apophysitis (sever disease)? J Pediatr Orthop **31**: 548-550, 2011
4) Iselin H: Wachstumsbesschwerden zur Zeit der Knochern Entwicklung der Tuberositas metatarsi quinti. Deutsche Zeitschrift fur Chirurgie **117**: 529-535, 1912
5) 大西純二ほか：【足関節・足部疾患の最新治療】疾患各論―足部の変形・障害―骨端症・骨壊死―第5中足骨粗面部骨端症（Iselin 病）およびその遺残障害．別冊整形外科 **69**: 103-107, 2016
6) Veitch JM: Evaluation of the kinder procedure in treatment of symptomatic accessory tarsal scaphoid. Clin Orthop Relat Res **131**: 210-213, 1978
7) 大関　覚：成長期の足底腱膜炎，有痛性外脛骨の診断と治療．骨・関節・靱帯 **19**: 335-340, 2006
8) 垣花昌隆ほか：小児の有痛性外脛骨に対する舟状骨との骨接合．日足の外科会誌 **32**: 119-122, 2011

6 Freiberg病

【キーワード】
中足骨，無腐性壊死，骨切り術

A 概念

Freiberg病は1914年にFreibergにより第2中足骨頭の不全骨折(infraction)として報告された疾患である[1]．1924年にKöhlerが詳細に報告し，第2 Köhler病とも呼ばれている[2]．病態は中足骨骨頭部の無腐性壊死であり，進行すると骨頭は陥没し，変形性関節症に移行する．Carmontらによれば，好発部位は第2中足骨で，全体の68％であり，次いで第3中足骨(27％)，第4中足骨(3％)の順であった[3]．思春期の女性に多く，大部分片側例であるが，両側例も認められる．

B 病因

成長期の10歳代女子に多く，病因は，特定されていないが，繰り返される軽微な外傷や中足骨への過負荷が中足骨頭への血液供給を妨げ，虚血・骨吸収・圧壊をきたすと考えられる．これらが続くと，血流障害が生じ，骨頭壊死の状態に陥る[4]．

C 臨床症状

前足部中足趾(metatarsophalangeal：MTP)関節部を中心に足背の腫脹を認める．MTP関節の背屈時に疼痛が起こり，特に踏み返し動作の際に強い．歩行時や歩行後には鈍痛が続く．MTP関節の背屈を強制すると疼痛を誘発できる．しばしば足底側に軽度の胼胝を形成している．

D 画像検査

足部の立位正面と側面の単純X線写真と，斜位のX線写真を撮影し(図1)，壊死範囲の評価にはMRIを用いる(図2)．病期評価にはSmillie分類やGauthier分類が用いられる[5]．前者のSmillie分類はStage 1～5，後者のGauthierはStage 0～4の5段階に分けている(図3)．

CTは三次元画像やMPRを再構築すると，壊死領域の形態や範囲が立体的に判明し，術前計画が行いやすくなる(図4)．

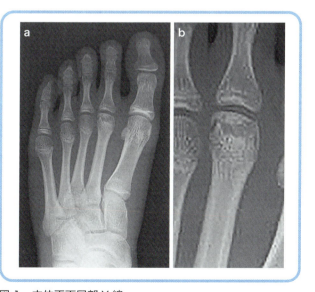

図1　立位正面足部X線
　　第2中足骨の壊死所見を認める．壊死所見と関節の陥没が認められる．

E 保存療法

初期の症例では保存療法を行うことが推奨されている．運動の制限を行い，横アーチ，内側縦アーチを確保し硬い裏打ちをして，踏み返しを制限する足底挿板（アーチサポート，中足骨パッド）を症状が消失するまで使用させる．

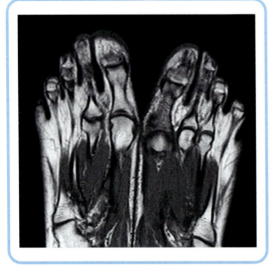

図2　MRI T1強調像
　左第2中足骨頭の壊死所見を認める．

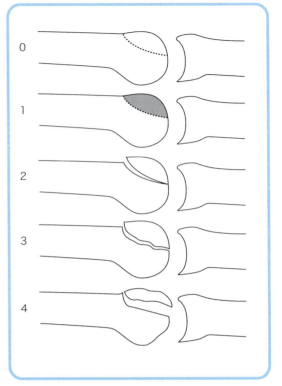

図3　Gauthier 分類
　Stage 0：亀裂骨折
　Stage 1：壊死．骨吸収が始まる
　Stage 2：亀裂が明らかになり，陥没が起こる
　Stage 3：分離し遊離体を形成
　Stage 4：変形性関節症となる

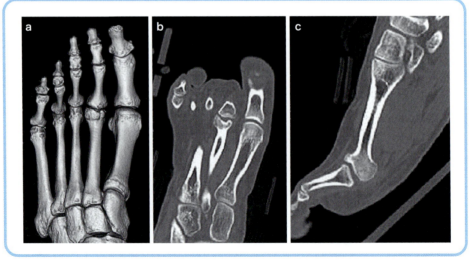

図4　CT像
　3D-CTで第2中足骨頭の陥没所見を認める．MPR像を構築するとより明瞭に観察される．矢状断では背側に骨棘形成を認める．

6. Freiberg病

エキスパートオピニオン

初期症例では中足骨パッドを用いた保存加療を選択することがあるが，素因があって起こっている傷害であり，漫然と経過を観察すべきではない．症状の緩和が認められない場合や，Gauthier分類Stage 2以上に進行している症例では，手術療法を選択する．

F 手術療法（動画㊱）

病期や，壊死範囲を考慮して術式が選択され，①ドリリング，②関節鏡視下デブリドマン，③骨軟骨移植，④シリコンによる人工関節，⑤関節形成術などが提唱されている．エビデンスのある術式は，初期例に対するデブリドマンと骨切り術である[5]．中足骨頭を免荷するための中足骨短縮骨切り術と，関節表面の再構築を目指すための中足骨の骨頭もしくは頸部での背側楔状骨切り術がある．

骨頭の骨切り法としてGauthierらは関節を展開して，病変部を楔状に切除し，骨頭を背屈させる骨頭の骨切り術を報告しているが，骨頭壊死症の危険がある．筆者らは，新たな関節面の形成と骨頭にかかる負担を軽減させることが可能な頸部背屈骨切り術が合理的と考える．頸部で楔状に骨切りし，健常な足底側の軟骨面で基節側との関節面を再構築する．

1）中足骨頸部背屈骨切り術（図5～8）

中足骨MTP関節の中央に約3cm（近位に2cm，遠位に1cm）の縦皮切を加える．その際に伸筋腱は正中で線維方向に縦割し，骨膜を露出させる．関節包も縦に切開し，関節内の滑膜や遊離体，骨棘の切除を行う．

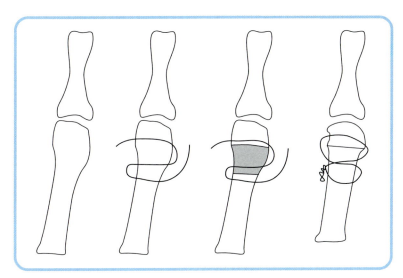

図5　術式模式図

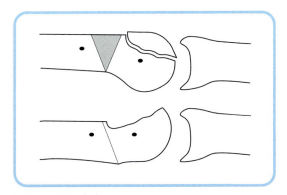

図6　骨切り方法
中足骨頸部で楔状に骨切除し，骨頭を背屈させて健常な関節面を再構築させる．

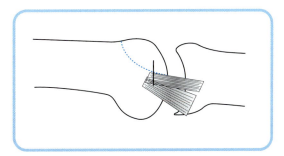

図7　側副靱帯の近位を削ぐように切離

Ⅱ．アドバンストピックス ── 4．小児疾患

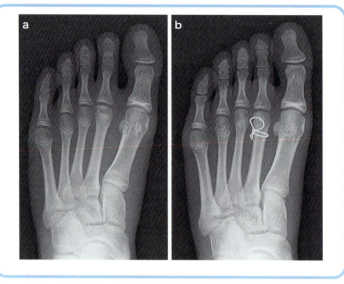

図8　術前・術後立位足部単純X線

次に，MTP 関節を 90°底屈させて緊張している側副靱帯の cord like part を骨頭側で切離する．側副靱帯を温存して緊張が強いと術後に MTP 関節が背屈位となりやすい．頚部での骨切りを行う際は，背側から約 5 mm 幅で楔状に骨切りを行う．この際骨切り後に固定で用いるソフトワイヤー（1 mm 前後）をあらかじめ通しておく．また，締めつける際にワイヤーでカットアウトしないよう，骨切り面から 3 mm ほど離したところに骨孔を作製する．オシレータで骨切りし，足底側の皮質骨を残し，足趾をゆっくり背屈させながら皮質骨を折り曲げて矯正をかける．矯正が終了したらあらかじめかけておいたソフトワイヤーで締結する．伸筋腱を縫合して，皮膚を縫合する．Stage 2 以降がよい適応であるが，病期にかかわらず，骨頭の下 2/3 は関節面が温存されていることが多い．この骨切り法では術直後から健常な骨頭下方の関節面が基節骨と接触し，軸圧を支え，中足骨の短縮効果もあり，疼痛の軽減が速やかであるのに加え，骨頭が背屈するため荷重時に第 2 中足骨底側の除圧効果が期待できる[6,7]．

エキスパートオピニオン

中足骨頚部背屈骨切り術では，底側の骨皮質を 1 mm 程度残し，連続性を保つ．側副靱帯の背側部分の切離が十分でないと，術後足趾が背屈位となりやすい．

G 後療法

術翌日より外固定は必要とせず，疼痛に応じて荷重歩行を許可する．

骨癒合が確認できる術後 2〜3 ヵ月時に，運動を許可する．

エキスパートオピニオン

Freiberg 病は，早期から外科的治療を積極的に行うべきである．頚部背屈骨切り術は，簡便で復帰も早く有効な方法である．発症が 10 歳代に集中することを考慮すると，外科的治療を行い，速やかにスポーツに復帰させること望ましい．

文献

1) Freiberg AH: Infraction of the second metatarsal bone a typical injury. Surg Gynecol Obset **19**: 191-193, 1914
2) Köhler A: Typical disease of the second metatarsophalangeal joint. Am J Roentgenol **10**: 705-710, 1923
3) Carmont MR et al: Current concepts reviews: Freiberg's disease. Foot Ankle Int **30**: 167-176, 2009
4) Atanda A et al: Osteochondrosis: common causes of pain in growing bones. Am Fam Physician (United States) **83**: 285-291, 2011
5) Gauthier G, Elbaz R: Freiberg's infraction: a subchondral bone fatigue fracture: a new surgical treatment. Clin Orthop Relat Res **142**: 93-95, 1979
6) 大関　覚：Freiberg 病の治療．Orthopaedics **21** (12): 57-61, 2008
7) 垣花隆之ほか：Freiberg 病に対する中足骨頚部背屈骨切り術．関節外科 **35**: 52-59, 2016

Ⅱ. アドバンストピックス

5. 腫瘍

Ⅱ．アドバンストピックス — 5．腫瘍

1 良性腫瘍

【キーワード】
骨腫瘍，軟部腫瘍，腫瘍類似疾患，画像診断，足部・足関節

　足部骨腫瘍は骨腫瘍全体の4%以下である．足部発生腫瘍・腫瘍類似疾患は，発生部位，臨床経過，画像所見に特徴を有するものが多い．良性骨腫瘍・骨腫瘍類似疾患では骨軟骨腫，内軟骨腫，類骨骨腫，骨囊腫が多い．足にほぼ特有のものとして爪下外骨腫がある．悪性腫瘍は極めてまれである．良性腫瘍と悪性腫瘍の鑑別には骨腫瘍では辺縁の分析が有用である．辺縁が不明瞭なもの，破壊されている場合は，悪性を疑う．軟部腫瘍としてはガングリオン，足底線維腫，類表皮囊腫などが足部に好発する．正しい診断を得るには，基礎知識に加え必要な画像検査を組み合わせて行う．骨腫瘍は好発年齢，好発部位が参考になる．内軟骨腫は足趾骨に，骨囊腫，骨内脂肪腫は踵骨三角部に，爪下外骨腫は母趾爪下末節骨に好発する．単純X線像で診断できる骨腫瘍も多い．CTは石灰化，骨化の検出に優れている．MRIは髄内病変の拡がり，組織の質を推定できる．骨シンチグラムは病変のスクリーニングに有用である．正確な診断のためには骨腫瘍に精通した放射線科医，病理医との連携が欠かせない（エキスパートオピニオン）．

[i] 骨腫瘍

A 骨軟骨腫

1) 疾患概念・病態
　骨軟骨腫は軟骨帽を有する隆起性骨腫瘍で骨幹端部に発生する．原発性骨腫瘍のなかで一番頻度が多い．単発性と多発性がある．若年者に発生し成長とともに緩徐に発育する．上腕骨近位，膝周囲に好発する．足関節に出る場合は脛骨下端の外側に生じ成長に伴い足関節の変形をきたす（図1）．また，中足骨に発生した場合は中足骨の短縮を生じることもある．

2) 診断
　単純X線像で診断可能である．正常骨髄と連続性を有しているのが特徴（図1）で診断に有用である．軟骨帽の厚さはMRIで確認できる．

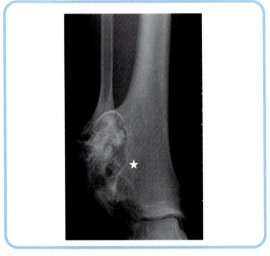

図1　右脛骨骨軟骨腫
外側に膨隆し腓骨にも著しい変形が生じている．膨隆した病変の基部（★）は既存の骨梁と連続している．

3) 治療
　腫瘤により疼痛，機能障害が生じる場合は基部より切除する．前述した脛骨外側発生例で増大傾向のある場合は足関節に変形が生じる前に手術を勧めている．

B 内軟骨腫

1) 疾患概念・病態
　骨髄腔に発生する軟骨性腫瘍である．年齢は若年者でも成人にも発生する．単発性と多発性がある．多発したものをOllier病，皮膚血管腫を伴うものをMaffucci症候群という．骨膜下に生じる場合（骨膜性軟骨腫）[1]もあり，これも指趾骨に好発する．

2) 診断
　指骨，趾骨に好発するので疾患を想起しやすい．石灰化がみられれば更に診断のサポートになる（図2）．病的骨折によりみつかる場合も多い．

3) 治療
　掻爬，人工骨移植術を行う．病的骨折を起こしたものでは骨癒合してから手術を行う．

1．良性腫瘍

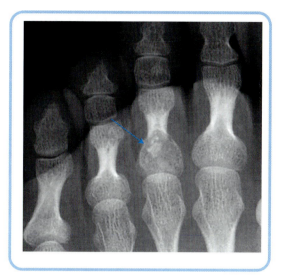

図2　第3趾基節骨内軟骨腫
骨透亮像のなかに点状の石灰化（矢印）がみられる．

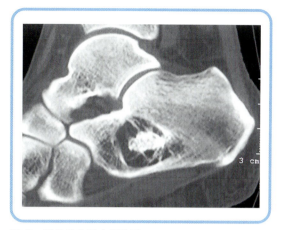

図3　踵骨発生骨内脂肪腫
骨内脂肪腫では骨透亮像の内部に石灰化がみられることが多い．

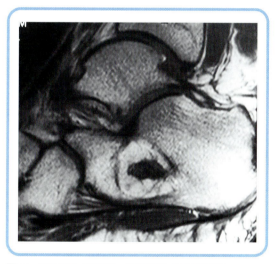

図4　MRI T1強調像．踵骨発生骨内脂肪腫
内部に脂肪蓄積がみられるため高信号を呈している．

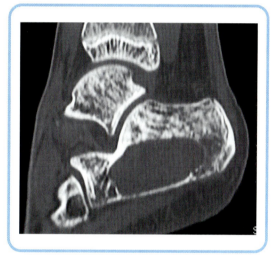

図5　CT矢状断像．踵骨動脈瘤様骨嚢腫
踵骨三角を越えて大きく病巣が広がっている．

C 踵骨骨嚢腫

1）疾患概念・病態

病因不明の嚢腫性病変である．上腕骨の骨髄に好発するが，足部では踵骨三角にみられることが多い．空洞内には淡黄色透明の液が溜まる．

2）診断

踵骨発生例では好発部位と典型的な骨透亮像より単純X線にてほぼ診断可能である．MRIでは内部の液体を反映してT1強調像で低信号，T2強調像で高信号となるのに対し，同部位に生じる骨内脂肪腫（図3）ではT1，T2強調像とも高信号を呈する（図4）[2]．踵骨三角を越えて広がっている場合は動脈瘤様骨嚢腫を疑う（図5）．

3）治療

症状がない場合は治療とはならない．病的骨折を起こすことも極めてまれである．痛みなどの症状がある場合は生検を兼ねた可及的搔爬（curopsy）も有用である[3]．

D 類骨骨腫

1）疾患概念・病態
　強い疼痛を生じる骨腫瘍である．血管に富んだ骨形成性の小病巣は幼若な骨梁と類骨が著明で nidus と呼ばれている．

2）診断
　夜間痛が特徴といわれているが典型的ではなく，原因不明の長期間続く疼痛，関節炎の症例で本腫瘍を疑う．末節骨例ではばち指を呈する（図6）．単純X線像で nidus は直径 1 cm 程度の骨透明巣としてみられる．約7割の症例では透明巣内にミネラリゼーションがみられるため診断のサポートとなる．長幹骨では透明巣の周囲に著明な骨硬化を伴うことが多いが，足発生例，特に関節内発生例ではみられないことも多い（図7）．骨シンチグラムで病巣に一致して高集積となるためスクリーニングに有用である．MRI で髄内，骨外にびまん性の信号強度変化がみられる．nidus の描出には CT が優れている（図7）．

3）治療
　消炎鎮痛薬による治療法も報告されているが[4]，足部例では疼痛が強いため，保存療法は困難である．nidus を掻爬することで疼痛は消失する．nidus をみつけることが困難な場合もありその場合は CT ガイド下の焼灼術も有用である[5]．

E 爪下外骨腫

1）疾患概念・病態
　爪下外骨腫は末節骨の爪甲下に発生し，爪の変形（図8a）・疼痛などをきたす良性骨腫瘍である．手の爪下にはほとんどみられず，スポーツ活動の盛んな若年者の母趾末節骨に好発することより外傷・慢性炎症が発症に関与していると推測される．腫瘍表面は線維軟骨に覆われている．

2）診断
　爪下という発生部位，単純X線，CTで骨から突出する骨性構造物が明瞭に描出される（図8b）．嵌入爪では爪が弯曲し皮膚に食い込んでおり爪下外骨腫にみられるような骨の突出がみられない．

3）治療
　易再発性である．病巣を覆う爪を部分的に切除ないし反転させて，病巣を覆う菲薄化した爪床ごと腫瘍の基部より切除する．欠損部が縫合困難な場合は，オープンとし人工真皮で欠損部を充填し皮膚の盛り上がりを待つ[5]．

[ii] 軟部腫瘍

A 類上皮囊腫

1）疾患概念・病態
　足底に好発する球状弾性硬の腫瘤である．一般には外傷により表皮が皮下に迷入し表皮組織から生じる内容により腫瘤が形成されると考えられているが，足底の場合は，微細な外傷さらには，乳頭腫ウイルス感染が発生に関与していると推測されている．足趾間にも

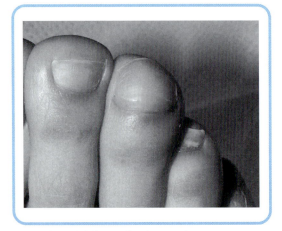

図6　第3趾末節骨発生の類骨骨腫
　ばち指を呈している．

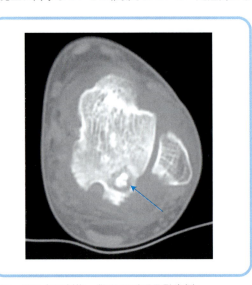

図7　CT水平断像．類骨骨腫距骨発生例
　距骨後方にミネラリゼーションを伴う骨透亮像（矢印）がみられる．周囲には明らかな骨硬化はみられない．

1. 良性腫瘍

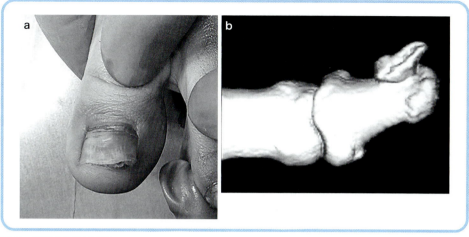

図8 母趾爪下外骨腫
　a：爪が隆起している．
　b：3D-CT像．末節骨背側に突出する骨腫瘤がみられる．

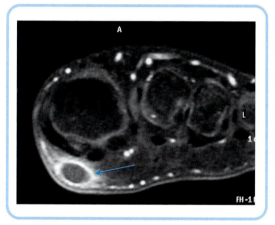

図9 脂肪抑制T1強調Gd造影像
　右足母趾MP関節の足底皮下組織内に腫瘤性病変（矢印）がみられる．辺縁が強くリング状に造影される．内部には造影効果はみられない．

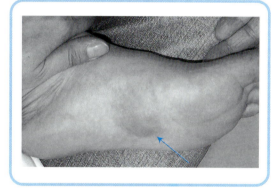

図10 足底線維腫症（矢印）
　土踏まずが好発部位である．

好発する．

2）診断

足底接地部の硬結として触れることが多い．歩行時痛をきたし来院する例が多い．MRIではT1・T2強調像で等信号から高信号，造影では周囲のみ造影される（図9）[5]．

3）治療

摘出にて治癒する．放置すると破裂し感染を伴うこともある．

B 足底線維腫

1）疾患概念・病態

足底腱膜に発生した良性線維性増殖性病変である．腫瘤は足底腱膜の土踏まず（アーチ）に好発する（図10）．境界は不明瞭で不十分な摘出により容易に再発する．

2）診断

前述の好発部位に硬結として触れる．足底腱膜に接しているため可動はない．
MRIでは，T1で低信号，T2強調像では低信号（図11）あるいは低信号と高信号が混在する．Gd-DTPA

II. アドバンストピックス ── 5. 腫瘍

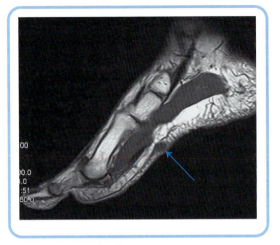

図 11　MRI T1 強調像
足底腱膜と連続する低信号の硬結がみられる.

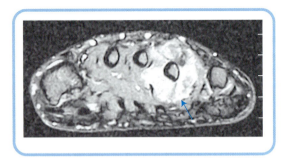

図 12　MRI 前額断像. 腱鞘巨細胞腫
第 4 中足骨をリング状に腫瘍(矢印)が増生している. T2 強調像で内部に一部低信号域がみられる.

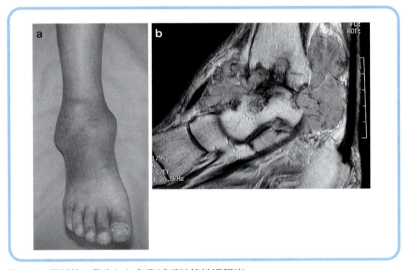

図 13　足関節に発生した色素絨毛結節性滑膜炎
　a：足関節が全周性に腫大している.
　b：MRI Gd 造影 T1 強調矢状断像. 足関節発生の色素絨毛結節性滑膜炎. 関節破壊を伴いながら関節を取り囲むように結節状に増生している.

で不規則に造影される.

3）治療

　症状がなく増大しないものは経過観察を行っている. 症状があるものは足底挿板で突出部が当たらないよう工夫している. 症状があり増大傾向があるものは周囲の健常足底腱膜をつけて一塊に切除する[6]．

C 腱鞘巨細胞腫

1）疾患概念・病態

　腱鞘滑膜由来と考えられている. 腱鞘巨細胞腫と色素絨毛結節性滑膜炎がある. 腱鞘巨細胞腫は手足の関節近傍に結節状に発生する. 骨, 腱を取り囲むように増生することが多い(図 12). 骨に浸潤する場合もある. 色素絨毛結節性滑膜炎は主に関節内に発生し, びまん性に増殖する. WHO 分類で tenosynovial giant cell tumor, diffuse type として分類されている. 組織学的には滑膜組織が絨毛結節状に増生する.

2）診断

　足趾関節近傍の硬い腫瘤をみた場合, 腱鞘巨細胞腫の可能性が高い. 関節周囲が結節状に腫大している場合は色素絨毛結節性滑膜炎を疑う(図 13a, b). 進行

すると骨への浸食がみられることがある．MRIでは T1・T2で不均一な低信号を呈する．不均一なびまん性の造影効果がみられる．

3）治療

腱鞘巨細胞腫で限局しているものでは，一塊に切除することで治癒が得られやすい．びまん性に増殖した色素絨毛結節性滑膜炎では完全に摘出することが困難であり再発をきたしやすい．

エキスパートオピニオン

足部には腫瘍と間違えやすい構造，疾患，外傷が多い．解剖的異常（過剰骨，癒合症），骨端症（Freiberg病），外傷性（骨折，骨化性筋炎，血腫，滑液包炎，筋断裂），変形性関節症（強剛母趾），筋腱の骨化異常（アキレス腱骨化），感染（骨髄炎，異物性肉芽腫，リンパ節炎），代謝（副甲状腺機能亢進，高尿酸結晶，痛風，痛風結節，偽痛風），炎症（関節リウマチ）などがあげられる．診断のポイントとしては急な発症，症状のある場合はこれらの疾患を鑑別診断として想起することである．解剖学的異常では両側にみられる場合もあるため健側との比較も大切である．

文献

1) Hagiwara Y et al: Periosteal chondroma of the fifth toe-a case report. Ups J Med Sci **109**: 65-70, 2004
2) Hatori M et al: Imaging features of intraosseous lipomas of the calcaneus. Arch Orth Traum Surg **121**: 429-432, 2001
3) Reddy KI et al: Aneurysmal bone cysts: Do simple treatments work? Clin Orthop Relat Res **472**: 1901-1910, 2014
4) 土肥　修ほか：足趾爪下外骨腫の切除法についての検討．東北整災外会誌 **60**: 45-49, 2017
5) Shibata T et al: Magnetic resonance imaging features of epidermoid cyst in the extremities. Arch Orthop Trauma Surg **123**: 239-241, 2003
6) 古田島　聡ほか：当科における足底線維腫症の手術経験．日足の外科会誌 **37**: 22-25, 2016

2 悪性腫瘍

【キーワード】
骨肉腫，Ewing肉腫/PNET，軟骨肉腫，滑膜肉腫，明細胞肉腫

A 疾患概念・病態

1）悪性骨腫瘍の頻度（表1）

足部に発生する悪性骨腫瘍はまれで，悪性骨腫瘍全体のうち，およそ1〜2％を占めるのみである．国や施設によって報告は異なるが，日本整形外科学会骨軟部腫瘍委員会による全国骨腫瘍登録一覧表によれば，骨肉腫，軟骨肉腫，Ewing肉腫/PNETで全体の70％を占め，他部位で認めやすい骨髄腫や悪性リンパ腫は足部には少ない[1]．

a. 骨肉腫（図1）

骨原発性悪性腫瘍のなかでは最も多く，10歳代の発生が多い．大腿骨遠位，脛骨近位，上腕骨近位が好発部位で全体の約75％を占めるが，まれに足部にも発生し，約100施設が参加する全国骨腫瘍登録では過去10年間で19例の登録がある．初発症状は，局所の運動時痛と腫脹であることが多い．進行すると自発痛を伴う．局所に圧痛，熱感を伴う場合がある．単純X線では，不規則な骨形成を伴う骨破壊像を呈するが，初期には骨破壊がはっきりしないこともある．様々な骨膜反応を伴い，疲労骨折や骨髄炎との鑑別を要する場合がある．

骨肉腫を疑った場合には，できるだけ早期に腫瘍専門医を紹介することが望ましい．確定診断には生検が必須であるが，のちの広範切除および再建を念頭に置いたアプローチで行う必要がある．病理組織学的に確定診断がついたあとに，術前化学療法，手術，術後化学療法を行う．手術は通常，広範切除縁以上の切除縁が必要となるため，足部発生の場合には患肢温存が難しいことも多い．多剤併用全身化学療法の発達で，初診時肺転移のない例での5年生存率は約70％と向上している．

b. 軟骨肉腫

軟骨肉腫は中・高齢者に好発し，足部では趾骨の発生が多い．単純X線上は境界不明瞭な骨透亮像を認め，石灰化を伴うことが多い．病理組織学的には軟骨基質を産生する軟骨細胞様異型細胞の増殖を認め，悪性度が予後と相関する．一般に化学療法や放射線療法が無効なため，広範切除のみ施行されることが多いが，脱分化型軟骨肉腫や間葉性軟骨肉腫に対しては化学療法も行われている．

c. Ewing肉腫/原始神経外胚葉性腫瘍（primitive neuroectodermal tumor：PNET）群（図2）

5〜25歳の若年層に好発し，15歳前後が最も多い．運動時痛や自発痛を伴いやすく，局所には腫脹や熱感を伴う場合がある．血液学的には，赤沈やCRPの上昇，白血球増多といった炎症所見を伴う．単純X線では，骨髄内の境界不明瞭な骨吸収像を呈し，増大すると骨皮質の破壊やオニオンピールなどの骨膜反応を呈する．長管骨においては骨幹部の病変が多い．permeated patternの進展をする場合には，画像上も臨床所見上も骨髄炎との鑑別が困難な例がある．病理組織学的には，細胞質に乏しい小円形細胞の増殖に加えて，様々な程度のマクロファージが集積し，炎症所見および予後に関連することが報告されている．

骨肉腫と同様，生検を行ったあとに術前化学療法を開始する必要があるため，Ewing肉腫を疑った際にはできるだけ速やかに腫瘍専門医に紹介することが望ま

表1 足部の悪性骨腫瘍の頻度（2006〜2015年）

	全身	足根骨	中足骨	足趾骨	足部合計
骨肉腫	1,825	13	4	2	19
軟骨肉腫	1,074	11	3	19	33
骨髄腫	632				
悪性リンパ腫	577	5			5
Ewing肉腫/PNET	315	5	2	2	9
その他	1,066	9	1	2	12
計	5,489	43	10	25	78

日本整形外科学会骨軟部腫瘍委員会全国骨腫瘍登録一覧表（平成27年）より

2. 悪性腫瘍

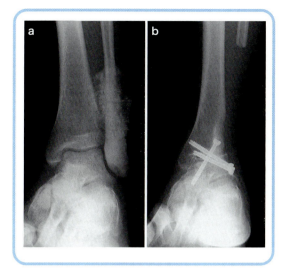

図1 18歳，男性．左腓骨骨肉腫
　骨硬化像と著明な骨膜反応を認める（a）．術前化学療法のあとに広範切除，足関節固定術を施行した（b）．

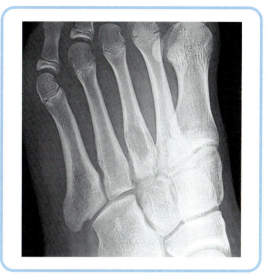

図2 14歳，男性．Ewing肉腫
　左第3中足骨基部に骨膜反応を伴わない不規則な骨吸収像を認める．骨髄炎として経過観察されていた．

しい．多剤併用化学療法の後に広範切除を行い，術後化学療法も行う．初診時に肺転移のない例においては，5年生存率が70％近くまで向上しているが，骨肉腫よりも予後は不良である．

2）悪性軟部腫瘍の頻度（表2）

　悪性軟部腫瘍のうち足部に発生するものは全体の2〜5％程度であるが，骨腫瘍と比して総数が多いため，決してまれではなく，日常診療で遭遇する可能性が十分ある．日本整形外科学会骨軟部腫瘍委員会による全国軟部腫瘍登録一覧表によると，切除された足部軟部病変のうち10％が悪性軟部腫瘍であった[2]．良性病変が登録されていない可能性はあるものの，足部の腫瘤性病変においては悪性軟部腫瘍が一定の割合で存在することを念頭に置く必要がある．滑膜肉腫，脂肪肉腫，明細胞肉腫で全体の約半数を占めるが，なかでも滑膜肉腫と明細胞肉腫は足部発生が多いという特徴がある．

a．滑膜肉腫（図3）

　悪性軟部腫瘍全体では5番目に多い組織型で，思春期から若年成人にかけて発生しやすい．名称とは異なり，滑膜組織に由来する腫瘍ではなく，関節内に発生することもほとんどない．好発部位は膝周辺で，次いで足部に多い．自発痛を伴うことが多く，単純X線では20％程度に石灰化を認める．

　5年生存率は約70％前後で，悪性骨軟部肉腫のなかでは比較的予後がよい．25歳以下での発症，大きさが5cm以下，ステージが低いことなどが，予後良好因子とされている．化学療法に感受性があり，イホスファミドとドキソルビシンを併用した補助化学療法の有用

表2 足部の悪性軟部腫瘍の頻度（2006〜2015年）

	全身	足部
脂肪肉腫	4,868	36
悪性線維性組織球腫	2,584	19
粘液線維肉腫	959	13
平滑筋肉腫	944	10
滑膜肉腫	690	68
悪性末梢神経鞘腫瘍	567	7
横紋筋肉腫	346	6
線維肉腫	250	14
骨外性Ewing肉腫	230	2
骨外性軟骨肉腫	200	19
類上皮肉腫	174	7
低悪性度線維粘液性肉腫	168	6
血管肉腫	142	1
胞巣状軟部肉腫	128	1
明細胞肉腫	115	31
その他	1,318	50
合計	13,683	290

日本整形外科学会骨軟部腫瘍委員会全国軟部腫瘍登録一覧表（平成27年）より

性が示されている．

b．脂肪肉腫

　悪性軟部腫瘍全体のなかでは最も高頻度に認められる組織型である．大腿部の発生が多く，足部に発生するものは全体の1％未満であるが，母数の数に従って

Ⅱ. アドバンストピックス ― 5. 腫瘍

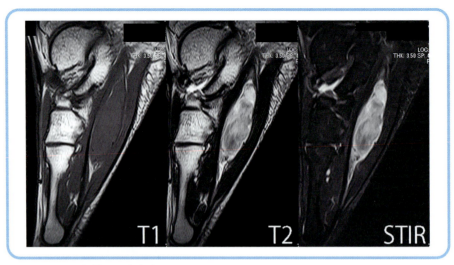

図3　14歳，女性．滑膜肉腫
　　T1強調像で低信号，T2強調像で高信号，STIRで高信号の病変を認める．術前化学療法のあと，広範切除，屈筋腱の再建を施行した．

発生数が多い．異形脂肪腫様腫瘍/高分化型脂肪腫様脂肪肉腫は良悪性中間病変で，辺縁切除縁に近い広範切除縁での切除にて再発することはほとんどない．粘液型脂肪肉腫は染色体転座（TLS-CHOPなど）を伴う事の多い悪性腫瘍で，広範切除に加えて補助化学療法や放射線療法，温熱療法などが併用される．円形細胞成分が多くなるほど，生命予後が不良となる．

　c. 明細胞肉腫

　まれな悪性軟部腫瘍で，20〜40歳代の発生が多く，約40％は足部・足関節部に発生する．多くは無痛性のまま緩徐に増大するため，触知可能な腫瘤を自覚するまで時間を要し，肺やリンパ節への転移を高率にきたす．5年生存率は60〜70％であるが，10年生存率は40〜50％であり，予後不良な腫瘍である．

　病理学的所見が似ているため軟部悪性黒色腫と呼ばれることもあるが，皮膚の悪性黒色腫とは異なる病態である．約70％に染色体転座による融合遺伝子（EWSR1-ATF1）が検出される．半数でメラニンの沈着を伴っており，腫瘍の断面において肉眼的に色素沈着が確認できる場合もある．治療は広範切除が第一選択となるが，初期治療として不適切切除が行われている場合もしばしばある．断端陽性の場合には放射線照射が行われるが，化学療法の有効性は示されていない．

　エキスパートオピニオン

　骨軟部腫瘍は年齢と発生部位に特徴があるが，組織型が数多いこともあり，苦手意識を持つ整形外科医は多い．足部においては上記の6組織型で悪性骨腫瘍の約80％，悪性軟部腫瘍の約50％を占めている．高頻度の腫瘍を記憶し，鑑別診断の精度を高めることを目指したい．

B　診断・評価

1）悪性骨腫瘍の診断

　足部病変に限らず，単純X線にて悪性所見を読影できることは，整形外科医として必須の素養である．画像所見を正しく読影し，年齢や発生部位，病歴を組み合わせることで，良・悪性を含めたある程度の組織型を推測していく．骨髄炎や疲労骨折，関節リウマチ，痛風といった，骨破壊や骨膜反応を呈する鑑別疾患を常に念頭に置く．確定診断には生検を行い，組織型を確認する[3]．

　a. 単純X線

　悪性骨腫瘍の診断においては，単純X線が最も有用な手段となる．良性，原発性悪性，転移性骨腫瘍それぞれのX線画像の特徴を十分に理解し，鑑別することが重要となる．良性骨腫瘍では一般に辺縁硬化像やsoap-bubble appearanceといった反応性骨形成を伴っており，geographic patternと呼ばれる境界明瞭な骨吸収像を呈することが多い．骨皮質の破壊は通常は認めないが，骨巨細胞腫や軟骨芽細胞腫では皮質骨の破壊を生じることもある．

　原発性悪性骨腫瘍では皮質骨の破壊を伴うことが多く，境界不明瞭で辺縁硬化像を伴わない骨吸収像を呈する（moth-eaten pattern）．骨膜反応を呈することも多い（図4）．増殖速度の早いEwing肉腫や悪性リンパ腫では，X線での骨破壊像がはっきりしない，permeated patternと呼ばれる骨浸潤を呈する場合がある（図2）．骨髄炎との鑑別が困難なことがあるため，早期のMRI撮像と生検が必要となることがある．

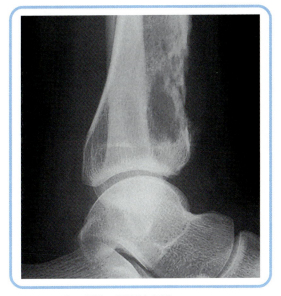

図4 34歳,男性.平滑筋肉腫
脛骨遠位に境界不明瞭な骨吸収像(moth-eaten appearance),前方には骨膜反応(Codman三角)を認める.

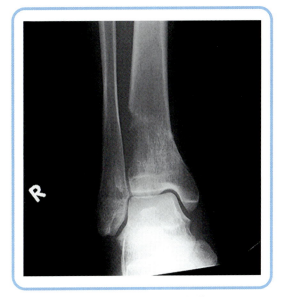

図5 68歳,男性.肺癌の脛骨骨転移
骨膜反応のない,辺縁不明瞭な骨吸収像を認める.

　足部への転移性骨腫瘍はまれであるが,中年以降の患者で骨膜反応を伴わない骨吸収像がある場合には,骨転移の可能性も考えて検索を進める(図5).
　骨膜反応は悪性骨腫瘍に限って形成されるものではなく,好酸球性肉芽腫や骨髄炎,疲労骨折などの良性病変でも認めることがある.読影に際しては,骨皮質や骨髄内の骨吸収像,骨硬化像の有無を参考にする.

b.その他の画像診断

　局所のCTは,皮質骨の破壊や石灰化の有無の評価に有用である.悪性を疑う場合には,胸部X線に加えて胸部CTも撮影し,肺転移の有無を検索する.MRIは診断および切除範囲の決定に必須の検査である.ガドリニウム造影を行うことが望ましい.T1強調像にて腫瘍の骨髄内の進展範囲を把握する.T2強調像では,骨外病変の進展範囲,血管神経との関連を把握可能である.骨シンチグラフィーは,スキップ転移や遠隔転移の検出,転移性骨腫瘍の鑑別に有用な場合がある.^{18}F-FDG(^{18}F-fluorodeoxy-D-glucose)を用いたPET(positron emission tomography)は全身の病変検索に有用であるとともに,化学療法や放射線治療の効果判定を目的として撮影される.

2)悪性軟部腫瘍の診断

　病歴として腫瘍を自覚した時期や,増大傾向の有無,疼痛の有無を聴取する.局所所見としては,大きさおよび硬さ,発赤・熱感の有無,圧痛・放散痛の有無,可動性などを確認する.成書では一般に,悪性軟部腫瘍は大きく(鶏卵大以上),深在性(表在筋膜よりも深部)で,ある程度の硬さ(弾性硬)を持つとされる.放置されて鶏卵大にいたったものは悪性を疑いやすいが,それ以下で受診した場合には良悪性の判断は難しい.また,良悪性にかかわらず多くは境界明瞭で,痛みを伴わないことが多い.
　画像診断では,X線およびCTは石灰化の所見以外に得られる情報は少ない.MRIは軟部腫瘍の局在,周囲の血管や神経との位置関係を把握するのに最も有用である.ほとんどの軟部腫瘍はT1強調像で低信号,T2強調像で高信号を呈するため,MRIのみにて組織型の予測や良悪性の診断は困難なことが多い.したがって,ほとんどの場合,確定診断には生検を必要とする[4].

3)生検・組織学的検査

　針生検,もしくは切開生検を行う.骨腫瘍であっても,骨外病変がある場合には,針生検が可能なことがある.骨腫瘍・軟部腫瘍を問わず,後の広範切除を念頭に置いて生検を行う必要がある.針生検の場合には,刺入部位を記録しておく.また,切開生検の皮切は,長軸に沿った縦切開にて行うことが望ましい.
　core-needle biopsyは外来で施行可能で,組織片も少量ながら採取可能であるため,病理組織診断に用いることができる.サンプルが少量であるため,切開生検ほど確実には診断がつかないこともあるが,有用な手段である.腫瘍径がある程度大きくないと(2cm以

上）施行することが難しい．切開生検は手術室で行う必要はあるが，確実にサンプルが得られる利点がある．腫瘍が小さい場合には，切除生検を行うこともある．

病理組織診断の依頼は極めて重要である．良・悪性の診断はプレパラートでも可能であるが，組織型の決定には臨床所見が必要となる．骨腫瘍であれば，発生部位と局在（骨皮質や骨髄内，骨端・骨幹端・骨幹など）とX線所見（造骨性変化，溶骨性変化）を記載する．軟部腫瘍であれば，局所の身体所見やMRI所見を記載する．骨軟部肉腫の病理診断経験が豊富な施設に，診断を依頼することが望ましい．

エキスパートオピニオン
原発性悪性骨腫瘍のX線所見はしばしば骨髄炎や疲労骨折と鑑別が困難で，診断に生検を要する場合がある．なかでもEwing肉腫は画像上も臨床所見も骨髄炎と類似する場合があり，骨髄炎として掻爬を受けたのちにEwing肉腫と判明する例を散見する．鑑別診断に自信が持てない症例では，躊躇せずに腫瘍専門医へのコンサルトを検討し，不用意な掻爬は厳に慎むべきである．

C 保存療法

生検を行って悪性であった場合，切除を前提とした集学的治療を行う．高悪性度の場合や遠隔転移がある場合には，腫瘍の反応性に応じて化学療法や放射線治療を併用する．日本においては骨肉腫に対しては高用量メトトレキサート，シスプラチン，ドキソルビシン，イホスファミドを組み合わせたNECO-95Jが，Ewing肉腫/PNETに対してはVDC/IE交替療法が，標準的化学療法として広く用いられている．化学療法で病変が縮小すると切除範囲を小さくすることができ，機能的な予後が向上することも期待できる．

D 手術療法

1）広範切除

悪性腫瘍の手術において最も重要な点は，再発をしないような切除を行うことである．高悪性度の軟部腫瘍においては，辺縁切除では約80％，病巣内切除ではほぼ全例が再発する．少なくとも広範切除縁（腫瘍の反応層の外側）以上の切除縁を確保する必要があり，骨や血管・神経・皮膚の合併切除を行う場合には，それぞれの再建術を要す．しかしながら足部においては，適切な切除縁が確保できない場合も多く，切断術を選択せざるを得ないこともある．

2）追加広範切除

体表にて触知できる小さな悪性軟部腫瘍は，しばしば局所麻酔で安易に切除されたあと，病理診断で悪性と判明することがある．辺縁切除もしくは病巣内切除となり局所再発のリスクが高く，できるだけ早期に追加で広範切除が必要となる．MRIでの手術瘢痕や血腫の広がりを腫瘍と考えて切除するため，特に足部においては組織欠損が大きくなり，機能的予後への影響も大きい．

3）再建手術

足部の広範切除において生じる組織欠損に対しては，歩行可能な足部を再建することが重要である．衝撃吸収性と推進力を併せ持つ，かつ足底接地可能な足部再建を計画することが求められる．骨欠損に対しては，範囲が小さければ自家腸骨や同種骨を移植し，大きければ血管柄付き骨移植を行い，荷重可能な支持機構を再建する（図1）．筋・腱の欠損に対しては腱移行や腱移植を考慮するが，力源となる腱が残らない場合には，変形予防のために腱固定を選択する場合もある．悪性軟部腫瘍の広範切除では通常大きな皮膚欠損を伴うため，形成外科と共同し，有茎もしくは遊離皮弁を用いて創を閉鎖する．

術後に化学療法が控えている場合も多いため，創傷治癒の遅延はできる限り避けたい．軟部組織が欠損すると感染リスクが高くなるが，もとより足には軟部組織が少なく，術後感染の多い部位である．固定に用いるインプラントや，創部の直下を走向する腱を可及的に軟部組織で被覆するなどし，創閉鎖に十分注意を払うことが重要である．

文献

1) 日本整形外科学会骨軟部腫瘍委員会：全国骨腫瘍登録一覧表　平成27年度，国立がん研究センター，2015
2) 日本整形外科学会骨軟部腫瘍委員会：全国軟部腫瘍登録一覧表　平成27年度，国立がん研究センター，2015
3) 日本整形外科学会，日本病理学会（編）：整形外科・病理悪性骨腫瘍取扱い規約，第4版，金原出版，2015
4) 日本整形外科学会診療ガイドライン委員会/軟部腫瘍診療ガイドライン策定委員会：軟部腫瘍診療ガイドライン2012，南江堂，2012

索 引

欧文

A

A型ボツリヌス療法　265
Achilles Tendon Total Rupture Score（ATRS）　109
acquired adult flatfoot deformity（AAFD）　171
anterior ankle impingement syndrome（AAIS）　232
anterior capsular ligament　5
anterior colliculus fracture　57
anterior inferior tibiofibular ligament（AITFL）　9
anterior talofibular ligament（ATFL）　9, 91
AO/OTA 分類　60
Arthroscopic Antiroll（A-Antiroll）　104
Arthroscopic Broström 法　104

B

bone instability　81
Botulinum Toxin Type A（BTX-A）　265
Broström 法　95

C

calcaneofibular ligament（CFL）　9, 91
cerebral palsy（CP）　265
Charcot-Marie-Tooth 病（CMT）　194, 270
Charcot 足　184
cheilectomy　203
chevron 法　158
Chopart 関節　10, 72
chronic exertional compartment syndrome（CECS）　216
Cincinnati 皮切　262
claw toe　151
complex regional pain syndrome（CRPS）　77
CT　20
curly toe　151

D

Danis-Weber 分類　54
Das De 法　114
distal interphalangeal joint（DIP 関節）　14
distal tibial oblique osteotomy（DTOO）　81, 147
DLMO 法　159
dorsiflexion osteotomy 法　203
dorsiflexion-eversion テスト　199
Du Vries 法　116

E

Eichenholtz 分類　186
enthesopathy　237
erxtra-articular osteotomy　81
Essex-Lopresti 分類　67
eversion　8
Ewing 肉腫　300
extensile L-shaped lateral approach　69
extracorporeal shock wave therapy（ESWT）　47, 248

F

fat pad　33
fibrillar pattern　32
fibro-osseous space　199
fibrocartilaginous ridge（FCR）　112
fibular obscure tubercle（FOT）　9, 104
Freiberg 病　26, 206, 289

G

Gauthier 分類　290
Gould 法　95

H

hallux rigidus　201
hammer toe　151
Hattrup & Johnson 分類　202
Hawkins 分類　65
heel cord tightness　240
Hohmann 体操　47, 154
hyperbaric oxygen therapy（HBO）　120

I

Ilizarov ワイヤー　62
Ilizarov 創外固定器　126
insertional Achilles tendinopathy　242
interosseous talocalcaneal ligament　5
interosseous tibiofibular ligament（ITFL）　9
interphalangeal joint（IP 関節）　14
intra-articular osteotomy　81
intrasheath subluxation　113
inversion　8
Iselin 病　206, 286

K

kickstand　60
Kirschner 鋼線　76
Köhler 病　285
Krackow 法　110

L

lateral block test　196
lateral talo-1st metatarsal angle（LTMT）　172
Lauge-Hansen 分類　54
ligamentotaxis　63
Lisfranc ligament anatomical reconstruction（LARS）　87
Lisfranc 関節　10, 72
Lisfranc 関節損傷　86
low intensity pulsed ultrasound（LIPUS）　47, 222
low tibial osteotomy（LTO）　147

M

magic angle effect　27
mallet toe　151

manual muscle test(MMT)　14
MATILDA法　62
medial displacement calcaneal osteotomy(MDCO)　174
microfracture technique　139
minimally invasive surgery　69
Mitchell法　158
Morton病　16, 30, 197
MRI　25
MTP関節　6
MTP関節脱臼　162
musculoskeletal ultrasonography(MSUS)　176
myelomeningocele　266
Myerson分類　87

N
non-insertional Achilles tendinopathy　241

O
one hand technique　254
os peroneum　228
os subfibulare　226
os subtibiale　227
os tibiale externa　225
os trigonum　228
osteochondral lesions(OCL)　138
osteochondral lesions of the talus(OLT)　138
overuse　206

P
Percutaneous Antiroll(P-Antiroll)　104
periosteal cushion　112
plantar aponeurosis　245
Pomseti法　254
posterior ankle impingement syndrome(PAIS)　232
posterior inferior tibiofibular ligament(PITFL)　9
posterior talofibular ligament(PTFL)　9, 91
posterior tibial tendon dysfunction(PTTD)　171
primitive neuroectodermal tumor(PNET)　300
pronation　8
proximal interphalangeal joint(PIP関節)　14
pump bump　242

R
range of motion(ROM)　14
Ruedi-Allgöwer分類　60
run over injury　123

S
Sanders分類　68
Sever病　206, 285
Sharrard分類　267
single heel rise test　172
spina bifida　266
spina bifida cystica　266
spina bifida occulta　266
spinal lipoma　266
spring ligament　9
SPR修復術　116

squeeze test　157
superior peroneal retinaculum(SPR)　112
supination　8
supracollicular fracture　57
suture bridge法　244

T
Talar Axis first Metatarsal Based Angle(TAMBA)　256
tarsometatarsal joint(TMT関節)　14
tendon sheath scopy　116
tendoscopy　116
Thompson test　108
tibio-calcaneal angle(TBC)　172
Tinel sign　16
too many toes sign　171
tram track lesion　235
transvers tibiofibular ligament(TTFL)　9
Trendelenburg歩行　192
two hands technique　254

U
UCBL(University of California Biomechanics Laboratory)　173

V
visual analogue scale(VAS)　16
Vulpius法　266

W
windlass mechanism　10, 245

X
X線像　17

和文

あ
アーチパッド　50
アキレス腱　241
アキレス腱延長　266
アキレス腱滑液包炎　241
アキレス腱周囲炎　241
アキレス腱症　241
アキレス腱断裂　108
アキレス腱反射　14
アキレス腱皮下切腱術　254
アキレス腱付着部症　241
悪性骨腫瘍　300
アコースティックシャドー　32
アスレチックトレーニング　211

い
インピンジメント症候群　232

う
内返し　8

索 引

え
エレバトリウム　164
遠位脛骨関節内骨切り術　81
遠位脛骨斜め骨切り術　81, 147
遠位骨切り術　157
遠位趾節間関節　14

お
横脛腓靱帯　9
オーバーユース　206

か
カール趾　151
回外　8
外果骨トンネル作製　100
外脛骨障害　19, 225
外傷後遺残変形　81
外旋ストレステスト　92
外側支柱延長術　174
回内　8
外反母趾　45, 150, 156, 162, 166
外方進入路　5
鉤爪趾　151
下肢形成不全　273
下肢長不同　273
下伸筋支帯　2
仮性囊閉鎖術　116
滑膜切除術　174
滑膜肉腫　301
過労性脛部痛　212
関節縁切除術　203
関節外骨切り術　81
関節可動域　14
関節固定術　148
関節全面接触　81
関節超音波検査　176
関節内骨切り術　81
関節の不安定性　15
関節リウマチ　175

き
逆行性ドリリング　140
強剛母趾　201
距骨下関節　259
距骨下関節可動域　9
距骨下関節完全解離術　259
距骨下関節固定術　80
距骨下関節症　77
距骨下関節全周解離術　259
距骨下関節脱臼　70
距骨骨折　65
距骨骨軟骨損傷　19, 22, 29, 138
距舟関節　6
距踵骨癒合症　281
近位趾節間関節　14
近位中足骨三日月状骨切り術　163
筋腱低形成　259

筋膜欠損　216

く
靴　51
靴選び　45

け
脛骨ストレス骨折　29
脛骨疲労骨折　212
痙性尖足　191
痙性片麻痺型脳性麻痺　191
脛腓靱帯損傷　95
腱溝形成術　116
原始神経外胚葉性腫瘍　300
腱鞘巨細胞腫　298
腱・靱帯付着部　237

こ
後外方進入路　5
後下脛腓靱帯　9
高気圧酸素治療　120
後距腓靱帯　9, 91
後脛骨筋腱機能不全　171
後足部　72
絞扼性神経障害　197
骨壊死　180
骨間距踵靱帯　5
骨間脛腓靱帯　9
骨腫瘍　294
骨性制動術　116
骨性不安定性　81
骨軟骨腫　294
骨軟骨損傷　138
骨軟骨片固定術　140
骨肉腫　300
コンパートメント症候群　216

さ
三角骨障害　228
三角靱帯　91
3関節固定術　174

し
自家海綿骨移植術　139
自家骨軟骨柱移植術　140
視診　13
趾節間関節　14
趾節骨間関節脱臼　72
趾節骨骨折　72
膝蓋腱反射　14
膝窩動脈捕捉症候群　217
脂肪肉腫　301
舟状骨疲労骨折　24, 222
舟状骨無腐性壊死　285
重力ストレス撮影　54
手術進入路　2
踵骨骨切り術　174
踵骨骨折　22, 67

索　引

踵骨骨折遺残障害　77
踵骨骨端症　285
踵骨骨囊腫　295
踵骨ソケット作製　100
上伸筋支帯　2
上腓骨筋支帯　112
踵腓靱帯　9, 91
踵立方関節　6
触診　13
神経血管束　2, 4
人工関節置換術　148
人工距骨置換術　182
人工足関節置換術　177
シンスプリント　212

す

髄内釘　62
水平骨切り術　168
ステロイド注射　47
スポーツ外傷　206
スポーツ障害　206

せ

成人期扁平足　171
脊髄脂肪腫　266
脊髄髄膜瘤　266
前外方進入路　4
前下脛腓靱帯　9
前関節包靱帯　5
前距腓靱帯　9, 91
前脛骨筋腱　2
潜在性二分脊椎　266
全身弛緩性のチェック　208
尖足拘縮　275
前足部　72
前足部変形　151
先天性内反足　252
先天性絞扼輪症候群　277
先天性垂直距骨　255
先天性足部変形　252
前内方進入路　4
前方進入路　2
前方引き出しテスト　92

そ

爪下外骨腫　296
早期スポーツ復帰　222
装具療法　273
搔爬術　139
足関節　8
足関節外果裂離骨折　19
足関節外側靱帯損傷　94
足関節可動域　9
足関節果部骨折　54
足関節鏡　37
足関節後方インピンジメント症候群　232
足関節固定術　182
足関節前方インピンジメント症候群　232

足関節内側靱帯損傷　95
足根管症候群　199
足根骨癒合症　22, 278
足根中足関節　6, 14
足底腱膜症　245
足底腱膜ストレッチ　46
足底線維腫　30, 297
足底挿板　49
足部　8
足部外転装具　254
足部可撓性　172
足部疲労骨折　220
外返し　8

た

ターニケット　37
体外衝撃波治療　47, 222, 248
第3腓骨筋腱　2
代用靱帯停止部　101
短下肢装具　110

ち

知覚検査　14
中間挿入膜関節形成術　204
中間足背皮神経　2
中足骨基節骨間関節脱臼　73
中足骨頚部背屈骨切り術　291
中足骨骨折　73
中足趾節関節　6
中足部　72
中足部変形性関節症　204
超音波エラストグラフィー　31
超音波ガイド下注射　36
超音波骨折治療　47
超音波診断　31
長趾屈筋腱移行術　174
長趾伸筋腱　2
長母趾伸筋腱　2
直視下筋膜切開法　218
陳旧性アキレス腱断裂　111

つ

槌趾　151

て

低位脛骨骨切り術　147
低出力超音波パルス　47, 222
テニスレッグ　118
デブリドマン　139

と

糖尿病　187
糖尿病性足部壊疽　125
徒手筋力検査　14
ドプラ法　31
トモシンセシス　82
ドリリング　139

な

内圧測定　217
内外反変形　77
内果骨折　57
内側足背皮神経　2
内転中足症　163
内軟骨腫　294
内反凹足矯正術　196
内反尖足変形　190
軟骨肉腫　300
軟骨変性　143
軟部腫瘍　296
軟部組織解離術　259, 269

に

二重束移植材料　100
二分脊椎　192, 266

の

脳性麻痺　191, 265
囊胞性二分脊椎　266

は

バニオネット　163
ばね靱帯　9
ハンマー趾　151

ひ

ヒアルロン酸注射　47, 249
腓骨筋腱滑車障害　117
腓骨筋腱腱鞘炎　77
腓骨筋腱腱鞘内亜脱臼　113
腓骨筋腱脱臼　28, 112
腓骨神経捕捉症候群　217
腓腹筋肉離れ　118
皮膚欠損　121
皮弁の分類　121
ヒラメ筋肉離れ　120
疲労骨折　212, 220
ピロン骨折　60

ふ

伏在神経　2
フットリング　63

へ

変形性足関節症　19, 143

片麻痺　190

ほ

ポータル　38
歩行姿勢　49
補高装具　273
歩行バランス　51
母趾 MTP 関節種子骨障害　230
母趾外転筋訓練　46
母趾基節骨骨折　224
母趾伸展拘縮　27
母趾他動運動　46
保存療法　44
ポリオ後遺症　192

ま

巻き上げ機構　10, 245
慢性労作性下腿コンパートメント症候群　216

む

無腐性壊死　289

め

明細胞肉腫　302

も

問診　12

や

やぐらいらず　60

ゆ

有痛性外脛骨　225, 287

り

リハビリテーション　211
リング型創外固定　62, 126

る

類骨骨腫　296
類上皮囊腫　296

ろ

ロッキングプレート　164

足の外科テキスト［Web 動画付］

2018 年 11 月 10 日　第 1 刷発行	監修者　日本足の外科学会
2020 年 4 月 10 日　第 2 刷発行	編集者　大関 覚，熊井 司，高尾昌人
	発行者　小立鉦彦
	発行所　株式会社 南 江 堂
	〒113-8410 東京都文京区本郷三丁目 42 番 6 号
	☎（出版）03-3811-7236　（営業）03-3811-7239
	ホームページ https://www.nankodo.co.jp/
	印刷・製本 日経印刷
	装丁 渡邊真介

Surgery of the Foot
© The Japanese Society for Surgery of the Foot, 2018

定価はカバーに表示してあります．　　　　　　　　　　　Printed and Bound in Japan
落丁・乱丁の場合はお取り替えいたします．　　　　　　　ISBN978-4-524-25299-2
ご意見・お問い合わせはホームページまでお寄せください．

本書の無断複写を禁じます．

|JCOPY|〈出版者著作権管理機構 委託出版物〉

本書の無断複写は，著作権法上での例外を除き禁じられています．複写される場合は，そのつど事前に，出版者著作権管理機構（TEL 03-5244-5088，FAX 03-5244-5089，e-mail: info@jcopy.or.jp）の許諾を得てください．

本書をスキャン，デジタルデータ化するなどの複製を無許諾で行う行為は，著作権法上での限られた例外（「私的使用のための複製」など）を除き禁じられています．大学，病院，企業などにおいて，内部的に業務上使用する目的で上記の行為を行うことは私的使用には該当せず違法です．また私的使用のためであっても，代行業者等の第三者に依頼して上記の行為を行うことは違法です．